Betriebliches Gesundheitsmanagement und Prävention arbeitsbedingter Gesundheitsgefahren

Reinhold Sochert

Gesundheitsbericht und Gesundheitszirkel

Evaluation eines integrierten Konzepts betrieblicher Gesundheitsförderung

Herausgeber:
Bundesverband
der Betriebskrankenkassen
Kronprinzenstr. 6
D-45128 Essen

Abteilung Gesundheit
Tel.: 0201/179-1472

Autor:
Reinhold Sochert

Druck und Verlag:
Wirtschaftsverlag NW
Verlag für neue Wissenschaft GmbH
Bürgermeister-Smidt-Str. 74 - 76
D-27568 Bremerhaven

Nachdruck oder fotomechanische
Wiedergabe, auch auszugsweise,
nur mit Genehmigung des Herausgebers

® eingetragene Marke
   des BKK Bundesverbandes

ISBN 3-89701-146-8

Vorwort

Eine rationale und auf Dauer akzeptierte Gesundheitsförderung muß in eigenem Interesse um eine Qualitätssicherung durch ständige Bewertung ihrer Prozeßabläufe und Ergebnisse bemüht sein. Dies ist seit längerer Zeit Standard für jedes hart um Marktanteile ringende Unternehmen. Für die betriebliche Gesundheitsförderung galt dieser Anspruch in der Vergangenheit nicht in gleichem Maße. Die Hauptgründe dafür liegen sicherlich in den methodischen Problemen, Wirkungen sozialen Interventionen der Gesundheitsförderung eindeutig zuzurechnen bzw. die soziale und ökonomische Wirkungsweise der Gesundheitsförderung in einer sich ständig wandelnden Umwelt zu isolieren. Aber auch Modetrends - und dies sei hier kritisch angemerkt - haben in der Vergangenheit Akteure auf diesem Gebiet nicht gerade dazu beflügelt, ihre gesundheitsförderlichen Aktivitäten durch ein sorgfältiges „controlling" zu fundieren.

Die vorliegende Untersuchung, Ergebnis eines Forschungsvorhabens, das der BKK BUNDESVERBAND mit finanzieller Unterstützung der Bundesanstalt für Arbeitsschutz und Arbeitsmedizin von November 1993 bis Dezember 1997 durchführte, unternimmt den systematischen Versuch, die offensichtlich bestehenden Schwierigkeiten und Defizite bei der Frage nach der Wirkungsweise betrieblicher Gesundheitsförderung anzugehen und hoffentlich zu verringern.

Auf diesem Weg unterstützten mich Personen und Einrichtungen, denen ich an dieser Stelle Dank aussprechen möchte.

Der Dank gilt an erster Stelle allen Mitarbeiterinnen und Mitarbeitern des Referats „Gesundheitsberichterstattung" des BKK BUNDESVERBANDES (erst kürzlich umgewandelt in den Dienstleistungsbereich des BKK-Team Gesundheit, Gesellschaft für Gesundheitsmanagement mbH), die mit sehr viel Engagement und großem Erfolg das Konzept Gesundheitsbericht und Gesundheitszirkel in den Betrieben „vor Ort" umsetzen, und ohne deren Unterstützung die Durchführung des Projekts nicht möglich gewesen wäre.

Mein Dank gilt ferner Herrn Dr. Alfons Schröer, der als Leiter der Abteilung Gesundheit und nunmehr auch Geschäftsführer des BKK-Team Gesundheit die Projektidee kreierte und den Projektantrag bei der Bundesanstalt für Arbeitsschutz und Arbeitsmedizin stellte. Während des Projekts war er jederzeitiger Ansprechpartner und verschaffte mir im Dickicht der Behördenbürokratie die notwendigen zeitlichen Freiräume innerhalb meiner Berufstätigkeit, die für die vorliegende Untersuchung notwendig gewesen sind.

Für die wissenschaftliche Unterstützung im Projekt zu ausgewählten methodischen und medizinsoziologischen Fragestellungen danke ich Herrn Prof. Dr. Schnauber, Herrn Oliver Reim und Frau Britta Hiddemann vom Lehrstuhl für Arbeitssystemplanung und -gestaltung, Institut für Arbeitswissenschaften, Ruhr-Universität Bochum und Herrn Prof. Dr. Badura und Herrn Wolfgang Ritter von der Fakultät für Gesundheitswissenschaften, Universität Bielefeld.

Zu danken ist der Bundesanstalt für Arbeitsschutz und Arbeitsmedizin für die finanzielle Förderung und die Bereitschaft, das Projekt über die reguläre Laufzeit hinaus zu verlängern.

Der Dank gebührt darüber hinaus den Unternehmensleitungen, den Betriebsräten und Mitarbeitern der beteiligten Unternehmen. Insbesondere möchte ich mich bei Herrn Armin Pauwels, Herrn Thomas Ridder, Herrn Josef Bracht und Herrn Klaus Henke von der Fried. Krupp AG Hoesch-Krupp für ihre Unterstützung und Kooperationsbereitschaft bedanken.

Ich danke meinem Projektkollegen der ersten Projektphase, Herrn Peter Zängl, für die aufwendigen Explorations- und Durchführungsarbeiten in den ersten beiden Pilotbetrieben.

Die Auswertung und Systematisierung der Datenfülle ist ohne (studentische) Hilfskräfte nicht denkbar. Für ihr besonderes Engagement danke ich Frau Judith Berger, Frau Katrin Krämer und Herrn Mokhtar Noka.

Schließlich wäre die Manuskripterstellung und -gestaltung nicht zum guten Abschluß gelangt ohne die Mühe und den Einsatz von Frau Carolyn Schierig.

Reinhold Sochert   Essen, März 1998

Inhaltsverzeichnis

Vorwort..	I
Inhaltsverzeichnis...	IV
Abbildungsverzeichnis...	VIII
Tabellenverzeichnis..	X

1.	**Einleitung**..	1
2.	**Problemstellung**...	6

    2.1. Projektziele... 6
    2.2. Vorgehensweise und Projektverlauf.............................. 8

3. Implementation und Durchführung von Gesundheitsbericht und Gesundheitszirkel.. 13

    3.1. Zu den Begriffen Gesundheitsbericht und Gesundheitszirkel..... 13

        3.1.1. Der Gesundheitsbericht... 13
        3.1.2. Der Gesundheitszirkel... 19

    3.2. Die Phasen des Verfahrens... 29

        3.2.1. Akquisition... 30
        3.2.2. Gesundheitsbericht.. 33
        3.2.3. Mitarbeiterbefragung.. 38
        3.2.4. Gesundheitszirkel... 41
        3.2.5 Umsetzung der Verbesserungsvorschläge................... 55

4. Evaluation 58

4.1. Evaluationstheoretische Grundlagen der Untersuchung 58

4.1.1. Evaluationsformen und -dimensionen 61
4.1.2. Phasen der Evaluation 63
4.1.3. Methoden und Designs der Evaluation 64
4.1.4. Effektivität und Effizienz 68

4.2. Das gewählte Evaluationsdesign 71

4.2.1. Spezifizierung der Projektziele 72
4.2.2. Wirkungsmodell und Indikatoren 74
4.2.3. Erhebungs- bzw. Evaluationsinstrumente 80

4.2.3.1. Nachbefragungen 82
4.2.3.2. Gesundheitsberichte, Vorherbefragungen, Sitzungsprotokolle 85
4.2.3.3. Betriebliche Unterlagen 86

4.2.4. Methodische Aspekte 88

4.2.4.1. Objektivität 89
4.2.4.2. Reliabilität 91
4.2.4.3. Validität 95

5. Ergebnisse der Evaluation 139

5.1. Empirisches Vorgehen 139

5.1.1. Einbezogene Projekte und Unternehmen 141

5.2. Struktur- und Prozeßaspekte 144

5.2.1. Zieladäquatheit des Verfahrens 144

5.2.1.1. Der Zusammenhang von Gesundheitsbericht
und Interventionsbereich.................................. 145
5.2.1.2. Der Zusammenhang von Gesundheitsbericht
und Mitarbeiterbefragung............................... 152
5.2.1.3. Der Zusammenhang von Mitarbeiterbefragung und Gesundheitszirkel................. 166
5.2.1.4. Der Zusammenhang von Gesundheitszirkel
und Umsetzung der Ergebnisse.................... 177
5.2.1.5. Zusammenfassung... 191

5.2.2. Befragung der Zirkelteilnehmer............................... 195

5.2.2.1. Zusammensetzung, Sitzungshäufigkeit
und -dauer des Gesundheitszirkels............... 199
5.2.2.2. Beanspruchende Arbeitssituationen und
Verbesserungsvorschläge.............................. 203
5.2.2.3. Beanspruchende Arbeitssituationen und
gesundheitliche Beschwerden....................... 211
5.2.2.4. Moderation und Gesprächsklima................... 214
5.2.2.5. Zusammenfassung und Erkenntnisgewinn...... 219

5.3. Ergebnis-/Wirkungsindikatoren....................................... 221

5.3.1. Ergebnisindikatoren auf Basis der Zirkelbefragung...... 223

5.3.1.1. Beanspruchende Arbeitssituationen............... 223
5.3.1.2. Betriebliche Information und Kommunikation.. 228
5.3.1.3. Soziale Unterstützung am Arbeitsplatz........... 231
5.3.1.4. Betriebliches Vorschlagswesen..................... 234
5.3.1.5. Persönliche Gesamtbewertung...................... 237
5.3.1.6. Zusammenfassung und Erkenntnisgewinn...... 240

5.3.2. Ergebnisindikatoren auf Basis der Mitarbeiterbefragung im Interventionsbereich............................. 242

5.3.2.1. Soziodemographische Daten........................ 246
5.3.2.2. Kenntnisstand der Befragten zum Projekt....... 248
5.3.2.3. Soziale Unterstützung am Arbeitsplatz........... 253

5.3.2.4.	Arbeitsmittel..	256
5.3.2.5.	Einflußnahme am Arbeitsplatz.........................	258
5.3.2.6.	Umgebungsbedingungen.................................	261
5.3.2.7.	Arbeitstätigkeit...	263
5.3.2.8.	Gesundheitliche Beschwerden........................	266
5.3.2.9.	Arbeitszufriedenheit...	270
5.3.2.10.	Zusammenfassung und Erkenntnisgewinn....	275

5.3.3. Ergebnisindikatoren auf Basis betrieblicher Unterlagen.. 279

6. Weiterentwicklungen... 286

6.1. Weiterentwicklung der betrieblichen Gesundheitsberichterstattung... 286

6.2. Weiterentwicklung der Gesundheitszirkel................. 292

7. Zusammenfassung und wichtigste Erkenntnisse...... 297

7.1. Zusammenfassung der Untersuchungsergebnisse.... 297

7.2. Wichtigste Erkenntnisse... 302

8. Literaturverzeichnis... 310

9. Anhang... 329

1	Fragebogen für Zirkelteilnehmer............................	329
2	Fragebogen für Mitarbeiter im Interventionsbereich....	337
3	Ergebnisse der Befragung der Zirkelteilnehmer......	347
4	Ergebnisse der Mitarbeiterbefragung im Interventionsbereich	355

Abbildungsverzeichnis

Abb. 1:	Untersuchungsdesign..	10
Abb. 2:	Zusammensetzung des Gesundheitszirkels........................	21
Abb. 3:	Verfahrensablauf..	30
Abb. 4:	Phasen des Gesundheitszirkels......................................	41
Abb. 5:	Bedeutung und Aufwand von Verbesserungsvorschlägen....	52
Abb. 6:	Forschungsdesigns für Wirkungsanalysen........................	65
Abb. 7:	Wirkungsmodell und Indikatoren....................................	77
Abb. 8:	Vergleich der BKK Fragebögen mit dem LAS-Fragebogen..	99
Abb. 9:	Synopsen von Gesundheitsbericht und Mitarbeiterbefragung...	191
Abb. 10:	Synopsen von Mitarbeiterbefragung und Gesundheitszirkel..	193
Abb. 11:	Synopsen von Gesundheitszirkel und Realisierung von Verbesserungsvorschlägen...	194
Abb. 12:	Altersstruktur der Mitarbeiter in den Interventionsbereichen..	246
Abb. 13:	Geschlechtsstruktur der Mitarbeiter in den Interventionsbereichen..	247
Abb. 14:	Kenntnis der Verbesserungsvorschläge...........................	249
Abb. 15:	Kenntnis über den Umsetzungsstand..............................	250

Abb. 16:	Einschätzung der Umsetzungsperspektiven	251
Abb. 17:	Überblick über die Verbesserungen im Interventionsbereich	253
Abb. 18:	Verbesserungen bei der sozialen Unterstützung	255
Abb. 19:	Verbesserungen bei den Arbeitsmitteln	257
Abb. 20:	Verbesserungen bei der Einflußnahme am Arbeitsplatz	259
Abb. 21:	Verbesserungen bei den Umgebungsbedingungen	262
Abb. 22:	Verbesserungen bei der Arbeitstätigkeit	264
Abb. 23:	Verbesserungen bei den gesundheitlichen Beschwerden	267
Abb. 24:	Verbesserungen bei der Arbeitszufriedenheit (insgesamt)	271
Abb. 25:	Verbesserungen bei der Arbeitszufriedenheit (nach Branchen)	272
Abb. 26:	Fehlzeiten in der Abteilung X	280
Abb. 27:	Entwicklung der Fehlzeitenquote Lohnempfänger	282
Abb. 28:	Bewertung von Verbesserungsvorschlägen nach Belastungsart	284
Abb. 29:	Bewertung von Verbesserungsvorschlägen nach Kosten/Nutzen	285

Tabellenverzeichnis

Tab. 1: Cronbachs-Alpha für die Itemgruppen der Fragebögen........ 94

Tab. 2: Einbezogene Projekte und Unternehmen............................ 142

Tab. 3: Erhöhtes Krankheitsgeschehen im Vergleich zum Unternehmensdurchschnitt (Metall)....................................... 146

Tab. 4: Erhöhtes Krankheitsgeschehen im Vergleich zum Unternehmensdurchschnitt (Chemie)....................................... 147

Tab. 5: Erhöhtes Krankheitsgeschehen im Vergleich zum Verbandsdurchschnitt (Krankenhaus)....................................... 148

Tab. 6: Erhöhtes Krankheitsgeschehen im Vergleich zum Unternehmensdurchschnitt (Handelsunternehmen)....................... 149

Tab. 7: Erhöhtes Krankheitsgeschehen im Vergleich zum Werksdurchschnitt (Automobilwerk)....................................... 150

Tab. 8: Krankheitsarten in der Mechanischen Fertigung.................. 153

Tab. 9: Körperliche Belastungen in der Mechanischen Fertigung 154

Tab. 10: Umgebungsbelastungen in der Mechanischen Fertigung..... 154

Tab. 11: Psychische Belastungen in der Mechanischen Fertigung..... 155

Tab. 12: Krankheitsarten in der Abt. ESX.. 156

Tab. 13: Belastungen in der Abt. ESX... 157

Tab. 14: Krankheitsarten im Krankenhaus H.................................... 158

Tab. 15: Körperliche Belastungen im Krankenhaus H....................... 158

Tab. 16:	Umgebungsbelastungen im Krankenhaus H...............	159
Tab. 17:	Psychische Belastungen im Krankenhaus H...............	159
Tab. 18:	Krankheitsarten in der Handelskette...........................	160
Tab. 19:	Körperliche Belastungen in der Handelskette..............	161
Tab. 20:	Umgebungsbelastungen in der Handelskette..............	161
Tab. 21:	Psychische Belastungen in der Handelskette..............	162
Tab. 22:	Krankheitsarten im Preßwerk......................................	163
Tab. 23:	Körperliche Belastungen im Preßwerk.........................	163
Tab. 24:	Umgebungsbelastungen im Preßwerk.........................	164
Tab. 25:	Psychische Belastungen im Preßwerk.........................	164
Tab. 26:	Umsetzungsrate der Vorschläge im Metallunternehmen nach finanziellem Aufwand.........................	179
Tab. 27:	Umsetzungsrate der Vorschläge im Metallunternehmen nach Belastungsarten.....................................	180
Tab. 28:	Umsetzungsrate der Vorschläge im Chemieunternehmen nach finanziellem Aufwand.........................	181
Tab. 29:	Umsetzungsrate der Vorschläge im Chemieunternehmen nach Belastungsarten.....................................	182
Tab. 30:	Umsetzungsrate der Vorschläge im Krankenhaus nach finanziellem Aufwand.........................	184
Tab. 31:	Umsetzungsrate der Vorschläge in der Handelskette nach finanziellem Aufwand.........................	185

Tab. 32: Umsetzungsrate der Vorschläge in der Handelskette nach Belastungsarten... 186

Tab. 33: Umsetzungsrate der Vorschläge im Automobilwerk nach finanziellem Aufwand... 187

Tab. 34: Umsetzungsrate der Vorschläge im Automobilwerk nach Belastungsarten... 188

Tab. 35: Rücklauf der Fragebögen (Zirkelteilnehmer)... 196

Tab. 36: Beurteilung der Zirkelsitzung des Gesundheitszirkels (Anzahl gerade richtig)... 200

Tab. 37: Beanspruchende Arbeitssituationen nach Branchen und Belastungsarten... 203

Tab. 38: Verbesserungsvorschläge nach Branchen und Belastungsarten... 204

Tab. 39: Thematisierung der wichtigsten Arbeitsbelastungen... 206

Tab. 40: Nennung wichtiger Änderungsvorschläge... 208

Tab. 41: Einschätzung der Umsetzungschancen... 210

Tab. 42: Aussprache über gesundheitliche Beschwerden... 211

Tab. 43: Schwierigkeiten beim Erkennen von Zusammenhängen und gesundheitlichen Beschwerden... 212

Tab. 44: Einhaltung der Regeln der Zusammenarbeit... 215

Tab. 45: Offene und unbefangene Gesprächsatmosphäre... 216

Tab. 46: Angriffe von anderen Teilnehmern... 217

Tab. 47: Hinreichende Kompetenzen des Moderators... 219

Tab. 48: Verbesserungen von Arbeitsbelastungen durch umgesetzte Vorschläge 223

Tab. 49: Verbesserungen von Arbeitsbelastungen durch umgesetzte Vorschläge, differenziert nach Art und Intensität 226

Tab. 50: Potentielle Verbesserungen von Arbeitsbelastungen durch nicht umgesetzte Vorschläge, differenziert nach Intensität... 227

Tab. 51: Gespräche außerhalb des Gesundheitszirkels 229

Tab. 52: Mehr Gespräche über Arbeitsprobleme mit Kollegen, Vorgesetzten und Experten 230

Tab. 53: Mehr Gespräche seitens der Vorgesetzten mit ihren Mitarbeitern über Arbeitsprobleme 231

Tab. 54: Besseres Verhältnis zwischen den Beteiligten 232

Tab. 55: Mehr Anerkennung der Arbeit durch Vorgesetzte 233

Tab. 56: Besseres Betriebsklima 233

Tab. 57: Mehr Verbesserungsvorschläge 236

Tab. 58: Zufriedenheit mit dem Gesamtergebnis 237

Tab. 59: Beurteilung des Ergebnisses der Nicht-Zirkelteilnehmer 238

Tab. 60: Häufigere oder regelmäßigere Durchführung von Gesundheitszirkeln 239

Tab. 61: Unterstützung der eigenen Tätigkeit durch Gesundheitszirkel 240

Tab. 62: Rücklauf der Fragebögen (Interventionsbereich) 243

Tab. 63: Ergebnisse der Korrelationsanalyse: Verbesserungen der Arbeitsbelastungen gegen Verbesserungen der gesundheitlichen Beschwerden...... 268

Tab. 64: Ergebnisse der Korrelationsanalyse: Verbesserungen der Arbeitsbelastungen gegen Verbesserungen der Arbeitszufriedenheit...... 273

Tab. 65: Verbesserungsvorschläge von 1992 bis 1996...... 281

Evaluation eines integrierten Konzepts betrieblicher Gesundheitsförderung

1. Einleitung

Anlaß und Hintergrund für die Entstehung und Durchführung der vorliegenden Untersuchung bildete die zunehmende Bedeutung betrieblicher Gesundheitsförderung in den vergangenen Jahren, die sich vor allem in einer gestiegenen Akzeptanz und Nachfrage nach Gesundheitsförderungsmaßnahmen seitens der Unternehmen ausdrückt.

Insbesondere vier Entwicklungen bzw. Impulse sind hierfür maßgebend:

Die Reformdiskussion über den traditionellen Arbeits- und Gesundheitsschutz, das Bemühen zur Einlösung rechtlicher Aufträge bzw. gesetzlicher Veränderungen, die von der WHO 1986 verabschiedete Ottawa-Charta sowie die Einführung neuer Produktions- und Managementkonzepte.

In der Diskussion über die Reform des traditionellen Arbeits- und Gesundheitsschutzes werden eine Reihe verschiedener Kritikpunkte angeführt. Sie betreffen im wesentlichen die folgenden Punkte, die in der Konsequenz eine Erweiterung der Methoden und Verfahren des klassischen Arbeits- und Gesundheitsschutzes erfordern:

- Selektivität bzw. Beschränkung auf Unfälle und Berufskrankheiten

- Vernachlässigung psychosozialer und psychophysischer Faktoren

Gesundheitsbericht und Gesundheitszirkel

Evaluation eines integrierten Konzepts betrieblicher Gesundheitsförderung

- Expertendominanz an Wissen und Aktivität

- Fehlende oder nur geringe Partizipation der betroffenen Arbeitnehmer (Arbeitnehmer als zu schützende Objekte) [1]

Neben Veränderungen in der demographischen Struktur und einem gewandelten Krankheitspanorama haben in der Vergangenheit vor allem das Arbeitssicherheitsgesetz von 1974 (ASiG), das Gesundheitsreformgesetz von 1989 (GRG), das Beitragsentlastungsgesetz von 1996 (BeitrEntlG) sowie jüngst das Arbeitsschutzgesetz (ArbSchuG) dazu beigetragen, den Gedanken der betrieblichen Gesundheitsförderung in Ergänzung zum klassischen Arbeits- und Gesundheitsschutz zu stärken. Betriebliche Gesundheitsförderung bietet Instrumente an, die in den Gesetzen verwendeten unbestimmten Rechtsbegriffe, wie z.B. die Ursachenanalyse „arbeitsbedingter Erkrankungen" (§ 3 Abs. 3c ASiG) oder „berufsbedingter Gesundheitsgefährdungen" (§ 20 SGB V) mit Leben zu füllen. Die fundamentale Schwäche der o. g. Gesetzesvorgaben ist nämlich darin zu sehen, daß ihre praktische Einlösung nicht explizit gemacht bzw. offen geblieben ist. Den beteiligten Akteuren im Arbeits- und Gesundheitsschutz fehlt eine praktische Handlungsorientierung für die Erfüllung des erweiterten Präventionsauftrags. Dies wird zuletzt auch wieder bei der vom Gesetzgeber geforderten Gefährdungsbeurteilung (§5 und §6 ArbSchuG) deutlich, bei der Art, Umfang und Inhalt der Analyse nicht weiter konkretisiert wurden.

---

[1] Zu den Hintergründen der Diskussion vgl. z.B. Schröer 1990

Ein weiterer wichtiger Impuls für die zunehmende Relevanz betrieblicher Gesundheitsförderung war die Formulierung der Ottawa-Charta der WHO 1986. Hier wurden gesundheitsfördernde Lebensbedingungen und Lebensumwelten sowie die Befähigung der Bevölkerung zur Entfaltung und Entwicklung ihrer eigenen Gesundheitspotentiale durch die Entwicklung persönlicher Kompetenz (Qualifikation) und die Einflußnahme auf gesundheitsrelevante Umweltbedingungen (Partizipation) als wesentliche Ziele der Gesundheitsförderung beschrieben. Mit dem Ziel der Schaffung gesunder Lebensumwelten („setting approach") konnten nun verstärkt auch der Arbeitsplatz bzw. Betrieb und die dort vorfindbaren gesundheitsförderlichen und -belastenden Bedingungen in einem neuen Zusammenhang thematisiert werden. Damit entstand die Perspektive einer Gesundheitsförderung, die nicht nur am individuellen Verhalten der Beschäftigten ansetzt (z.B. Ernährungsberatung oder Nichtraucher-Training), sondern auch struktur- und damit arbeitsplatz- bzw. organisationsgestaltende Programme und Maßnahmen ermöglicht. Danach beschreibt das Konzept der betrieblichen Gesundheitsförderung einen Ansatz, an den so wichtigen gestaltbaren Rahmenbedingungen für die individuelle Gesundheit - den Arbeitsbedingungen - anzusetzen und auf diese Weise gesundheitsförderndes Verhalten des einzelnen zu unterstützen.

Eine Aufwertung erhielt die betriebliche Gesundheitsförderung nicht zuletzt auch durch die Entwicklung und Einführung neuer Produktions- und Managementkonzepte im Rahmen zunehmender und sich beschleunigender Wettbewerbserfordernisse, deren gemeinsames Merkmal die starke Betonung des Faktors Humanressourcen darstellt. Historisch sind hier die Ansätze in der Arbeitsorganisation bedeutsam, die unter dem Stichwort „human relation" die Einflüsse der zwischenmenschlichen Beziehungen auf die Arbeitsproduktivität in den Mittelpunkt stellten. Personal- und Organisationsentwicklung sind zwei weitere Disziplinen, die den Stellenwert der Humanressourcen im Kontext der jeweiligen Organisationskultur hervorheben.

Dieser Wandel der Rationalisierungsstrategien und Unternehmenskonzepte als Antwort auf veränderte Marktbedingungen führte dazu, daß die sog. „weichen" Faktoren der Produktion von Gütern und Dienstleistungen (Partizipation, Motivation, Identifikation, Loyalität, Kommunikations-„Kultur" u. a.) eine zentrale Bedeutung erhielten. Begriffe und Konzepte wie „lean production", „kontinuierlicher Verbesserungsprozeß" (KVP), oder „Gruppenarbeit" verdeutlichen die erhöhte Sensibilität des Managements für soziale und personelle Fragen. Betriebliche Gesundheitsförderung erhält hier eine hohe betriebspraktische Bedeutung und trifft hier auf potentielle Synergien, da mit ihren Konzepten die psycho sozialen Rahmenbedingungen für eine erfolgreiche Umsetzung neuer Produktionskonzepte hergestellt werden können.

Auf dem skizzierten Hintergrund wurden Konzepte bzw. (Einzel-) Maßnahmen zur betrieblichen Gesundheitsförderung zunächst im Rahmen von Forschungsvorhaben entwickelt und anschließend von verschiedenen privaten und öffentlich-rechtlichen Anbietern (in erster Linie Krankenkassen) aufgegriffen, für den Routinegebrauch angepaßt und modifiziert und in größerem Umfang in Betrieben umgesetzt. Zu den bekanntesten gehören heute sicherlich das hier untersuchte Konzept „Gesundheitsbericht und Gesundheitszirkel" (Universität Düsseldorf), das Gesundheitsförderungsprogramm „Hab ein Herz für Dein Herz" (IDIS) sowie das „Motio-Arbeitsplatzprogramm" (Universität Karlsruhe). Der BKK BUNDESVERBAND griff die Gedanken des Düsseldorfer Ansatzes auf, entwickelte sie in eigenen Forschungsarbeiten weiter (vgl.

Bellwinkel, Schröer, Sochert, Georg 1993) und bietet seitdem allen BKK und Trägerunternehmen Gesundheitsberichte und Gesundheitszirkel an. Der BKK BUNDESVERBAND hat bis heute mehr als 200 Gesundheitsberichte und über 80 Gesundheitszirkel in Unternehmen aller Branchen und Größen durchgeführt.

Die Gesundheitsberichterstattung dient dabei als informationslogistisches Analyseinstrument, um Zusammenhängen zwischen Erkrankungen und Arbeitsbedingungen in „betrieblichen Brennpunkten" nachzugehen, während Gesundheitszirkel an die Ergebnisse des Gesundheitsberichts anknüpfen, sie mit Hilfe von Gruppendiskussionen ausdifferenzieren und konkretisieren und schließlich in praktische Maßnahmen zur betrieblichen Gesundheitsförderung überführen. Gesundheitszirkel bilden auf der Handlungs- und Umsetzungsebene betrieblicher Gesundheitsförderung ein notwendiges Komplement zum Gesundheitsbericht. Gesundheitsbericht und Gesundheitszirkel verstehen wir als ein integriertes Stufenkonzept, dessen einzelne Schritte bzw. Phasen aufeinander aufbauen. In unserem Verständnis ist eine arbeitsplatzbezogene Gesundheitsförderung überhaupt nur dann sinnvoll und problemadäquat durchzuführen, wenn sie eingebunden ist in ein integriertes Gesamtkonzept, bestehend aus den Phasen Analyse, Intervention und Evaluation. An diesem Punkt setzt auch die vorliegende Arbeit an.

2. Problemstellung

2.1. Projektziele

Zwei Fragen stehen im Vordergrund unseres Interesses. Zum einen geht es um das methodische Problem bzgl. der Wirkungsweise von Gesundheitsberichten und Gesundheitszirkeln auf Organisationen und deren Beschäftigte. Was kommt bei diesen Maßnahmen betrieblicher Gesundheitsförderung letztlich „hinten raus", wie es so schön umgangssprachlich heißt?

In der Bundesrepublik Deutschland liegen bisher praktisch keine empirischen Untersuchungen zur Evaluation betrieblicher Gesundheitsförderungsmaßnahmen vor. Eine Beurteilung der Ziele und der Zielerreichungsgrade, Nachweise über Effektivität und Effizienz sind bisher nicht erfaßt. Da es sich bei der betrieblichen Umsetzung von Gesundheitsberichten und Gesundheitszirkeln aus betriebswirtschaftlicher Perspektive immer auch um eine Investitionsentscheidung handelt, die im Hinblick auf erwartete Erfolge getroffen wird, ist davon auszugehen, daß die verschiedenen betrieblichen Interessengruppen an der Bedeutung der Wirksamkeit und der Effizienz dieses Konzepts interessiert sind. Wie generell bei Maßnahmen betrieblicher Gesundheitsförderung bestimmen die angenommenen bzw. wahrgenommenen Zielerreichungsgrade des Konzepts Gesundheitsbericht und Gesundheitszirkel nicht selten seinen Bestand im Unternehmen. Unter diesem Aspekt kommt der Festlegung von Zielen und einer Messung der Zielerreichung eine besondere Bedeutung zu.

Das zweite Problem betrifft die Verfahrensebene. Wie bereits erwähnt, handelt es sich bei dem Vorgehen Gesundheitsbericht und Gesundheitszirkel um ein integriertes Stufenkonzept. Es setzt sich aus den Instrumenten bzw. Phasen „Gesundheitsbericht", „Mitarbeiterbefragung", „Gesundheitszirkel" und „Umsetzung der erarbeiteten Verbesserungsvorschläge" zusammen. Die in einer Phase erzielten Ergebnisse, Daten und/oder Informationen sind für das effektive Funktionieren der nächsten Stufe von ausschlaggebender Bedeutung. Ob ein Zusammenhang zwischen ihnen besteht oder nicht, ist somit ein wichtiges Qualitätskriterium für das Konzept. Eine ungerichtete, nach dem „Gießkannenprinzip" gestaltete betriebliche Gesundheitsförderung wäre nicht nur ineffektiv, sondern auch für Anbieter und Nutzer unökonomisch.

Aus diesem Zusammenhang heraus gewinnen auch notwendige Weiterentwicklungen und Anpassungen des Konzepts Gesundheitsbericht und Gesundheitszirkel, bspw. ein flexibler Einsatz in Unternehmen unterschiedlicher Branchen und Größen, sowie Qualifizierungsmaßnahmen zur verbreiterten Einsatzfähigkeit ihre Bedeutung. Unsere Untersuchung steht im Rahmen der aufgeworfenen Fragestellungen bzw. Aufgaben und will hierzu einen Beitrag leisten. Sie seien noch einmal explizit aufgeführt:

1. Es sind geeignete Evaluationsinstrumente zu entwickeln, die sowohl die direkten und indirekten ökonomischen und auch die direkten und indirekt über Indikatoren feststellbaren sozialen und organisationsbezogenen Effekte adäquat zu erfassen in der Lage sind als auch für einen praktikablen und praxisorientierten (Routine-) Einsatz im Betrieb geeignet sind (Effektivitätsanalyse).

2. Es ist zu prüfen, inwieweit die betriebliche Gesundheitsberichterstattung ein notwendiges und zuverlässiges Instrument für die Initiierung von Gesundheitszirkeln und die daraus hervorgehenden gesundheitsfördernden Maßnahmen am Arbeitsplatz darstellt (Überprüfung der internen Effizienz).

3. Welche Weiterentwicklungen des Konzepts Gesundheitsbericht und Gesundheitszirkel sind notwendig, insbesondere im Hinblick auf einen flexiblen Einsatz des Konzepts in Betrieben unterschiedlicher Branchen, Größen und Organisationsformen?

4. Schließlich soll die Entwicklung und Erprobung einer Moderatorenschulung für Gesundheitszirkel dazu beitragen, das Konzept auf eine verbreiterte Grundlage zu stellen und damit dauerhaft zu stabilisieren.

2.2. Vorgehensweise und Projektverlauf

In die Untersuchung wurden fünf Unternehmen aus unterschiedlichen Branchen sowie unterschiedlicher Größe einbezogen, für die das Konzept Gesundheitsbericht und Gesundheitszirkel unter Projektregie durchgeführt wurde:

- Ein Unternehmen der Medizin-, Sicherheits- und Gasmeßtechnik mit zirka 5.000 Mitarbeitern,

- ein Unternehmen der Woll- und Chemiefaserverarbeitung mit zirka 1.000 Mitarbeitern,

- ein Gießereiunternehmen mit zirka 1.000 Mitarbeitern,

- ein Unternehmen der Mechanischen Fertigung mit zirka 800 Mitarbeitern,

- ein Krankenhaus mit zirka 230 Mitarbeitern.

Für die ersten drei Unternehmen wurden jeweils drei Gesundheitsberichte für die Zeiträume vor, während und nach Durchführung des Gesundheitszirkels angefertigt, für das Unternehmen der Mechanischen Fertigung liegt ein von der zuständigen BKK selbst erstellter Bericht für den Zeitraum vor Durchführung des Zirkels vor und für das Krankenhaus sind keine Arbeitsunfähigkeitsdaten der BKK verfügbar gewesen. In dem Unternehmen der Mechanischen Fertigung wurden zwei Gesundheitszirkel realisiert, in den anderen jeweils ein Gesundheitszirkel.

Die hiermit verbundenen relativ aufwendigen Vorbereitungs- und Durchführungsarbeiten (vgl. Kapitel 3) hatten im wesentlichen zwei Funktionen:

1. Die in der Vorstudie (vgl. Schröer, Zängl, Sochert 1993) entwickelten Ansätze der Evaluation sollten erprobt, gegebenenfalls modifiziert und validiert werden, um für einen flächendeckenden und praxisorientierten Einsatz geeignet zu sein.

2. Leitend war ferner die Vorstellung, im Rahmen der Projektaktivitäten mit Variationen des Konzeptdesigns und des Designs einzelner Instrumente zu experimentieren, um die Effektivität und Wirtschaftlichkeit des Verfahrens Gesundheitsbericht und Gesundheitszirkel noch weiter zu optimieren und insbesondere

für unterschiedliche betriebliche Gegebenheiten (Größe, Branche etc.) anzupassen und flexibel zu gestalten.

Abb.1: Untersuchungsdesign

I. Schritt **Entwicklungsphase**	**Entwicklung der Instrumente**	• Pretest • Modifikation
II. Schritt **Pilotphase**	**Fünf Pilotprojekte**	• Validierung • Weiterentwicklung
III. Schritt **Übertragungsphase**	**Evaluation als Routine (bisher 41 Projekte)**	• Befragung nicht beteiligter Mitarbeiter im Interventionsbereich • Befragung der Zirkelteilnehmer • Auswertung betrieblicher Unterlagen
IV. Schritt **Auswertungsphase**	**Auswertung des Datenmaterials**	

Bereits der erste Einsatz der in der Vorstudie entwickelten Evaluationsinstrumente im Unternehmen der Medizintechnik machte deutlich, daß sie nicht bruchlos in die Praxis überführt werden konnten. Dies traf in erster Linie auf die Wirkungsevaluation auf der Basis des dort erprobten Test- Retest- Designs zu. Als Problem trat hier beim Panel die durch Fluktuation im Interventionsbereich zu gering werdende Probandenzahl auf, vor allem aber auch die faktische Unmöglichkeit der Isolierung der Effekte durch betrieblich veranlaßte technisch-organisatorische Veränderungen, die nicht mit den Gesundheitsförderungsmaßnahmen in einem Zusammenhang standen. Aufgrund dieser Erfahrung wurden die vorhandenen Fragebogeninstrumente in der Richtung (weiter-) entwickelt und in den restlichen vier Unternehmen erprobt, daß ein retrospektiver Vorher - Nachher - Vergleich ermöglicht wurde. Die Weiterentwicklung wurde in Zusammenarbeit mit dem Institut für

Arbeitswissenschaft am Lehrstuhl für Arbeitssystemplanung und -gestaltung der Uni Bochum (LAS, Prof. Schnauber) vorgenommen, das die Instrumente auf ihre Validität und Reliabilität überprüfte (vgl. Kapitel 4).

Diese Vorgehensweise bot zugleich den einzigartigen Vorteil, die Zahl der im Untersuchungszeitraum auswertbaren Projekte erheblich zu erhöhen, indem knapp 40 weitere vom BKK BUNDESVERBAND auf Nachfrage der BKK bzw. ihrer Trägerunternehmen durchgeführte Projekte in die Evaluation einbezogen werden konnten. Auf diese Weise ist eine bislang in der Bundesrepublik einzigartige Datenbasis für die Untersuchung erschlossen worden. Die Ergebnisse werden ausführlich im empirischen Teil der Arbeit dargestellt (vgl. Kapitel 5).

Von den letztlich 41 in die Evaluation einbezogenen Projekten wurden 5 nach Branchen unter Repräsentativitätsgesichtspunkten ausgewählt, um sie hinsichtlich ihrer internen Zusammenhangsqualität (Verfahrens-effizienz) zu beurteilen. Auf der Grundlage von quantitativen und qualitativen Dokumentenanalysen wurde der Zusammenhang der einzelnen Komponenten des Verfahrens - Gesundheitsbericht, Mitarbeiterbefragung, Gesundheitszirkel sowie Verbesserungsvorschläge - mit Unterstützung der Fakultät für Gesundheitswissenschaften der Uni Bielefeld (Prof. Badura) begutachtet. Dieser Zusammenhang stellt ein wichtiges Qualitätskriterium für das Verfahren Gesundheitsbericht und Gesundheitszirkel dar, nimmt es doch für sich in Anspruch, ein zielgerichtetes, integriertes Verfahren zu sein. Der Nutzen einer hochwertigen Qualität liegt hier neben der breiten Akzeptanz bei Unternehmen und Betrieben insbesondere in der Effizienz des Verfahrens selber (vgl. Kapitel 5.2).

Die im Rahmen des Projekts überprüften Weiterentwicklungen des Konzeptes Gesundheitsbericht und Gesundheitszirkel betreffen im Hinblick auf das Instrument Gesundheitsbericht

- die Auswertung mehrjähriger AU- Daten
- eine differenzierte Diagnosenaggregation
- sowie die Darstellung zusätzlicher Kennziffern bzw. Indikatoren (vgl. Kapitel 6.1).

Bezogen auf Gesundheitszirkel wurde mit verschiedenen Varianten im Hinblick auf Zahl, Takt, Zusammensetzung und Dauer der Sitzungen experimentiert (vgl. Kapitel 6.2.).

Schließlich wurden die gewonnenen Erkenntnisse sukzessive für die Entwicklung eines Schulungskonzeptes zur Ausbildung von Gesundheitszirkelmoderatoren genutzt. Damit ist eine Grundlage für die Verbreiterung und dauerhafte Stabilisierung des Verfahrens Gesundheitsbericht und Gesundheitszirkel gelegt worden. Während der Projektlaufzeit konnten insgesamt 11 2x2-tägige Schulungen mit insgesamt 137 Teilnehmern durchgeführt werden. Im Ergebnis ist ein Manual erstellt worden, aus dem sich Anforderungsprofile für den Gesundheitszirkelmoderator und der Ablauf der Schulungen ableiten lassen[2.].

[2.] Eine ausführliche Darstellung der Anforderungen und Qualifikationen des Moderators ist bereits im Rahmen des Vorhabens veröffentlicht worden und wird hier nicht weiter ausgeführt (vgl. Schröer, Sochert unter Mitarbeit von Krämer 1997).

3. Implementation und Durchführung von Gesundheitsbericht und Gesundheitszirkel

3.1. Zu den Begriffen Gesundheitsbericht und Gesundheitszirkel

3.1.1. Der Gesundheitsbericht

Das hier zugrunde gelegte Verständnis der betrieblichen Gesundheitsberichterstattung resultiert aus den Erfahrungen und den Erkenntnissen, die der BKK BUNDESVERBAND zunächst im Rahmen des vom BMFT mitfinanzierten Forschungsvorhabens „Krankenkassen- und Betriebsmedizindaten - ihre Verwendung für die Gesundheitsvorsorge und den betrieblichen Gesundheitsschutz" von 1987-1991 (vgl. Bellwinkel, Schröer, Sochert, Georg 1993) und im Anschluß daran in der praktischen Umsetzung dieser Erkenntnisse in Form von Beratungsaktivitäten bei BKK-Mitgliedsunternehmen zur betrieblichen Gesundheitsförderung hat sammeln können.

Dem betrieblichen Gesundheitsbericht kommen dabei drei Zielstellungen zu:

1. Entscheidungsgrundlage für den Einsatzort von Gesundheitszirkeln

Da die Durchführung von Gesundheitszirkeln, wie generell Maßnahmen betrieblicher Gesundheitsförderung, aufwendig ist und aufgrund begrenzter Ressourcen weder permanent noch flächendeckend im Betrieb erfolgen kann, ist die Auswahl eines geeigneten Einsatzortes von besonderer Bedeutung. Wir gehen von der Maxime aus, daß der Einsatzort auf der Basis von Fakten und Daten ausgewählt werden muß, wenn man die Ergebnisse von Gesundheitszirkeln optimieren will. Wir lassen uns dabei von der immer wieder bestätigten Erfahrung leiten, daß in einem Unternehmen eine Rangreihe der Abteilungen und Bereiche gebildet werden kann, in denen eine vertiefende Analyse von Belastungs-Beschwerdezusammenhängen und eine anschließende Intervention besonders notwendig und gleichzeitig besonders effizient erfolgen kann. Gesundheitsbezogene Interventionen in diesen Problembereichen bringen sowohl für die dort beschäftigten Arbeitnehmer als auch für den gesamten Betrieb den größten Nutzen.

2. Grundlage für einen strukturierten „Input" der Gesundheitszirkel

Aus den Ergebnissen des Gesundheitsberichts lassen sich weder konkrete Handlungsanleitungen ableiten noch werden Kausalitäten hinsichtlich der Entstehung von Krankheitsfällen aufgezeigt. Die Daten bieten lediglich erste Hinweise auf ein herausragendes Krankheitsspektrum in bestimmten Bereichen, die der Ergänzung durch die „Beanspruchungsseite" bedürfen. Dies erfolgt zum einen mit Hilfe einer standardisierten Mitarbeiterbefragung zu Arbeitsbelastungen und gesundheitlichen Beschwerden in den ausgewählten Bereichen und zum anderen durch die Gesundheitszirkel selbst. Die Ergebnisse des Gesundheitsberichts und der Befragung dienen dann der kontrollierten und systematischen Diskussion im Gesundheitszirkel. Durch die Vorgabe von im gesamten Arbeitsbereich vorherrschenden Krankheiten, gesundheitlichen Beschwerden und Arbeitsbelastungen wird das Gespräch im Gesundheitszirkel strukturiert und gleichzeitig methodisch kontrolliert.

3. Systematische und kontinuierliche Beobachtung und Beurteilung der gesundheitlichen Situation (Evaluation):

Der betriebliche Gesundheitsbericht bietet den Entscheidungsträgern und Experten im Betrieb eine umfassende Information zum Gesundheitszustand der Belegschaft. Die Funktion dieser Information ist der Bilanz und ähnlichen betriebswirtschaftlichen Instrumenten und Kennzahlen vergleichbar, D.h. sie bildet die Grundlage für die Bewertung der Geschäftspolitik der abgeschlossenen Periode und dient der strategischen und taktischen Unternehmensplanung. Bezogen auf die betriebliche Gesundheitspolitik ermittelt der Bericht also gewissermaßen das Geschäftsergebnis zu diesem Thema. Der betriebliche Gesundheitsbericht kann so als eine Folie verstanden werden, vor deren Hintergrund durch einen Vorher/Nachher-Vergleich eine Ergebnisbeurteilung der Interventionen möglich wird.

Ursprünglich wurde mit dem betrieblichen Gesundheitsbericht eine Systematisierung und Integration mehrerer betrieblicher Informationen angestrebt. Wesentliche Bestandteile hiervon waren die Informationen zum Krankheitsgeschehen, wie sie sich in den Arbeitsunfähigkeitsdaten der Krankenversicherung widerspiegeln. Diese Daten sollten ergänzt und verknüpft werden durch die Daten des arbeitsmedizinischen Dienstes. Eine dritte Datenquelle war das betrieblich verfügbare Wissen über möglicherweise pathogenetisch bedeutsame Merkmale der Arbeitsplätze. Idealtypisch sollte das angestrebte Integrationsmodell des betrieblichen Gesundheitsberichtes daher folgende Datenkreise umfassen:

- Arbeitsunfähigkeitsdaten

- Daten aus arbeitsmedizinischen Vorsorgeuntersuchungen

- Arbeitsplatzdaten.

Die so zunächst beabsichtigte betriebliche Gesundheitsberichterstattung ging daher von der Zielvorstellung einer Integration aller angesprochenen Elemente zu einer möglichst umfassenden Zusammenschau aller für die Gesundheit relevanten Datenquellen aus. In dieser Perspektive sollten vor allem die Daten der arbeitsmedizinischen Vorsorgeuntersuchungen die GKV-Daten zur Arbeitsunfähigkeit hinsichtlich ihrer Selektivität und bestehender Validitätsprobleme ergänzen und erweitern. Die aus den Arbeitsplatzbeschreibungen gewonnenen Daten sollten hierbei sowohl zur Abgrenzung sogenannter belastungshomogener Tätigkeitsgruppen (vgl. Slesina 1987) beitragen als auch Hinweise auf die Interpretation statistisch bedeutsamer Krankheitshäufigkeiten bieten.

Der Versuch der Integration der drei betrieblichen Datenkreise zeigte allerdings, daß immanente Grenzen und Probleme der einbezogenen Daten in erheblichem Umfang bestehen. Deutlich wurde insgesamt ein erheblicher Zielkonflikt zwischen dem Wunsch der Wissenschaftler, möglichst viele Daten umfassend erheben zu können und der Notwendigkeit, mit möglichst geringem Aufwand valide und reliable Informationen dem Betriebspraktiker zeitnah zur Verfügung stellen zu können.

In der Untersuchung zeigte sich, daß in den meisten Betrieben weder Daten aus arbeitsmedizinischen Vorsorgeuntersuchungen noch Arbeitsplatzdaten standardisiert und systematisch in nennenswertem Umfang vorliegen. Nur mit hohem zeitlichen und fachlichen Aufwand konnten diese Defizite für eine partielle Datenintegration aufgehoben werden (vgl. auch die neuere Untersuchung zu diesem Themenkomplex Bellwinkel, Schumann, Chruscz 1997).

Mit anderen Worten: In der Regel liegen allein die Arbeitsunfähigkeitsdaten der Krankenkassen vor, während Arbeitsplatz- und Arbeitsmedizindaten mit erheblichem Aufwand gesondert erhoben werden müssen.

Unter der Perspektive einer möglichst breiten Umsetzung und Routinisierung der Gesundheitsberichterstattung im Betrieb hat der BKK BUNDESVERBAND daher in den vergangenen Jahren die betriebliche Gesundheitsberichterstattung ausschließlich auf eine Analyse der Arbeitsunfähigkeitsdaten der Krankenkasse beschränkt.

Den Grundgedanken der Analyse bildet der epidemiologische Vergleich. Die Informationsaufbereitung in einem Gesundheitsbericht umfaßt den Auswertungszeitraum von einem Jahr und erfolgt in mehreren Schritten:

- *Mitgliederstruktur und bedeutsame Krankheitsarten*

Begonnen wird der Gesundheitsbericht im allgemeinen mit einer Darstellung der Mitgliederstruktur der entsprechenden BKK im Unternehmen. Hier werden die Mitglieder üblicherweise nach Alter, Geschlecht und Nationalität in den einzelnen Abteilungen / Kostenstellen untersucht. Daran anschließend erfolgt eine knappe Erläuterung von Auffälligkeiten im Arbeitsunfähigkeitsgeschehen, die einen ersten Überblick über die Krankheitsschwerpunkte im Unternehmen ermöglichen.

- *Arbeitsunfähigkeiten im Vergleich von Unternehmen und Bund/Branche*

Im nächsten Schritt wird geprüft, ob das Arbeitsunfähigkeitsgeschehen der Untersuchungsgruppen im Verhältnis zu Vergleichsgruppen Auffälligkeiten aufweist. Dazu werden AU-Fälle und AU-Tage sowohl unternehmensintern als auch mit den Bundes- und Branchenergebnissen verglichen und etwaige Besonderheiten des Erkrankungsgeschehens herausgestellt. Hier erfolgt eine erste Gegenüberstellung der Arbeitsunfähigkeitsdaten des Unternehmens mit der Krankheitsartenstatistik des BKK BUNDESVERBANDES. Dies gibt einen ersten Hinweis darauf, wie die AU-Situation des Unternehmens einzuschätzen ist, ob sie sich im normalen Rahmen bewegt oder diesen über- oder unterschreitet.

- *Arbeitsunfähigkeiten in den untersuchten Unternehmensbereichen*

In diesem Abschnitt erfolgt eine vergleichende Betrachtung der bedeutenden Krankheitsarten (ICD-Haupt- und Obergruppen).

Ihre Auswertung ermöglicht eine Übersicht, bei welchen Krankheitsarten Auffälligkeiten in den untersuchten Werken, Abteilungen oder Kostenstellenbereichen eines Unternehmens bestehen. Dieser Teil des Gesundheitsberichts stellt üblicherweise den größten Anteil dar. Besonderheiten der Auswertungen sind die standardisierte Morbiditätsrate und die vorgenommene Altersstandardisierung. Die standardisierte Morbiditätsrate (SMR) ist der Quotient aus der jeweiligen Zahl für die altersstandardisierten AU-Tage oder AU-Fälle einer Abteilung oder Kostenstelle und dem dazu korrespondierenden Unternehmenswert. Sind beide Werte gleich groß, ergibt sich ein Wert von SMR=1. Ein von eins unterschiedlicher Wert gibt Auskunft über die Abweichung der Abteilung im Arbeitsunfähigkeitsgeschehen vom Unternehmensdurchschnitt.

Die Altersstandardisierung ermöglicht einen Vergleich verschiedener Abteilungen im Unternehmen trotz unterschiedlicher Altersstrukturen. AU-Tage und AU-Fälle werden gemäß der Altersstruktur im Unternehmen gewichtet.

- *Langzeit-Arbeitsunfähigkeiten*

Im letzten Abschnitt des Gesundheitsberichts wird untersucht, ob Beschäftigte mit besonders langen Krankheiten die Ergebnisse beeinflussen bzw. verzerren. Aus diesem Grund wird die Bedeutung von Langzeitarbeitsunfähigkeiten für die untersuchten Abteilungen im Vergleich zum Gesamtunternehmen analysiert.

3.1.2. Der Gesundheitszirkel

Der hier verwendete Begriff der Gesundheitszirkel beruht auf dem sog. „Düsseldorfer Ansatz", der in den 80er Jahren am Institut für Medizinische Soziologie der Universität Düsseldorf unter der Leitung von Prof. von Ferber und Prof. Slesina im Rahmen eines BMFT geförderten Projekts zur Humanisierung der Arbeitswelt entwickelt wurde (vgl. Slesina Beuels, Sochert 1998). Die an der Universität Düsseldorf entwickelten Gedanken und gewonnenen Erkenntnisse wurden in der Folge beim BKK BUNDESVERBAND übernommen und für einen breiten Praxiseinsatz weiterentwickelt.

Ein Gesundheitszirkel nach dem Konzept des BKK BUNDES-VERBANDES läßt sich folgendermaßen umschreiben:

1. Eine hierarchisch und fachlich übergreifende Kleingruppe von (Produktions-)Mitarbeitern, Vorgesetzten, Betriebsrat u.a. (Arbeitsschutz-)Experten

2. trifft sich über einen begrenzten Zeitraum in regelmäßigen Abständen;

3. unter der Leitung eines geschulten Moderators des BKK BUNDESVERBANDES werden

4. Arbeitsanforderungen im eigenen Arbeitsbereich, die die Mitarbeiter als gesundheitlich beeinträchtigend erleben, gesammelt und Vorschläge für ihre Verringerung bzw. Beseitigung im Sinne einer gesundheitsgerechten Arbeitsgestaltung erarbeitet.

(1) Zusammensetzung des Gesundheitszirkels

Wesentlich für den Gesundheitszirkel ist die Frage seiner Zusammensetzung. Sie zielt darauf ab, welche betrieblichen Stellen und Funktionen im Zirkel ständig mitwirken, D.h. bei jeder Zirkelsitzung dabei sein sollen, und welche Personen lediglich bei der Zirkelarbeit beteiligt und zu bestimmten Problemen hinzugezogen werden sollen.

Jedem Gesundheitszirkel nach dem Modell des BKK BUNDES-VERBANDES gehören an:

Abb. 2: Zusammensetzung des Gesundheitszirkels

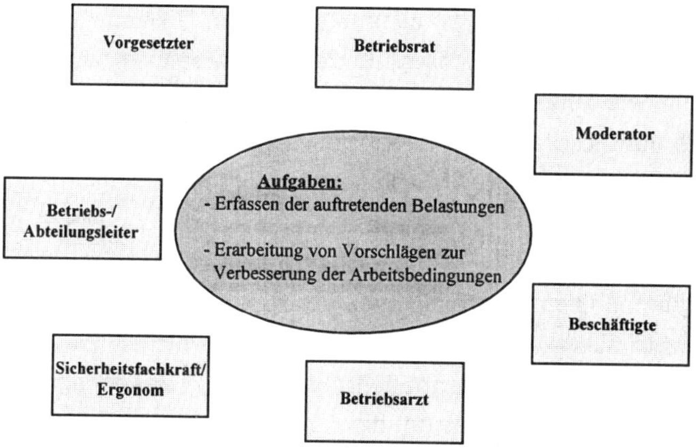

Vorgesetzter — **Betriebsrat** — **Moderator**

Betriebs-/Abteilungsleiter

Aufgaben:
- Erfassen der auftretenden Belastungen
- Erarbeitung von Vorschlägen zur Verbesserung der Arbeitsbedingungen

Beschäftigte

Sicherheitsfachkraft/Ergonom — **Betriebsarzt**

- vier bis sechs Beschäftigte eines ausgewählten Arbeitsbereichs

- weiteres Zirkelmitglied ist der direkte Vorgesetzte, z.B. der zuständige Meister

- der zuständige (örtliche) Betriebsrat

- die für den Arbeitsbereich zuständigen professionellen Experten des Arbeitsschutzes, d.h. Betriebsarzt und Fachkraft für Arbeitssicherheit

- die Leitung des ausgewählten Arbeitsbereichs (Betriebs-/Abteilungsleiter)

- zwei geschulte Mitarbeiter des BKK BUNDESVERBANDES, ein Moderator und ein Protokollant.

Für den Betriebs- oder Abteilungsleiter besteht Teilnahmemöglichkeit. In der Regel wird er zu ausgewählten Zirkelsitzungen, meist zu Beginn und zum Abschluß der Zirkelarbeit eingeladen, wenn es um die Umsetzung entscheidungsreifer Verbesserungsvorschläge geht. Die anderen Beteiligten sollten ständig vertreten sein.

Gegebenenfalls werden bei Bedarf weitere betriebliche Experten in die Arbeit des Gesundheitszirkels einbezogen. So hat sich beispielsweise in ausgesprochenen Frauenarbeitsbereichen die Mitarbeit der betrieblichen Frauenbeauftragten oder in Bereichen mit Schwerbehindertenarbeitsplätzen die Teilnahme der Schwerbehindertenvertreter oder der betrieblichen Sozialabteilung als sinnvoll erwiesen. Das BKK-Grundmodell des betrieblichen Gesundheitszirkels beachtet auf jeden Fall betriebsspezifische Besonderheiten bei der Wahl der Zusammensetzung. Dabei ist zu berücksichtigen, daß die Zahl der Zirkelteilnehmer (einschließlich Moderatoren) ca. 12-14 nicht übersteigen sollte, wobei die Beschäftigtenanzahl nicht kleiner sein sollte als die der Experten und Vorgesetzen.

Jeder Gesundheitszirkel verkörpert somit eine große Breite unterschiedlicher Interessen und unterschiedlicher Wissens-/Erfahrungsbestände über Belastungen, Beanspruchungen, Beschwerden, Entlastungsmöglichkeiten und Umsetzungsmaßnahmen. Zu nennen sind:

- das authentische Erfahrungswissen der Beschäftigten über Belastungen, empfundene Beschwerden und änderungsbedürftige Arbeitsaspekte sowie über Veränderungsmöglichkeiten

- das arbeitsmedizinische Wissen des Betriebsarztes

- das sicherheitstechnische Wissen und das Gestaltungswissen der Fachkraft für Arbeitssicherheit

- das Machbarkeits- und Umsetzungswissen der Betriebsleitung und des Betriebsrats

- das handlungstheoretische, organisationssoziologische und gruppendynamische Wissen der Moderatoren, ferner ihre Interpretationskompetenz für die Ergebnisse der durchgeführten Gesundheitsberichte und Belegschaftsbefragungen.

(2) Befristung des Projekts

Ein Gesundheitszirkel wird für einen bestimmten Arbeitsbereich eingerichtet und nimmt seine Arbeit über einen begrenzten Zeitraum auf. Grundsätzlich gilt, daß ein Gesundheitszirkel dort eingerichtet wird, wo Bedarf besteht. Mit Bedarf ist eine verbesserungsbedürftige Gesundheits- (Arbeits-)Situation der Mitarbeiterinnen und Mitarbeiter eines Arbeitsbereichs im Unternehmen gemeint. Grundlage für eine solche Bedarfsanalyse bildet der betriebliche Gesundheitsbericht.

Gesundheitszirkel treffen in regelmäßigen Abständen sechs bis acht Mal zusammen, um eine kontinuierliche Problembearbeitung zu ermöglichen. Je nach unternehmensspezifischen Gegebenheiten können die Treffen in der Häufigkeit und in der Dauer leicht variieren. Die Gruppen kommen in mindestens 14tägigem und höchstens 4wöchigem Rhythmus zusammen.

Die Dauer einer Gesundheitszirkel-Sitzung liegt zwischen 1 und 2 Stunden.

In den Zusammenhang von Sitzungsdauer und Rhythmus gehört auch die Frage, zu welchem Zeitpunkt die Zirkel stattfinden. Hier hat sich aufgrund verschiedener Rahmenbedingungen die Regel herausgebildet, daß die Sitzungen während der Arbeitszeit stattfinden, oder falls dies aus arbeitsorganisatorischen Gründen- wie beim Schichtbetrieb - nicht anders möglich ist, bezahlt außerhalb der regulären Arbeitszeit. Vorstellungen, daß Gesundheitszirkel sich auch in der Freizeit der Arbeitnehmer treffen können, erweisen sich unseres Erachtens als unrealistisch und kontraproduktiv.

(3) Moderation

Wesentlich für den Erfolg von Gesundheitszirkeln ist der Moderator. Wir gehen davon aus, daß der Moderator sowohl für die Gesprächsführung im Gesundheitszirkel selbst als auch für die Steuerung und Koordination des Gesundheitszirkels im Unternehmen verantwortlich ist.

Der Beitrag des Moderators für die Gesprächsführung besteht darin, die sozialen Rahmenbedingungen für eine erfolgreiche Problemanalyse und Änderungsdiskussion im Zirkel zu schaffen. Absolute Priorität hat dabei die Forderung nach Neutralität. Der Moderator darf sich weder mit der Unternehmensleitung noch mit den Beschäftigten noch mit den anderen betrieblichen Stellen verbünden und hier Partei ergreifen. Diese Anforderung einer neutralen Position ist mitunter mit Schwierigkeiten verbunden, bedenkt man, daß die Bedingungen einer gleichberechtigten Aussprache über betriebliche Probleme und Änderungsmöglichkeiten ein neuartiges, gegenseitiges (Rollen-)Verständnis von jedem Zirkelteilnehmer erfordern, das nicht ohne weiteres vorhanden ist und erst noch erworben werden muß. Für die einzelnen im Zirkel vertretenen Gruppen sind dabei - stichwortartig - folgende Schwierigkeiten zu bedenken:

- *Sicherheitsfachkräfte und Betriebsärzte:*

Ihr Expertenstatus in den Gesundheitszirkeln wird relativiert, weil die Beschäftigten ebenfalls über relevante Informationen verfügen.

- *Betriebsrat bzw. Personalrat*:

Gesundheitszirkel können zu einer allgemeinen Schwächung der Betriebsrattätigkeit führen, indem die Beschäftigten eine greifbare und attraktive Alternative darin sehen, bestimmte Arbeitsprobleme ohne Hinzuziehung des Betriebsrats bzw. Personalrats zu lösen.

- *Vorgesetzte und Betriebs-/Abteilungsleitung*:

In der direkten Einbeziehung der Beschäftigten zu Fragen des betrieblichen Arbeits- und Gesundheitsschutzes sehen die betrieblichen Vorgesetzten aus dem mittleren Management, d.h. Vorarbeiter, Meister oder Betriebsleiter, leicht eine Gefährdung ihrer Kompetenzen und Aufgabenbereiche.

- *Beschäftigte:*

Die Idealvorstellung einer gleichberechtigten Kommunikation, wie sie der Zirkelarbeit zugrunde liegt, kann nicht vergessen lassen, daß Unterschiede innerhalb und außerhalb der Zirkelarbeit bestehen. So verfügen die Beschäftigten in der Regel über wenig Erfahrung in der Artikulation ihrer Belastungen und Probleme in solch einem Kreis oder überhaupt in größeren Kreisen.

Im Hinblick darauf, daß der Moderator nicht nur für die Leitung und Gesprächsführung der Gesundheitszirkelsitzungen, sondern auch für die Steuerung, Koordination und Organisation der Gesundheitszirkelaktivitäten im Unternehmen verantwortlich ist, sind praktische Erfahrungen mit und in der Betriebsorganisation unverzichtbar. Aus diesem Grunde besitzen die Moderatoren des BKK BUNDESVERBANDES neben einer sozialwissenschaftlichen oder psychologischen Basisausbildung und einer Moderatorenausbildung nach der Metaplantechnik umfangreiche betriebspraktische Erfahrungen, die sie als Co-Moderator oder Protokollant an der Seite einer anderen, mit der Betriebsorganisation vertrauten Person gewinnen, bevor ihnen die Leitung eigener Projekte anvertraut wird.

(4) Ziele und Aufgaben des Gesundheitszirkels

Die Gesundheitszirkel haben zwei Aufgaben:

- *Tätigkeits- und Beanspruchungsanalyse*

Ausgehend von den Ergebnissen des Gesundheitsberichts und der Belegschaftsbefragung sollen sie klären, welche Tätigkeiten und Arbeitsverrichtungen eines Arbeitsbereichs besonders fordernd und beanspruchend sind. Die Fragestellung lautet dann, welche der besprochenen Arbeitsbedingungen zu gesundheitlichen Beschwerden führen können.

- *Entwicklung von Verbesserungsvorschlägen*

Die zweite Aufgabe des Gesundheitszirkels ist es, für die besonders belastenden und gesundheitlich beanspruchenden Arbeitsaspekte geeignete Lösungsvorschläge zu benennen. Es soll ermittelt werden, ob und in welcher Weise stark beanspruchende Arbeitsverrichtungen und Arbeitsbedingungen verbessert werden können.

Die Inhalte und Themen des Gesundheitszirkels beschränken sich demnach auf den gemeinsamen Erfahrungs- und Arbeitsbereich der Beschäftigten. Dadurch, daß die Beschäftigten aus einem gemeinsamen Arbeitsbereich kommen, daß sie im Betriebsalltag kooperieren und/oder unter ähnlichen Arbeitsbedingungen tätig sind, werden die kollektiven, für einen Arbeitsbereich gemeinsam erschwerenden und gesundheitlich beeinträchtigenden Arbeitsbedingungen zum Thema, nicht die individuellen Probleme des Einzelnen. Individuelle oder gemeinsame Probleme außerhalb der Arbeitstätigkeit spielen für die Zirkelarbeit keine Rolle. Der gemeinsame Bestand belastender Arbeitserfahrungen rückt ins Zentrum der Diskussion und wird zur Grundlage des angestrebten Problemlösungsprozesses. Das Problem, daß kollektive Normen die Auffassungen der einzelnen Teilnehmer überlagern und zu Verzerrungen führen können, wird durch die gemischte Zusammensetzung vermieden. Durch die Moderation und die anwesenden professionellen Experten wird die Gruppendiskussion methodisch kontrolliert.

Durch die betrieblichen Gesundheitsberichte und Mitarbeiterbefragungen zu Arbeitsbedingungen und gesundheitlichen Beschwerden im Vorfeld der Gesundheitszirkel erhält die Moderation Instrumente an die Hand, die Diskussion von vornherein zu strukturieren. Es wird sichergestellt, daß die Zirkelarbeit das Wesentliche erfaßt.

Die Diskussion setzt bei den Wahrnehmungen und Erfahrungen der Beschäftigten mit ihrer Arbeitsumgebung an. Wichtigstes Prinzip hierbei ist, daß die Erkenntnisse darüber, wie die Beschäftigten ihre Arbeitssituation selbst sehen und erleben, von allen Beteiligten anerkannt und akzeptiert werden. Die Beschäftigten sind Experten in eigener Sache, eben für ihre Arbeitsbedingungen und gesundheitlichen Beschwerden, wie für darauf bezogene Verbesserungsüberlegungen.

Gesundheitszirkel nach dem Konzept des BKK BUNDESVERBANDES zielen auf die Abwehr arbeitsbedingter Erkrankungen allgemein, einschließlich arbeitsbedingter gesundheitlicher Beschwerden und Befindensstörungen und auf die Verstärkung positiver Ressourcen von Individuen und Organisationen. Sie umschließen sowohl die klassischen Maßnahmen des betrieblichen Arbeitsschutzes zur Krankheitsverhütung, wie z.B. die gesetzlich und verfahrensmäßig geregelten Maßnahmen des technischen und medizinischen Arbeitsschutzes (Arbeitsunfälle und physikalisch-chemische Belastungen), als auch Maßnahmen, die sich auf die Verbesserung der positiven Ressourcen zur Gesunderhaltung richten. Hierzu zählen die Verbesserung der sozialen Beziehungen, die Erweiterung des Handlungsspielraums sowie eine verbesserte Qualifikation der Beschäftigten - mit anderen Worten: Arbeitsbedingungen, die Motivation und Arbeitszufriedenheit sowie Persönlichkeitsentfaltung und -entwicklung in der Arbeit ermöglichen.

Unserem Ansatz liegen ferner sowohl verhaltens- als auch verhältnisbezogene Aktivitäten zugrunde, und er geht, wie die WHO, von dem Erfordernis der Vernetzung und der Partizipation der Betroffenen aus (vgl. WHO 1986). Zwar liegt der Schwerpunkt auf der Gestaltung gesundheitsförderlicher Arbeitsbedingungen (Verhältnisse), gleichzeitig sollen die Betroffenen, in diesem Fall die Beschäftigten vor Ort, selbst zu Beteiligten des Planungs- und Umsetzungsprozesses werden. Das Individuum ist in diesem Ansatz nicht lediglich der Adressat anderswo entschiedener Maßnahmen, sondern gleichzeitig Mitgestalter seines eigenen Arbeitsplatzes. Hiermit soll parallel die individuelle Kompetenz gefördert werden, sich auch im übrigen gesundheitsgerecht zu verhalten.

Schließlich gehen wir davon aus, daß Gesundheitszirkel sowohl auf Belastungen und Erkrankungen ausgerichtet sind, die die somatische und psychosoziale Befindlichkeit der Beschäftigten betreffen. Dies betrifft sämtliche gesundheitsschädigenden Einflüsse aus der Arbeitsumwelt, wie sie durch körperliche Belastungen, ungünstige Umgebungseinflüsse, psychosoziale Belastungen und organisatorische Belastungen entstehen können.

3.2. Die Phasen des Verfahrens

In allen bisher einbezogenen Unternehmen, in denen das Konzept Gesundheitsbericht und Gesundheitszirkel umgesetzt wurde, kommt ein strukturell gleiches, standardisiertes Verfahrensmodell der Implemetation und Durchführung zum Einsatz. Die unten aufgeführte Übersicht zeigt die Elemente des Verfahrens und ihre zeitliche Abfolge. Sie werden im folgenden näher erläutert.

3.2.1. Akquisition

In der Regel treten Interessenten für das Konzept Gesundheitsbericht und Gesundheitszirkel an den BKK BUNDESVERBAND heran und wünschen zunächst eine allgemeine Beratung und Information, um Grundlagen für oder gegen eine Entscheidung der vom BKK BUNDESVERBAND angebotenen Instrumente zu bekommen. Interessenten können dabei sein: Eine BKK, die Personalabteilung, der Betriebs- oder Personalrat oder Experten des betrieblichen Arbeitsschutzes von Trägerunternehmen.

Abb. 3: Verfahrensablauf

Akquisition und Projektsteuerung	Arbeitskreis Gesundheit	
	Auftrag	ca. drei Monate
Arbeitsunfähigkeitsanalyse	Gesundheitsbericht	
	Auswahl des Interventionsbereiches	
Belastungs- und Beanspruchungsanalyse	Mitarbeiterbefragung	
	Input	ca. sechs Monate
Tätigkeitsanalyse Entwicklung von Verbesserungsvorschlägen	Gesundheitszirkel	
	Präsentation und Entscheidung über Umsetzung	
Verbesserung gesundheitsrelevanter Arbeitsbedingungen	Umsetzung der Verbesserungsvorschläge	
		ca. sechs Monate
Wirkungsanalyse	Evaluation	

Wir gehen dabei von der Erfahrung aus, daß bereits die Einleitung eines Diskussionsprozesses zum Thema Gesundheit und Krankheit im Betrieb oft nicht konfliktfrei (manifest oder latent) ist.

Der Einsatz von Instrumenten der betrieblichen Gesundheitsförderung, wie Gesundheitsbericht und Gesundheitszirkel, beruht unabdingbar auf dem Konsens der betrieblichen Sozialpartner, so daß bereits in dieser Anfangsphase alle für das Thema Gesundheit und Krankheit sorgetragenden Gruppen im Unternehmen beteiligt werden müssen. Gesundheitsförderung kann nur dann effektiv sein, wenn sie auf die Akzeptanz aller Beteiligten trifft, und wenn sie ein dauerndes Problembewußtsein für gesundheitliche Gefährdungen schafft. Benötigt werden demnach Mechanismen gesundheitsorientierter Konsensfindung, die unter Umständen differierende Interessenslagen auszugleichen in der Lage sind.

Vor diesem Hintergrund regen wir im Unternehmen die Zusammenkunft bzw. Gründung einer Projektsteuerung an, die wir Arbeitskreis Gesundheit nennen. Der Arbeitskreis Gesundheit bekommt im Laufe des Projektes die Funktion eines zentralen Steuerungsgremiums. Er setzt sich zusammen aus innerbetrieblichen Entscheidungsträgern und Experten, die zu Beginn des Projektes gemeinsam über die Erstellung eines Gesundheitsberichts und die Einrichtung von Gesundheitszirkeln und im Laufe des Projekts über daraus resultierende Maßnahmen beraten und entscheiden.

Dem Arbeitskreis Gesundheit gehören möglichst hochrangige Mitglieder der **Unternehmensleitung** an. Dies ist nicht nur in Bezug auf die Akzeptanz der Instrumente im Betrieb von Bedeutung. Die Durchführungen von Gesundheitszirkeln machen oftmals Entscheidungen notwendig, die von größerer Tragweite sind und deshalb nur von der Unternehmensspitze getroffen werden können. Darüber hinaus ist der Erfolg der Durchführung von Gesundheitszirkeln davon abhängig, daß Anregungen und Vorschläge von Betroffenen zeitnah umgesetzt werden.

Ein weiteres Mitglied im Arbeitskreis Gesundheit ist der **Betriebsrat**. Denn das Thema Gesundheit und Krankheit im Betrieb betrifft zuerst die Beschäftigten. Ein wichtiges Grundprinzip ist daher die Transparenz für alle Beteiligten. Maßnahmen der betrieblichen Gesundheitsförderung aus Gesundheitsberichten und Gesundheitszirkeln stoßen nur dann auf Akzeptanz, wenn die Mitarbeiter und ihre gewählten Vertreter von Beginn an in den Entscheidungsprozeß einbezogen sind.

Selbstverständlich müssen dem Arbeitskreis auch die für den betrieblichen **Gesundheitsschutz zuständigen Experten** angehören. Dies ist zum einen der (leitende) Werksarzt, zum anderen die (leitende) Fachkraft für Arbeitssicherheit. Der Werksarzt kennt in der Regel die gesundheitlichen Beschwerden der Mitarbeiter und kann den Arbeitskreis in arbeitsmedizinischen Fragen kompetent beraten. Die Fachkraft für Arbeitssicherheit hat das notwendige Fachwissen über neuralgische Bereiche im Betrieb und weiß darüber hinaus, wie Veränderungen im Betrieb unter sicherheitstechnischen Aspekten umzusetzen und zu bewerten sind.

Darüber hinaus ist es sinnvoll, auch Vertreter aus der **Personal- und/oder Sozialabteilung** eines Betriebes in den Arbeitskreis einzubinden. Auch sie können je nach sich ergebenden Themenschwerpunkten, als Experten für ihren jeweiligen Arbeitsbereich eine wichtige Rolle spielen. Schließlich ist der Geschäftsführer der betroffenen Betriebskrankenkasse im Arbeitsbereich Gesundheit vertreten. Er stellt das Verbindungsglied (Koordinator) zwischen den Mitarbeitern des BKK BUNDESVERBANDES und dem Betrieb dar. Darüber hinaus bietet es sich an, daß er seine neutrale Position als Moderator des Arbeitskreises nutzt.

Vor diesem Teilnehmerkreis wird das Konzept Gesundheitsbericht und Gesundheitszirkel nach einem überwiegend standardisierten Verfahren präsentiert. Ausgehend von der Rolle der Krankenversicherung im Rahmen des betrieblichen Arbeits- und Gesundheitsschutzes wird zunächst eine Beschreibung der Verteilung der häufigsten Krankheitsgruppen in der erwerbstätigen Bevölkerung an Hand der Krankheitsartenstatistik des BKK BUNDESVERBANDES und den damit verbundenen volkswirtschaftlichen und betrieblichen Kosten vorgenommen. Nach der Erläuterung der Ziele des Ansatzes werden die Verfahren Gesundheitsbericht und Gesundheitszirkel exemplarisch vorgestellt und ihr erwarteter Nutzen für alle Beteiligten anhand von Beispielen abgeschätzt. Anschließend besteht die Möglichkeit für Nachfragen und zur Diskussion.

In einigen Fällen wird zusätzlich eine Betriebsvereinbarung zu dem Verfahren Gesundheitsbericht und Gesundheitszirkel abgeschlossen, an der Arbeitgeber, Betriebs- bzw. Personalrat, die jeweilige Betriebskrankenkasse und der BKK BUNDESVERBAND beteiligt sind.

3.2.2. Gesundheitsbericht

Als Datenquellen für die Analysen des Gesundheitsberichts werden die Mitglieder-, Melde- und Leistungsdaten der BKK sowie Kostenstelleninformationen des Arbeitgebers zur Abteilungszuordnung genutzt. Die Mitgliederdaten enthalten Angaben zum Alter, Geschlecht, Nationalität. Die Meldedaten geben Auskunft über Versicherungsbeginn, -ende und Versicherungsart. Die Leistungsdaten (Arbeitsunfähigkeitsdaten) beinhalten neben Beginn und

Ende der Arbeitsunfähigkeit von Pflichtversicherten und freiwilligen Mitgliedern auch die Ursache der Arbeitsunfähigkeit. Als Ursache werden Normalfälle, Arbeitsunfälle, Wegeunfälle etc. unterschieden. Im wesentlichen enthalten diese Daten aber die Angabe zu den Erkrankungen.

Pro Arbeitsunfähigkeit können zwölf Diagnosen in Textform und verschlüsselt nach der dreistelligen ICD/9[3.] enthalten sein. Die Daten des Arbeitgebers enthalten die jeweils gültigen Angaben zur Abteilungszugehörigkeit der Versicherten. Sie werden noch vor den Analysen beim BKK BUNDESVERBAND in den Datenbestand der Kassen mittels der Rentenversicherungsnummer integriert.

Da es sich bei den zu analysierenden Daten des Gesundheitsberichts um sensible Informationen auf individualbezogener Basis handelt, ist die strikte Beachtung des Datenschutzes unbedingt erforderlich. Neben einer strengen Auswahl der zu übermittelnden Variablen wird auf tagesgenaue Angaben (z.B. Geburtsdatum) und genaue Angaben zur Nationalität - es wird nur zwischen deutsch und nicht deutsch unterschieden - verzichtet. Weiterhin wird die zur Verknüpfung der Mitglieder-, Melde- und Leistungs-

---

[3.)] ICD = Internationale Klassifikation von Krankheiten, Verletzungen und Todesursachen dient der einheitlichen Verschlüsselung von ärztlichen Diagnosen. Ärztliche Diagnosen auf denArbeitsunfähigkeitsbescheinigungen werden bei den Krankenkassen auf Basis der dreistelligen Systematik verschlüsselt. Die derzeit 9. Revision (ICD/9) der WHO-Systematik soll voraussichtlich 1998 von der 10. Revision (ICD/10) abgelöst und die Verschlüsselung Aufgabe der Ärzte werden. Für den betrieblichen Gesundheitsbericht ausgewertet wird lediglich die erste (Haupt-) Diagnose.

daten notwendige Rentenversicherungsnummer von der BKK einheitlich verschlüsselt. D.h., die BKK benutzt einen einheitlichen Verschlüsselungscode, damit Person A aus den Mitgliederdaten mit Person A aus den Leistungsdaten zu verknüpfen ist. Eine Zusammenführung der Daten ohne Anonymisierung würde zu einer unter datenschutzrechtlichen Gesichtspunkten unzulässigen personenbezogenen Informationssammlung führen. Die EDV-Routine zur Anonymisierung wurde eigens vom Bundesverband für Sicherheit in der Informationstechnik beschafft und in das vom BKK BUNDESVERBAND zur Verfügung gestellte Verschlüsselungsprogramm integriert. Es garantiert, daß eine Reidentifizierung der Daten nicht möglich ist.

Ferner wird bei Auswertungen darauf geachtet, daß die Besetzungszahl in den Tabellen eine Reidentifizierung ausschließt. Betriebseinheiten mit weniger als 50 Versicherten werden nicht einzeln ausgewertet. Fallzahlen von weniger als 3 (neuerdings 5) werden in den Tabellen nicht ausgewiesen. Gerade der sorgsame Umgang mit diesen sensiblen Daten und die strikte Einhaltung des Datenschutzes schafft beim einzelnen Beschäftigten, der Unternehmensleitung und Betriebsrat das Vertrauen, das für eine objektive Beurteilung von Arbeit und Gesundheit im betrieblichen Kontext unbedingt notwendig ist.

Das Erfordernis, Betriebseinheiten mit weniger als 50 Mitarbeitern nicht auszuwerten, hat die Klärung der Frage zur Folge, welche Bereiche zu sinnvollen, relativ belastungshomogenen Arbeitsbereichen zusammenzufassen sind. Denn in der Regel existieren in Unternehmen eine Vielzahl von Abteilungen und Kostenstellen mit weniger als 50 Mitarbeitern. Dies kann - auch aufgrund der mittlerweile großen Erfahrung - nicht vom BKK BUNDESVERBAND allein geleistet werden. Hierzu ist das Wissen betrieblicher Exper-

Evaluation eines integrierten Konzepts betrieblicher Gesundheitsförderung

ten notwendig. Dies gestaltet sich in der Praxis so, daß Angaben über zusammenzufassende Bereiche direkt von Experten (z.B. Fachkraft für Arbeitssicherheit, Betriebsrat, etc.) aufgrund ihrer Betriebskenntnis auch im Hinblick auf die Arbeitsbelastungen gemacht werden oder ein gesondertes Treffen zur Klärung dieser Frage angesetzt wird. Dieses wird unter Umständen mit einer Betriebsbegehung verbunden, um Argumente für oder gegen bestimmte Zusammenfassungen von Arbeitsbereichen abzuwägen.

Schließlich werden die anonymisierten Daten an den BKK BUNDESVERBAND geleitet und dort nach dem oben beschriebenen Stufenkonzept ausgewertet (vgl. Kapitel 3.1.1).

Der Arbeitskreis Gesundheit bildet für uns das Bindeglied bzw. Kommunikations- und Entscheidungsgremium zur Umsetzung der Ergebnisse des Gesundheitsberichts in praktische Maßnahmen zur Gesundheitsförderung. Ihm kommen im Zusammenhang mit der Gesundheitsberichterstattung folgende Funktionen zu:

Er ist Adressat des betrieblichen Gesundheitsberichts. Hier werden die Ergebnisse vorgestellt und diskutiert. Informationen über gesundheitliche Problemstellen für die einzelnen Unternehmensbereiche können auf diese Weise transparent gemacht werden. Die Ergebnisse des Gesundheitsberichts stoßen so auf den betrieblichen Erfahrungshintergrund der Unternehmensangehörigen und können in einem ersten Schritt überprüft, d.h. mit gesundheitswirksamen Gegebenheiten aus „ihrer" Arbeitswelt auf Plausibilität hin ergänzt werden. Es wird auf diese Weise möglich, über das üblicherweise auf Unfallverhütung und Bekämpfung von Berufskrankheiten begrenzte Themenspektrum hinaus, allgemein die Arbeitsbedingtheit von Erkrankungen zielgerichtet und systematisch zu diskutieren und die betriebliche Gesundheitsförderung zum Thema zu machen. Die Frage, welche Arbeitsbedingungen die hohen Ausfallzeiten von z.b. Rückenleiden und Bronchitis mitbedingen können, rückt auf diese Weise neben den hohen Unfallkennziffern mit ins Zentrum des Interesses der Betriebspraktiker und wird einer systematischen Kommunikation zugeführt.

Der Arbeitskreis Gesundheit wählt den Interventionsbereich auf Grundlage des Gesundheitsberichts aus. Neben einem hohen Krankenstand bzw. besonderen Auffälligkeiten bei bestimmten größeren Krankheitsgruppen können noch andere Kriterien die Entscheidung des Einsatzortes beeinflussen. Zu nennen ist hierbei das Veränderungspotential der Arbeitsbedingungen, das in dem auszuwählenden Bereich vorhanden ist. Je höher die Wahrscheinlichkeit und je größer die betriebliche Bereitschaft, Veränderungen im Sinne einer gesundheitsgerechten Arbeitsgestaltung in einem bestimmten Arbeitsbereich vorzunehmen, desto größer ist die Neigung betrieblicherseits, den Gesundheitszirkel hier durchzuführen.

Ein weiteres Kriterium, das für oder gegen die Entscheidung eines Interventionsbereiches spricht, ist eine geplante Einbeziehung in Umstrukturierungsmaßnahmen. Betrieblich anstehende Veränderungsmaßnahmen können für, aber auch gegen die Einrichtung eines Gesundheitszirkels sprechen. Dafür spricht, die Mitarbeiter von vornherein in einen geplanten Veränderungsprozeß unter gesundheitlichen Gesichtspunkten miteinzubeziehen. Dagegen, daß man in diesem Bereich nicht noch mehr Unruhe hineintragen will, als selbst schon durch den Umstrukturierungsprozeß ausgelöst wird.

3.2.3. Mitarbeiterbefragung

Die Ergebnisse der Gesundheitsberichte zeigen, daß in bestimmten Unternehmensbereichen überdurchschnittliche Arbeitsunfähigkeiten sowohl insgesamt als auch bei bestimmten ICD-Hauptgruppen vorliegen. Auf dieser Grundlage lassen sich erste Hypothesen aufgrund von betriebspraktischen Erfahrungen zum Zusammenhang von Krankheitsarten und Arbeitsbelastungen aufstellen und diskutieren.

Von solchen betriebsepidemiologischen Befunden lassen sich direkt allerdings nur selten praktische Maßnahmeempfehlungen ableiten. Die Umsetzung von Ergebnissen der Datenanalyse in die Gesundheitsförderung am Arbeitsplatz bedarf in aller Regel besonderer Arbeitsschritte und angepaßter Organisationsformen. Das Analysekonzept des Gesundheitsberichts muß weiter ausdifferenziert und durch ein geeignetes Kommunikations- und Handlungskonzept ergänzt werden. Hierfür sprechen insbesondere die folgenden Gründe:

- Die Ergebnisse des Gesundheitsberichts können nicht beanspruchen, das Auftreten von Krankheitsfällen im Betrieb kausal zu erklären. Sie geben vielmehr geprüfte Hinweise auf herausragende Gesundheitsgefährdungen, die es zu konkretisieren gilt.

- Die Ergebnisse des Gesundheitsberichts haben noch ein relativ hohes Abstraktionsniveau und sind für die Umsetzung zu allgemein. Die bedeutsamen Belastungen sind für die einzelnen Arbeitsplätze zu spezifizieren. Ferner sind für viele Erkrankungen mehrere Belastungen bzw. Belastungsmuster relevant. Auch diese kombinierten Wirkungszusammenhänge sind für die einzelnen Arbeitsplätze näher zu bestimmen.

- Von besonderer Bedeutung für viele Erkrankungen sind psychosoziale Belastungen, die in der Datenanalyse naturgemäß keine Berücksichtigung finden. Um geeignete Maßnahmen zur Verbesserung dieser Bedingungen zu ermitteln, muß an die Wahrnehmung der Beschäftigten angeknüpft werden.

Alle Mitarbeiter des ausgewählten Interventionsbereichs werden daher mit Hilfe eines standardisierten Fragebogens zu ihren Arbeitsbelastungen und gesundheitlichen Beschwerden befragt. Die hier erhobenen Ergebnisse - die subjektiv wahrgenommenen Belastungen und Beanspruchungen der Beschäftigten - geben ergänzend zum Gesundheitsbericht Auskunft über den möglichen Zusammenhang von Arbeitssituation und Krankheitsgeschehen. Die Befragung ist anonym und erfolgt in der Regel im Zusammenhang mit der Mitarbeiterinformation zu dem Projekt. Im Rahmen unseres Verfahrensansatzes nimmt diese Befragung zwei Funktionen wahr:

Sie bildet zusammen mit den Ergebnissen des Gesundheitsberichts die Diskussionsgrundlage (Input) für die Erörterung von konkreten gesundheitsrelevanten Arbeitsbelastungen in den Gesundheitszirkeln. Die Ergebnisse der Befragung dienen der kontrollierten und systematischen Diskussion im Gesundheitszirkel. Durch die Vorgabe von im gesamten Arbeitsbereich schon vorherrschenden Arbeitsbelastungen und gesundheitlichen Beschwerden wird das Gespräch im Gesundheitszirkel strukturiert und gleichzeitig methodisch kontrolliert. Auf diese Weise wird ausgeschlossen, daß sich das Gespräch im Zirkel bei Einzelfallproblemen aufhält. Nur kollektive Belastungen werden Thema.

D.h., nur solche arbeitsbezogenen Probleme haben überhaupt eine Chance, vertiefend erörtert zu werden, die von einer Mehrheit der Mitarbeiter des gesamten Arbeitsbereichs in der Befragung als beanspruchend eingestuft werden.

Der von uns eingesetzte Fragebogen[4.] erhebt verschiedene Belastungen am Arbeitsplatz und damit im Zusammenhang stehende gesundheitliche Beschwerden. Insgesamt werden zirka 70 Belastungsarten vorgegeben, die sich zu vier Gruppen bündeln lassen:

- Belastungen, die körperlich beanspruchen

- Belastungen, die durch ungünstige Umgebungseinflüsse beanspruchen

- Belastungen, die nervlich, seelisch und psychosozial beanspruchen (hierunter auch Kommunikation, Verantwortung und Umgang miteinander)

- Belastungen, die durch den organisatorischen Arbeitszusammenhang beanspruchen.

Außerdem werden 25 Arten gesundheitlicher Beschwerden unterschieden. Sie verteilen sich auf 4 Beschwerdegruppen:

- **Beschwerden des Bewegungs- und Stützapparats**

[4.)] Der Fragebogen wurde ursprünglich am Institut für Medizinische Soziologie der Uni Düsseldorf unter der Leitung von Prof. Slesina und Prof. vonFerber entwickelt, von uns in Zusammenarbeit mit dem Institut für Arbeitswissenschaft in Bochum (Prof.Schnauber) modifiziert und auf seine Gültigkeit getestet (vgl. Kapitel 4.2.4.)

- Beschwerden des Herz-Kreislauf-Systems

- Beschwerden des Magen-Darm-Trakts

- Störungen des Allgemeinbefindens (psychosomatische Befindlichkeit).

3.2.4. Gesundheitszirkel

Der Gesundheitszirkel selbst läuft ebenfalls nach einem strukturell gleichen Muster ab. Die Abbildung 4 zeigt den Ablauf im Überblick.

Der Vorbereitungsphase folgt die eigentliche Durchführung eines Gesundheitszirkels. Daran schließt sich die Präsentation der Zirkelergebnisse an.

Abb. 4:   Phasen des Gesundheitszirkels

Phasen		Schritte
I.	Vorbereitung	(1) Informationsveranstaltungen und Auswahl der Teilnehmer
		(2) Arbeitsplatzbeobachtung
II	Durchführung	(3) Zirkelsitzung
		(4) zweite bis vorletzte Zirkelsitzung
		(5) letzte Zirkelsitzung
		(6) Öffentlichkeitsarbeit
III.	Präsentation	(7) Präsentation der Ergebnisse
		• vor der Projektsteuerungsgruppe
		• vor der Belegschaft

(1) Informationsveranstaltungen und Auswahl der Teilnehmer

Der erste Schritt bei der Durchführung eines Gesundheitszirkels ist immer eine gründliche Information aller Personen sämtlicher Hierarchieebenen, die in irgendeiner Weise - sei es in personeller, organisatorischer oder finanzieller Hinsicht - vom Projekt betroffen sein können. Hier sind insbesondere das mittlere Management, der Betriebsrat und die Mitarbeiter des ausgewählten Arbeitsbereichs über die Grundsatzentscheidung des Arbeitskreises Gesundheit zum geplanten Gesundheitszirkel frühzeitig zu unterrichten, um die Akzeptanz gegenüber dem Projekt zu erhöhen, die Betroffenen für das Konzept zu interessieren und sie von Anfang an in die Aktivität einzubeziehen.

Unbedingt erforderlich ist die Informationsveranstaltung mit den Mitarbeitern des Untersuchungsbereichs. Um Mißtrauen und Ängsten zu begegnen, muß begründet werden, warum gerade „ihr Arbeitsbereich" für den Gesundheitszirkel ausgewählt wurde. Die Chance eines Gesundheitszirkels für ihre Arbeit sowie die Rolle der Mitarbeiter, die nicht direkt am Zirkel teilnehmen, werden verdeutlicht und nachvollziehbar erläutert. Die Informationsveranstaltung wird in der Regel in Form einer Teilbelegschaftsversammlung durchgeführt. Die Beschreibung und Begründung der Vorhabensaktivitäten erfolgt sowohl in mündlicher als auch in schriftlicher Form (Informationsblatt).

Bei dieser Gelegenheit wird auch der Fragebogen zu Arbeitsbelastungen und gesundheitlichen Beschwerden ausgeteilt und je nach zeitlicher Verfügung auch gleich beantwortet wieder eingesammelt.

Wie erwähnt, legen wir großen Wert auf eine gründliche Information des mittleren Managements und des Betriebsrats. Insbesondere alle (direkten) Vorgesetzten im ausgewählten Zirkelbereich wie Vorarbeiter, Meister und/oder Bereichs-, Betriebs- oder Abteilungsleiter, und die Betroffenen (Bereichs-)Betriebsräte sollten informiert werden. Wenn nicht schon im Arbeitskreis Gesundheit beantwortet, werden neben der Darstellung von Zielen und Ablauf des Projekts an dieser Stelle auch einige wichtige inhaltliche und organisatorische Fragen geklärt:

- Einzubeziehende Arbeitsplätze und Auswahl der Teilnehmer: Ein Arbeitsbereich mit bis zu 200 Beschäftigten besteht gewöhnlich aus verschiedenen Tätigkeiten und Arbeitsplätzen. Nur 5-6 Mitarbeiter sollen ihre Kollegen vertreten und an den Zirkelsitzungen teilnehmen. Gerade die Auswahl der Zirkelbeschäftigten ist als sehr sensibler Bereich zu betrachten und verlangt ein dementsprechend sorgfältiges Vorgehen. Auf jeden Fall wird die Entscheidung unter Beteiligung oder Aufsicht des Betriebsrats vorgenommen, um Frustrationen wegen des Auswahlverfahrens bei den Beschäftigten zu vermeiden, die hinterher gerne am Zirkel teilgenommen hätten, aber nicht berücksichtigt wurden oder aber aufgrund der hohen Anzahl von Interessenten nicht berücksichtigt werden konnten.

- Reichweite des Zirkels: In einem Mehrschichtbetrieb stellt sich die Frage, ob der Gesundheitszirkel Teilnehmer aus allen Schichten umfassen oder nur auf eine Schicht begrenzt werden soll. Wir streben eine Beteiligung aller Schichten wegen der damit verbundenen integrativen Wirkung und höheren Akzeptanz bei den Betroffenen an, häufig ist dies aber aus organisatorischen Gründen nicht realisierbar.

- Zeitlicher Rhythmus und Zeitpunkt der Sitzungen: Es sind die zeitlichen Intervalle, in denen der Gesundheitszirkel tagt, und der Zeitpunkt der Treffen festzulegen. Bewährt hat sich ein 2-3 wöchentlicher Rhythmus zum Schichtwechsel, um die Beteiligung mehrerer Schichten zu erleichtern und sicherzustellen.

- Räumlichkeiten: Für die Treffen des Gesundheitszirkels sindgeeignete Räume zur Verfügung zu stellen (Overhead-Projektor, Flip-Chart etc.), in denen man z.B. nicht durch Produktionslärm gestört wird.

Abhängig von der Betriebsgröße, der Größe und Eingebundenheit des Zirkelbereichs und besonderen betriebsspezifischen Konstellationen - wie z.B. besonders kritischer Betriebsrat oder mittleres Management - werden noch weitere Informationsveranstaltungen in Betracht gezogen. Hierzu gehört z.B. die Unterrichtung des „Oberen Führungskreises" oder des gesamten Betriebsrates.

In der Regel existiert in Unternehmen ab mehreren 100 Beschäftigten ein sog. „Oberer Führungskreis" oder ein vergleichbares Gremium, das sich zusammensetzt aus allen verantwortlichen Betriebs- und/oder Abteilungsleitern eines Unternehmens, d.h. der Führungsebene, die unmittelbar unterhalb der Geschäftsleitung Managementfunktionen wahrnimmt. Es ist für das Gelingen und für die Perspektiven des Projekts von Vorteil, bereits zu einem sehr frühen Zeitpunkt auch diejenigen Führungskräfte und Betriebsräte zu informieren und bei ihnen um Akzeptanz und Unterstützung zu werben, die zunächst nicht unmittelbar mit dem Gesundheitszirkel in Berührung stehen. Dies kann aus politischen oder inhaltlichen Erwägungen heraus notwendig sein. Beispielsweise kann im Gesundheitszirkel nicht ausgeschlossen werden, daß auch Schnittstellenprobleme zu anderen Arbeitsbereichen zur

Sprache kommen. In solchen Fällen und für den Fall, daß die Zirkelarbeit künftig einen breiteren Raum im Unternehmen erhält, besteht dann von vornherein die hierfür notwendige Akzeptanz und Grundlage. Ferner ist es ratsam, im Vorfeld das Gespräch mit den Experten des Gesundheitszirkels, wie der Fachkraft für Arbeitssicherheit und den Betriebsarzt zu suchen.

(2) Die Arbeitsplatzbeobachtung

Die Arbeitsplatzbeobachtung des Moderators und des Protokollanten hat zum einen die Funktion einer „vertrauensbildenden Maßnahme", die für die Zirkelarbeit eine wichtige Rolle spielt. Es können vertiefende Informationen gegeben bzw. Fragen der Beschäftigten beantwortet werden.

Zum anderen verschaffen sich der Moderator und der Protokollant bei dieser Gelegenheit eine gründliche Kenntnis über technische und organisatorische Aspekte des Arbeitsablaufes sowie Belastungsschwerpunkte im Interventionsbereich.

Es gibt verschiedene Möglichkeiten, sich systematisch einen Überblick über die in Rede gestellten Arbeitsplätze zu schaffen. Diese Möglichkeiten sind beispielsweise Betriebsführungen durch betriebliche Experten oder „Schichtmitfahrten", auf denen in Gesprächen mit Mitarbeitern die Produktionsabläufe und Arbeitsbedingungen näher kennengelernt werden. Bewährt hat sich aus unserer Sicht folgendes Vorgehen:

- *Betriebsrundgang und Sichtung betrieblicher Unterlagen*

Auf einem ersten Rundgang mit einem betrieblichen Experten durch den Interventions- und die angrenzenden Arbeitsbereiche - in kleineren Unternehmen auch durch den gesamten Betrieb - gewinnt der Moderator ein Grundverständnis über den technisch-organisatorischen Zusammenhang im Betrieb. Soweit vorhanden, empfiehlt es sich in diesem Zusammenhang, betriebliche Unterlagen wie Übersichtspläne zu Maschinen, Anlagen und Hallen, Arbeitsplatzbeschreibungen oder entsprechende Unterlagen zur Unterweisung neuer Mitarbeiter zu sichten und auszuwerten. Insbesondere das Wissen über die betriebsspezifischen Bezeichnungen von Anlagen, Maschinen und Arbeitsmitteln sind nachher für die flüssige und akzeptierte Moderation ohne ständiges Nachfragen unverzichtbar.

- *Schichtmitfahrten*

Schließlich verschafft sich der Moderator ein genaues Bild der Arbeitsabläufe und -bedingungen vor Ort. Erst hier werden durch genaue Beobachtung und Nachfragen im Gespräch mit den Mitarbeitern oder aber auch, falls möglich, durch „Mitarbeiten" die Eindrücke, Erfahrungen und Kenntnisse erworben, die für die Zirkelarbeit von enormer Wichtigkeit sind. Der Stellenwert dieser Art des Kennenlernens der Arbeitsbedingungen läßt sich aus zwei Gründen gar nicht überschätzen: zum einen wegen der auf keinem anderen Wege zu erreichenden Kenntnisse und Hintergrundinformationen, zum anderen wegen des damit verbundenen und für die Zirkelarbeit wichtigen Vertrauens, das der Moderator nur auf diesem Wege erwerben kann.

(3) Die erste Zirkelsitzung

Die erste Zirkelsitzung ist im Vergleich zu den darauf folgenden Sitzungen am stärksten vorstrukturiert. Sie umfaßt (mindestens) die 3 folgenden Tagesordnungspunkte:

- Vorstellungsrunde

- Regeln der Zusammenarbeit

- Einstieg in die inhaltliche Arbeit

Obwohl sich die Teilnehmer in dem einen oder anderen Zusammenhang begegnet sind, erfolgt als Einstieg eine kurze Vorstellungsrunde. Jeder Teilnehmer wird vom Moderator gebeten, sich kurz vorzustellen und seine Erwartungen, Ziele und Hoffnungen, die er mit dem Projekt verknüpft, zu nennen. Die Erwartungen und Wünsche an den Gesundheitszirkel werden von der Moderation festgehalten und visualisiert. Die Moderation nennt zum Schluß ebenfalls ihre Zielvorstellungen und faßt anhand der vorliegenden Punkte nochmals ausdrücklich Aufgaben und Ziele des Gesundheitszirkels zusammen.

Beim nächsten Tagesordnungspunkt stellt der Moderator die Regeln der Zusammenarbeit vor. Aus Soziologie und Sozialpsychologie ist bekannt, daß sich bei Gruppen, die sich aus Teilnehmern unterschiedlicher Institutionen und beruflicher Positionen zusammensetzen, verbindliche Regeln für die gemeinsame Zusammenarbeit bewährt haben.

Der Gesundheitszirkel stellt für alle Beteiligten eine neue Bezugsgruppe dar. Der Eintritt in eine derartige Gruppe ist mit Verhaltensunsicherheiten verbunden. Erschwert wird die Verhaltensorientierung im Gesundheitszirkel zusätzlich durch die erheblichen Unterschiede im sozialen Status, die zwischen den Teilnehmern bestehen. Diese Unterschiede können Einfluß auf die Art der Kommunikation und die Beteiligungschancen haben.

Beschäftigte, Meister, Betriebsleitung, Betriebsrat und Arbeitsschutzexperten verfügen über ein sehr unterschiedliches Ansehen im Betrieb. Zum Teil bestehen zudem direkte Weisungsbefugnisse, etwa zwischen Meister und Beschäftigten und damit verbundene Kontroll- und Sanktionsmöglichkeiten. Die Unterschiede im Status bedingen unterschiedliche Perspektiven und Vorstellungen und unterschiedliche Sprachwelten, mit denen der Zusammenhang von Arbeitsbelastungen und Gesundheitsrisiken diskutiert wird.

Dies macht es notwendig, Instrumente einzusetzen, mit denen sich Expertenwissen und Beschäftigtenerfahrung, gesundheitliche Interessen und Interessen der betrieblichen Produktion integrieren lassen. Zusammengefaßt dienen die Regeln der Zusammenarbeit dem Aufbau einer Vertrauensbasis und stellen für die Moderation ein Interventionsinstrument dar, um Regelverstöße aufzugreifen und auf Einhaltung zu drängen.

Die Regeln, die dem Gesundheitszirkel-Modell des BKK BUNDESVERBANDES zugrunde liegen, lehnen sich an das „Düsseldorfer Modell" an und beziehen sich auf 4 Dimensionen:

- Gleichberechtigte Kommunikation, z.B. :
  „Jeder ist Experte und zwar jeder auf seinem Gebiet".

- Argumentative Diskussion, z.B. :
  „Die Diskussion sollte beim Thema bleiben und nicht auf andere Punkte ausufern".

- Gruppenkonsens, z.B. :
  „Es geht darum, gemeinsame Vorschläge zu erarbeiten".

- Verfahrensmodus, z.B. :
  „Wer mitarbeitet, sollte regelmäßig teilnehmen".

Mit dem dritten Tagesordnungspunkt steigen die Teilnehmer in die eigentliche Arbeit des Gesundheitszirkels ein. Dies erfolgt auf der Grundlage des Gesundheitsberichts und der Mitarbeiterbefragung im Vorfeld des Gesundheitszirkels. Die wesentlichen Ergebnisse des Berichts und der Befragung werden den Teilnehmern vorgestellt.

Über die Bitte an die Beschäftigten, anhand der dargestellten Ergebnisse die wichtigen Arbeitsbelastungen für ihren Arbeitsplatz bzw. -bereich zu konkretisieren und zu beschreiben - z.B. wodurch, wie häufig, und an welchen Anlagen und Maschinen oder bei welchen Arbeitsabläufen entsteht körperliche Schwerarbeit und welcher Art - werden die beanspruchenden Arbeitssituationen schrittweise gesammelt und rekonstruiert.

(4) Zweite bis vorletzte Zirkelsitzung

In der ersten Zirkelsitzung reicht die Zeit in der Regel nicht hin, um alle Arbeitsbelastungen vollständig zu erfassen, so daß die Problemsammlung in der zweiten Sitzung fortgesetzt wird. Im Ergebnis ergibt sich eine Zusammenstellung der aus der Sicht der Beschäftigten wahrgenommenen Arbeitsbelastungen, die - getrennt für jede im Zirkel vertretene Tätigkeit oder jeden Arbeitsbereich - nach verschiedenen Gruppen zusammengefaßt werden. Wir unterscheiden danach, ob besondere körperliche Belastungen vorhanden sind, ungünstige Umgebungseinflüsse die Arbeit erschweren, organisatorische Defizite vorliegen oder nervlich-seelische Erschwernisse bestehen.

Die Problemsammlung wird abgeschlossen mit der Bildung einer Rangfolge nach Wichtigkeit. Dies erfolgt ebenfalls für alle Tätigkeiten und Arbeitsbereiche gesondert. Die so geordneten und systematisierten Arbeitsaspekte werden in einem nächsten Schritt nach der Rangfolge vertiefend besprochen.

Die möglichst genaue und umfassende Erörterung belastender Arbeitsbedingungen hat die Funktion, daß die Beschäftigten sich ihre Arbeitssituation außerhalb ihres praktischen Vollzugs noch einmal „rückblickend" vergegenwärtigen. Ihr Erfahrungswissen wird damit aktiviert. Ferner erhalten alle Zirkelteilnehmer einen Informationsstand über die Arbeitssituation der Beschäftigten, der es erlaubt, sachgerecht zu diskutieren.

Gleichzeitig stellt die vertiefende Beschreibung den Bezug zu den gesundheitlichen Auswirkungen her. Die Beschäftigten werden aufgefordert mitzuteilen, was im einzelnen eine Rolle spielt, was fordert oder nervt, wo und wie oft sich gesundheitliche Beschwerden körperlich bemerkbar machen.

In einem abschließenden Schritt werden für die beschwerderelevanten Arbeitssituationen Verbesserungsvorschläge entwickelt.

Dabei wird die Frage der technischen Machbarkeit und der finanziellen Umsetzbarkeit zunächst zurückgestellt, um der Ideenproduktion keine äußeren Hemmnisse aufzulegen.

Bei der Suche nach Verbesserungsmöglichkeiten ist es häufig nötig, während oder nach der Sitzung kleinere gemeinsame Exkursionen an die Arbeitsplätze „vor Ort" zu unternehmen, um entweder schon gesammelte Ideen am „Objekt" zu prüfen oder zusätzliche Anregungen zu gewinnen.

(5) Die letzte Zirkelsitzung

In der abschließenden Sitzung des Gesundheitszirkels werden die gesammelten Verbesserungsvorschläge anhand einer systematischen Gesamtübersicht noch einmal besprochen. Die Teilnehmer werden gebeten, jeden Vorschlag unter zwei Gesichtspunkten zu beurteilen:

- Was bedeutet mir der Vorschlag, und wie wichtig ist mir seine Umsetzung?

- Welcher finanzielle Aufwand ist mit seiner Umsetzung verbunden?

Bewährt hat sich hierbei die Einordnung der Verbesserungsvorschläge in eine Matrix, die auf der horizontalen Achse eine Beurteilung nach der Bedeutung des Lösungsvorschlages und auf der vertikalen Achse eine Bewertung des finanziellen Aufwands erlaubt.

Abb. 5: Bedeutung und Aufwand von Verbesserungsvorschlägen

Bedeutung / Wichtigkeit Aufwand finanzieller bzw. zeitlicher	MUSS (sehr wichtig)	SOLLTE (wichtig)	KANN (w. wichtig)
gering			
mittel			
groß			

Die Bewertung der Lösungsvorschläge nach obigem Muster dient dazu, aus Sicht der Gesundheitszirkelgruppe eine Rangfolge für die Umsetzung festzulegen bzw. den betrieblichen Entscheidungsträgern einen Prioritätenleitfaden für die Umsetzung an die Hand zu geben.

(6) Öffentlichkeitsarbeit

Der Gesundheitszirkel ist kein geheimer Debattierclub. Eine erfolgreiche Arbeit des Zirkels ist auf die Akzeptanz aller Mitarbeiter des einbezogenen Betriebsbereichs angewiesen. Die im Zirkel erarbeiteten und umgesetzten Verbesserungsvorschläge haben nicht nur Auswirkungen auf die Zirkelbeschäftigten, sondern betreffen sämtliche Mitarbeiter an den Arbeitsplätzen, die im Zirkel zur Diskussion stehen. Beispielsweise kann der Vorschlag, die Belüftungssituationen an einer Stelle im Betrieb zu verändern, negative Auswirkungen auf andere Mitarbeiter in dem betroffenen Arbeitsbereich nach sich ziehen. Oder die Belastungsreduzierung beim Heben und Tragen schwerer Gegenstände auf dem einen

Arbeitsplatz kann zu einer Verlagerung und damit Überforderung auf einem benachbarten Arbeitsplatz führen.

Aus diesen Gründen werden die Gesprächsthemen und Lösungsvorschläge des Gesundheitszirkels im betroffenen Arbeitsbereich bekannt gemacht. Umgekehrt werden Möglichkeiten geschaffen, Gesprächsthemen und Verbesserungsideen in den Gesundheitszirkel hineinzutragen. Mit anderen Worten: Der Informations- und Kommunikationsfluß der Inhalte und Ergebnisse der Zirkelarbeit wird in zwei Richtungen offen bzw. durchlässig gestaltet - von außen aus dem Arbeitsbereich in den Zirkel hinein und aus dem Zirkel in den Arbeitsbereich hinaus.

Die Bedingungen für diesen Kommunikationsprozeß werden geschaffen durch eine projektbegleitende betriebsinterne Öffentlichkeitsarbeit. Zum Mitmachen über die Laufzeit des gesamten Projekts zu motivieren ist das Ziel der Öffentlichkeitsarbeit. Möglichst viele Mitarbeiter des Zirkelbereichs sollen angesprochen werden, die Arbeit des Gesundheitszirkels zu unterstützen und sich mit ihr zu identifizieren. Hierfür werden folgende Instrumente eingesetzt.

Zu Beginn des Projekts werden an geeigneten Stellen im Zirkelbereich Plakate und Informationsmaterialien ausgehängt, die auf das Projekt aufmerksam machen.

Der Verlauf aller Sitzungen wird in Form eines Protokolls festgehalten. Alle Zirkelteilnehmer einschließlich Vertreter und alle relevanten betrieblichen Entscheidungsträger bekommen das Protokoll, um ständig auf dem aktuellen Stand der Diskussion zu bleiben. Die Protokolle werden jeweils zu Beginn der nächsten Sitzung hinsichtlich Korrekturen, Anmerkungen und Ergänzungen besprochen. Eine in Schrift und Bild adäquat aufbereitete Kurzfassung des Protokolls mit den wesentlichen Ergebnissen der einzelnen Sitzungen wird im Betrieb an geeigneter Stelle ausgehängt und ständig aktualisiert. Ferner wird an dem gleichen Ort eine Art „Briefkasten" für den Gesundheitszirkel eingerichtet. Die Mitarbeiter des Arbeitsbereichs werden aufgefordert, Anregungen für den Gesundheitszirkel schriftlich auf dem „Postweg" oder mündlich über ihre am Zirkel teilnehmenden Vertreter mitzuteilen. Auf diese Weise wird ein wechselseitig sich stützender Kommunikationsprozeß zwischen Gesundheitszirkel und Arbeitsbereich aufgebaut und gewährleistet.

(7) Die Präsentation der Ergebnisse

Zur Darstellung der Arbeitsergebnisse und der entwickelten Lösungsvorschläge werden zwei, manchmal auch drei Präsentationen während bzw. nach den Zirkelsitzungen durchgeführt.

In der Mitte der Zirkelarbeit, etwa nach der dritten oder vierten Sitzung, und im Anschluß an die letzte Zirkelsitzung wird jeweils ein Treffen des Arbeitskreises Gesundheit einberufen, um die Ergebnisse zu präsentieren. Diese Präsentation wird entweder von einem ausgewählten Zirkelbeschäftigten und/oder vom Moderator vorbereitet und durchgeführt.

Durch die Präsentationen erhalten die Teilnehmer des Arbeitskreises Gesundheit eine realitätsnahe und authentische Einschätzung der entwickelten Lösungsvorschläge. In dieser Hinsicht besitzen die Präsentationen die Funktion des „nachvollziehenden Verstehens" bei den betrieblichen Entscheidungsträgern und erhöhen die Akzeptanz und damit die Unterstützungsbereitschaft für das Projekt .

Zum anderen werden während der Präsentation für jeden Lösungsvorschlag Verantwortlichkeiten und gegebenenfalls derweitere Verfahrensablauf für die Umsetzung eines Vorschlages definiert. Hauptaufgabe des Arbeitskreises Gesundheit ist es in diesem Zusammenhang - falls nicht im Gesundheitszirkel bereits geschehen - verantwortliche Personen und Stellen im Betrieb für die zeitnahe Umsetzung der Vorschläge zu benennen und Verfahrenswege und Zeitperspektiven für die Umsetzung mit größerer Reichweite verbindlich festzulegen. In diesem Falle besitzt die Präsentation vor dem Arbeitskreis Gesundheit die Funktion eines „organisatorischen Dreh- und Angelpunkts" für die Realisierung der Lösungsvorschläge.

Eine dritte und abschließende Präsentation der Zirkelergebnisse findet vor der Belegschaft des betroffenen Arbeitsbereichs statt. Dies gelingt nicht immer. Hier wird über die beschlossenen und eingeleiteten Umsetzungsaktivitäten berichtet. Ferner werden auch Begründungen für abgelehnte Verbesserungsvorschläge vorgetragen, so daß für jeden Mitarbeiter Entscheidungen über die Perspektiven der Verbesserungsvorschläge nachvollziehbar und kontrollierbar werden.

3.2.5. Umsetzung der Verbesserungsvorschläge

Der Erfolg der Zirkelarbeit hängt stark von der betrieblichen Bereitschaft ab, die Änderungsvorschläge des Gesundheitszirkels tatsächlich in die Tat umzusetzen. Die Zirkelarbeit kann erheblichen Schaden nehmen bzw. auf längere Sicht Projekte dieser Art blockieren, wenn Maßnahmen geringer finanzieller und organisatorischer Reichweite, sog. „Kleinigkeiten" wie z.B. Stehhilfen oder

Austausch von Beleuchtungskörpern, übermäßig lange Zeit für ihre Umsetzung beanspruchen oder Entscheidungen über abgelehnte Vorschläge nicht begründet und damit nicht nachvollziehbar werden. Erfahrungsgemäß besteht bei Beschäftigten „vor Ort" eine relativ kurze Umsetzungsperspektive und Erfolgserwartung. Enttäuschung unter den Beschäftigten kann sich breitmachen, wenn über Jahre erzeugte und verfestigte Urteile über geringe Einflußmöglichkeiten auf die eigenen Arbeitsbedingungen bestätigt werden. Eine resignative Grundhaltung, die dem Erfolg der Zirkelarbeit sehr abträglich ist, kann die Folge sein.

Wegen dieser zentralen Bedeutung der Umsetzungsfrage ist es unverzichtbar, im Vorfeld der Zirkelsitzungen die Umsetzung der Vorschläge so konkret wie möglich organisatorisch verbindlich zu regeln. Hierzu bestehen im Prinzip mehrere Möglichkeiten.

Bewährt hat sich unter organisatorischer Perspektive die Klassifikation der Verbesserungsvorschläge nach dem notwendigen finanziellen und organisatorischen Investment. So lassen sich relativ pragmatisch zunächst solche Vorschläge klassifizieren, die entweder keinen oder nur geringen Aufwand erfordern.

Davon sind Vorschläge zu unterscheiden, die Kosten mittlerer Reichweite verursachen (ca. bis 10.000,00 DM). Als Restkategorie werden solche Vorschläge betrachtet, die Investitionen von mehr als 10.000,00 DM erfordern. Die Klassifikation der Vorschläge nach dem notwendigen Investment für ihre Umsetzung ermöglicht eine Differenzierung der für die Entscheidung verantwortlichen Personen, damit nicht für Bagatellentscheidungen komplexe Gremien belästigt werden müssen.

Bewährt hat sich in der Praxis, daß für Vorschläge kleinerer bis mittlerer Reichweite die auch am Zirkel selbst teilnehmenden Vorgesetzten verantwortlich sind. Dies ermöglicht, daß Entscheidungen zügig und schnell getroffen und bereits während der Laufzeit des Zirkels umgesetzt werden können. Diese Tatsache kommt der Erfolgserwartung und der Umsetzungsperspektive der Beschäftigten entgegen.

Bei Veränderungen mittlerer und größerer Reichweite werden in der Regel Verfahrensweisen und Verantwortlichkeiten im Arbeitskreis Gesundheit definiert. Als eine Variante bietet sich hier das traditionelle betriebliche Vorschlagswesen an. Problematisch bei dieser Verfahrensweise ist allerdings ein möglicherweise großer bürokratischer und zeitraubender Aufwand. Als eine schnellere und sehr praktikable Verfahrensweise hat sich die Einrichtung von Projektgruppen zur Umsetzung von vorher im Arbeitskreis Gesundheit befürworteten größeren Maßnahmen erwiesen. Nicht immer haben nämlich die Verbesserungsvorschläge des Gesundheitszirkels das Konkretions- bzw. Ausarbeitungsniveau, das für eine direkte Umsetzung notwendig wäre.

Manchmal handelt es sich lediglich um Verbesserungshinweise. Von daher bietet dieses Vorgehen den zusätzlichen Vorteil, daß die Verbesserungsvorschläge unter technisch-organisatorischer Perspektive weiter ausgearbeitet und überprüft werden. Wichtig hierbei ist eine ständige Rückkoppelung zu den Zirkelmitgliedern und Beschäftigten des Interventionsbereichs über den Verlauf und den Stand der Umsetzung.

4. Evaluation

4.1. Evaluationstheoretische Grundlagen der Untersuchung

Da das Konzept Gesundheitsbericht und Gesundheitszirkel als konkrete Ausgestaltungsmöglichkeit von Organisationsentwicklung zu betrachten ist, das sowohl Veränderungen für die Organisation bewirkt als auch die Verbesserung arbeitsbedingter Gesundheitsgefährdungen und die Förderung von Ressourcen auf der persönlichen Ebene der Mitarbeiter beabsichtigt, werden im folgenden Kapitel zunächst die theoretischen Grundlagen der Evaluation von Veränderungsmaßnahmen beschrieben und darauf aufbauend die evaluationstheoretische Konzeption der vorliegenden Arbeit dargestellt.

Bei Durchsicht der einschlägigen Literatur wird deutlich, daß es trotz des häufigen Gebrauchs des Begriffs Evaluation in den Wirtschafts- und Sozialwissenschaften bisher weder eine allgemein akzeptierte Definition noch eine umfassende Theorie zur Integration der verschiedenen Aspekte und Lösungsmöglichkeiten gibt. Evaluation ist ein vielfältiger Begriff, der nicht exakt mit einer voll umfassenden Definition zu beschreiben ist. In der Regel bedeutet Evaluation, vernünftige Schlußfolgerungen über Ziele und Wirkungen, Leistungsfähigkeit und Angemessenheit auf der Basis empirischen Datenmaterials und einer methodisch gesicherten Datenanalyse zu ziehen (vgl. Daumenlang u. a., S. 702). Verwandte Begriffe wie Erfolgskontrolle, Effizienz-, Begleit-, Bewertungsforschung, Wirkungs- und Qualitätskontrolle werden teils synonym, teils im Sinne einer spezialisierten Form der Evaluation verwendet (vgl. Wottawa, Thierau 1990, S. 9).

Nach Bengel und Koch (1988, S. 323) „untersucht Evaluation das Ausmaß, in dem ein Programm, ein Versorgungsmodell oder eine Forschungsstudie Ziele erreicht, und sie beschreibt Gründe, warum Ziele oder Teilziele nicht erreicht werden. Evaluation prüft die Wirksamkeit von sozialen Interventionsprogrammen". Oder: Evaluationsstudien dienen der Beurteilung von Verfahrensweisen (Programmen, Interventionen, Projekten), um die „Relevanz, Wirksamkeit und Auswirkungen von Maßnahmen im Lichte ihres Zwecks zu ermitteln und damit Entscheidungshilfen für bessere Planung und Durchführung zu liefern" (Ackermann - Liebrich u. a., 1986). Ihnen geht es um die Qualitätsbeurteilung und die Folgen von Maßnahmen.

Rossi, Freeman und Hofmann (1988, S. 3) verstehen Evaluation als „systematische Anwendung sozialwissenschaftlicher Forschungsmethoden zur Beurteilung der Konzeption, Ausgestaltung, Umsetzung und des Nutzens sozialer Interventionsprogramme". Wesentlicher Bestandteil der Evaluation ist nach Rossi u. a. die strikte Einhaltung der Regeln empirischer Sozialforschung. Dabei steht im Mittelpunkt, valide und reliable Ergebnisse innerhalb vorgegebener politischer, finanzieller, zeitlicher und ethischer Rahmenbedingungen hervorzubringen.

Aufgrund der bestehenden Definitionsvielfalt beschreiben Wottowa und Thierau allgemeine Kennzeichen wissenschaftlicher Evaluation (vgl. a.a.O., S. 9):

- Evaluation dient als Planungs- und Entscheidungshilfe und hat somit etwas mit der Bewertung von Handlungsalternativen zu tun.

- Evaluation ist ziel- und zweckorientiert. Primäres Ziel ist die Überprüfung bzw. auch Verbesserung praktischer Maßnahmen.

- Evaluationsmaßnahmen sollen dem aktuellen Stand wissenschaftlicher Techniken und Forschungsmethoden angepaßt sein.

Die angeführten Definitionen der Evaluation weisen in den Grundzügen Übereinstimmungen auf. Evaluation wird als Entscheidungs- und Beurteilungsinstrument von Veränderungsmaßnahmen dargestellt. Aus den Definitionen lassen sich mehrere Anforderungen ableiten:

- Die Maßnahme, d.h. das Programm oder die Intervention, dient zur Erreichung eines Ziels. Folglich ist es erforderlich, das Ziel hinreichend präzise zu bestimmen, um die Eignung der Maßnahme daran zu messen.

- Die Maßnahme, d.h. das Mittel zur Zielerreichung, ist nach Art und Durchführung zu beschreiben und zu bewerten.

Insgesamt betrachtet ist Evaluation weniger eine eigenständige Forschungsrichtung, sondern schafft mit Hilfe sozial- und wirtschaftswissenschaftlicher Methoden eine Grundlage für die Bewertung von Angeboten und Programmen im Ausbildungs-, Sozial- und Gesundheitsbereich (vgl. Bundesvereinigung für Gesundheitserziehung 1991, S. 6). Sie kann als eine Anwendungsvariante (sozial-)wissenschaftlicher Forschungsmethoden auf eine spezielle Gruppe von Fragestellungen betrachtet werden (vgl. Bortz, Döring 1995, S. 95).

4.1.1. Evaluationsformen und -dimensionen

In der Evaluationsforschung werden mehrere Formen bzw. Schwerpunkte der Evaluation unterschieden. Verbreitet ist die Untergliederung in „formative" (gestaltende) Evaluation einerseits und „summative" (zusammenfassende) Evaluierung andererseits.

Formative Evaluation bedeutet die „Evaluation eines Programms in der Test- oder Vorlaufphase, bei der mehr die Entwicklung als die Wirksamkeitsprüfung der geplanten Interventionsmaßnahme im Vordergrund steht" (Rossi u. a. 1988). Eine solche Evaluation hat die Aufgabe, die zur modellhaften Erprobung vorgesehenen Verfahren auf ihre Eignung zu prüfen und Hinweise auf Verbesserungsmöglichkeiten zu geben. Sie stellt somit Rückmeldungsschleifen her für die Bewertung von Maßnahmen und übernimmt eine beratende Funktion.

Das Kriterium der formativen Evaluation besteht also in der faktisch noch nicht abgeschlossenen Intervention. Die Ergebnisse dieser Evaluation können in den laufenden Prozeß integriert werden, um diesen zu optimieren. Formative Evaluation soll zu einem möglichst frühen Zeitpunkt Diskrepanzen zwischen den intendierten und den tatsächlichen Zielen einer Intervention aufdecken. Es handelt sich im wesentlichen um die Information der Beteiligten über bestimmte Themen noch während des Programms im Sinne einer begleitenden Analyse (Struktur- und Prozeßevaluation).

Eine summative Evaluation soll „die Qualität und den Einfluß bereits durchgeführter Programme feststellen und abschließend bewerten" (Wottawa; Thierau 1990). Sie soll Aufschluß geben über Wirkungen, Effektivität und Nutzen eines Programms. Summative

Evaluation beschreibt die Ergebnisse mittels objektiver und nachprüfbarer Messungen. Sie stellt eine zeitpunktbezogene und abschließende Gesamtbewertung des Projektes dar, ordnet, gewichtet und bewertet diese Ergebnisse nach festgelegten Kriterien. Am Ende steht eine qualitativ-bewertende Stellungnahme in den Kategorien „erfolgreich" bzw. „nicht erfolgreich". In diesem Zusammenhang tauchen auch immer wieder die Begriffe „Ergebnis- oder Wirkungsevaluation" (outcome- oder output-Evaluation) auf.

In der Literatur existiert auch die Unterscheidung zwischen „interner und externer" Evaluation. Es geht dabei um die Frage, ob die Evaluation eines Programms von den Beteiligten selbst durchgeführt werden soll oder ob dieser Auftrag an Externe übertragen wird. Die vorliegende Untersuchung ist weitgehend als interne Evaluation zu bezeichnen. Die Gesundheitszirkelmoderatoren des BKK BUNDESVERBANDES führen die Evaluation durch. Extern evaluiert wurde das eingesetzte Befragungsinstrument zur Wirkungsmessung sowie die Zielgerichtetheit bzw. Verfahrenseffizienz des Konzepts.

Dem empirischen Teil dieser Arbeit liegt sowohl eine Struktur- und Prozeßevaluation als auch eine Wirkungsevaluation zugrunde. (vgl. Slesinia 1994, S. 36)

- Die **Strukturevaluation** untersucht die einem Projekt verfügbaren Ressourcen unter dem Aspekt der qualitativen und quantitativen Angemessenheit für die Zielerreichung.

- Die **Prozeßevaluation** beschreibt den Projektverlauf, um Abweichungen von der ursprünglichen Projektplanung zu erkennen und prüft die eingesetzten Maßnahmen unter dem Aspekt der Praktikabilität, der Adäquatheit und Akzeptanz.

- Die **Wirkungsevaluation** untersucht, in welchem Umfang die Projektziele erreicht wurden und die Relation von Aufwand und Nutzen.

4.1.2. Phasen der Evaluation

Evaluation ist grundsätzlich zu vier Zeitpunkten möglich: vor, während, am Ende und nach einer Maßnahme.

Meist wird Evaluation als ein Verfahren betrachtet, das nach einer Intervention eingesetzt wird (Wirkungsevaluation). Demgegenüber wird häufig gefordert, daß sie als Teil der Intervention während des Prozesses konzipiert werden sollte, noch besser aber bereits vor der Einführung beginnen sollte (formative oder Prozeßevaluation). Damit können Unsicherheiten hinsichtlich der Bedürfnisse der Teilnehmer, potentielle Konflikte sowie die Möglichkeit unerwünschter und unerwarteter Effekte reduziert werden. So gesehen stellt Evaluation einen permanenten Prozeß dar, wobei alle Phasen eines Programms evaluiert werden müssen, um zu aussagekräftigen Resultaten zu kommen.

Dieser Anspruch ist in der betrieblichen Praxis aufgrund von Zeit- und Kostenrestriktionen kaum zu erfüllen. Auch die vorliegende Untersuchung beschränkt sich auf die Evaluation der Prozesse und Effekte nach bzw. am Ende der Maßnahme.

4.1.3. Methoden und Designs der Evaluation

Die Evaluationsforschung bedient sich des Methodenrepertoires der empirischen Sozialforschung. Das Ziel ist ein möglichst kontrollierbarer Ablauf der Datenerhebung. Es wird versucht, die relevanten Daten möglichst objektiv, im Sinne von Nachprüfbarkeit, zu erheben. Dieser Ansatz setzt voraus, daß das, was evaluiert werden soll, auch operationalisierbar, d.h. meßbar sein muß. Die Meßinstrumente unterliegen den Gütekriterien der Validität, Objektivität und Reliabilität.

Messen in der Evaluationsforschung bedeutet, wie in der Wissenschaft, allgemein: Zunächst die relevanten Dimensionen des Untersuchungsgegenstandes bestimmen (Prozeß- und Ergebnisaspekte), zu diesen Dimensionen Indikatoren festlegen und zu diesen Indikatoren Daten sammeln, mit dem Ziel, zu einer quantifizierenden oder auch qualitativen Beschreibung zu gelangen. Sowohl bei der Bestimmung der Dimensionen als auch bei der Auswahl der Indikatoren und Meßinstrumente besteht ein erheblicher Entscheidungsspielraum.

Für die Messung von Interventions- bzw. Programmeffekten (Zielerreichungsgrad und anderen Effekten) steht ein breites Inventar an Designs zur Verfügung (vgl. Rossi u. a. 1988, S. 113).

Abb. 6 : Forschungsdesigns für Wirkungsanalysen

Design	Zuteilung d. Intervention an d. Untersuchungseinheit	Art der Kontrollgruppe	Datenerhebungszeitpunkte	Anwendungsbereich
"Echte" Experimente mit Randomisierung	Randomisierung durch Forscher	Randomisierte Kontrollen: oft zusätzl. Statistische Kontrollen	Minimum: nur nach der Intervention. Meist vorher und nachher; oft mehrere Messungen während der Intervention	nur Programme mit partieller Erfassung
Quasi - Experimente (mit konstruierten Kontrollen)	Unkontrollierte Auswahl; nicht random. Zuteilung	Konstr. und/oder statist. Kontrollen	Minimum: nur nach der Intervention. Meist vorher und nachher. Oft mehrere Messungen während der Intervention	nur Programme mit partieller Erfassung
Regressions-, Diskontnuitätsuntersuchungen	Kontrollierte, verzerrte, aber bekannte Auswahl	Statist. Kontrollen; verzerrte Auswahl; Modelle bekannt	Minimum: Vorher - Nachher - Messungen	Programme mit partieller Erfassung
Pretest-Posttest Untersuchungen	Unkontrollierte Auswahl	Reflexive Kontrollen	Minimum: Vorher - und Nachher - Messung	Programme mit vollständiger oder partieller Erfassung
Retrospektive Vorher / Nachher - Untersuchungen	Unkontrollierte Auswahl	Retrospektive reflexive Kontrollen	Nachher - Messungen mit retrospektiven Messungen der Ausgangssituation	Programme mit vollständiger oder partieller Erfassung
Panel - Untersuchungen	Unkontrollierte Auswahl	Reflexive Kontrollen	Mehr als zwei Messungen während der Intervention	Programme mit vollständiger oder partieller Erfassung
Zeitreihenanalysen	Unkontrollierte Auswahl	Reflexive Kontrollen	Viele Messungen vor und nach der Intervention	Programme mit vollständiger oder partieller Erfassung
Querschnittsanalysen	Unkontrollierte Auswahl	Statistische Kontrollen	Nur Nachher - Messungen	Programme mit partieller Erfassung
Qualitative Analyse	Unkontrollierte Auswahl	Generische und/oder Schattenkontrollen	Nur Nachher - Messungen	Programme mit vollständiger oder partieller Erfassung

Das wissenschaftlich beste Modell ist jedoch nicht immer das unter konkreten Rahmenbedingungen realisierbare. Daher ist je nach den Umständen eine Entscheidung für das erreichbare Optimum zu treffen. Vor diesem Hintergrund ist die Übertragung der theoretischen Erkenntnisse auf die Ausgestaltung der vorliegenden Untersuchung zu berücksichtigen.

Bei Interventionsstudien ist zwischen Brutto- und Nettowirkungen zu unterscheiden. Bruttowirkungen sind die „nach Beendigung des Programms bei den Ergebnisindikatoren insgesamt beobachteten Veränderungen. Nettowirkungen sind die Veränderungen, welche allein der Intervention zuzuschreiben sind, wobei die Wirkungen anderer Ursachen im sozialen Umfeld eines Programms bereits berücksichtigt bzw. eliminiert sind" (Rossi u. a. 1988, S. 95 f.).

Die Ergebnisevaluation zielt auf die Ermittlung von Nettowirkungen. Das methodische Problem besteht in der Kontrolle bzw. Ausschaltung jener Faktoren, die unabhängig von den Projektaktivitäten Veränderungen in den Zieldimensionen verursachen. Es geht dabei um die grundsätzliche Zurechenbarkeit bzw. Kausalbeziehung zwischen Intervention (Stimulus) und gemessener Veränderung bzw. deren Effekte.

Die möglichen Designs der Ergebnisevaluation in der o. a. Übersicht sind in unterschiedlichem Umfang in der Lage, Nettowirkungen eines Projekts gesichert zu bestimmen. Wir wollen hier nicht sämtliche Evaluationsdesigns in ihrem Pro und Kontra erläutern, weil bereits gute Zusammenfassungen vorliegen (Weiss 1973; Rossi u. a. 1988). Stattdessen greifen wir vier Designs auf, die für die Evaluation von Gesundheitsbericht und Gesundheitszirkel in Betracht gezogen werden könnten.

Experimentelles Design: Ein „echtes" experimentelles Design stellt methodisch den Idealtyp einer Evaluationsstudie dar. Zentrale Komponenten eines solchen Designs sind die Bildung einer strukturgleichen, äquivalenten Versuchs- und Kontrollgruppe sowie die Kontrolle der externen Bedingungen im Projektzeitraum. Versuchs- und Interventionsgruppe unterscheiden sich nur im Merkmal der Intervention bzw. Nicht-Intervention, während sie den anderen Merkmalen einander entsprechen. Zu Projektende zwischen den beiden Gruppen bestehende Unterschiede in den Zielvariablen sind somit auf die Intervention zurückzuführen (bzw. auf berechenbare Effekte von Zufallsschwankungen).

Im Rahmen einer betrieblichen Feldstudie, um die es sich bei dem Projekt Gesundheitsbericht und Gesundheitszirkel handelt, läßt sich ein solches Design jedoch nicht verwirklichen. Weder gelingt in der Regel die Bildung einer äquivalenten Kontrollgruppe zu Projektbeginn noch die Kontrolle der externen Rahmenbedingungen während des Projektverlaufs.

Quasi - Experimente: Ein solches Design lockert zwar die Anforderungen an die Zusammensetzung bei der Kontrollgruppe (z.B. Wahl einer „statistischen" Kontrollgruppe). Bei Anwendung dieses Studientyps auf unser Projekt bleibt jedoch immer noch das Problem der mangelnden Kontrolle der Kontextbedingungen während des Projektzeitraumes bestehen. Auch dieses Design scheidet somit für die Ergebnisevaluation aus.

Pretest-Posttest-Untersuchungen: Dieses Design beschränkt die Beobachtung auf die Versuchsgruppe. Von den Probanden dieser Gruppe werden zumindest zu zwei Meßzeitpunkten Daten erhoben: vor und nach der Intervention. Die Datenerhebung sollte als Panel durchgeführt werden. Durch Vergleich der Ausgangsdaten mit den Enddaten werden Veränderungen erkennbar. Jedoch fehlt die Möglichkeit, solche gemessenen Veränderungen auf die Interventionsmaßnahmen strikt zurückzuführen, da der Einfluß von Störgrößen (exogenen und endogenen Veränderungen) auf die Zielgrößen nicht zu ermitteln ist. Dabei sollte die Möglichkeit zur Bildung einer Referenzpopulation geprüft werden, um anhand eines Außenkriteriums zumindest eine rudimentäre Kontrolle von Störfaktoren zu versuchen. Als Referenzdaten könnten z.b. durchschnittliche Beschwerderaten in der Gesamtbelegschaft eines Betriebes dienen oder Erkrankungsraten des Gesamtbetriebs.

Retrospektive Vorher/Nachher Untersuchungen bzw. **Post-Faktum-Methode:** Bei diesem Vorgehen erfolgt lediglich eine Nachhermessung sowie eine retrospektive Erfassung der Ausgangssituation. Dieses Design ist schwächer als das zuvor genannte, da die Bestimmung des Ausgangsstatus rückwirkend erfolgt bzw. der Vergleich zwischen Nachher und Vorher retrospektiv gewonnen wird.

Mit beiden zuletzt genannten Evaluationsstrategien wurden im vorliegenden Forschungsvorhaben Erfahrungen gesammelt, wobei aus den bereits genannten Gründen die Post-Faktum-Methode gewählt wurde.

4.1.4. Effektivität und Effizienz

Nach Westermayer und Liebing (1992) kann eine Wirkungsevaluation auf verschiedene Art und Weise durchgeführt werden:

- Messung der Unterschiede zwischen einem Ausgangszustand und einem Endzustand (Effektivität der Maßnahme),

- Bewertung durchgeführter Maßnahmen hinsichtlich ihrer Eignung als Mittel zur Erreichung eines bewußt gesetzten Zieles (Effizienz der Maßnahme),

- Identifizierung der durch Maßnahmen induzierten Veränderungen und Rückbeziehung auf die Ziele der an der Maßnahme Beteiligten (Akzeptanz der Maßnahme).

Effektivität

Die Effektivitätsmessung bezieht sich im wesentlichen auf die Veränderungen eines Zustandes, der als veränderungswürdig angesehen wird. Nach einer Interventionsmaßnahme wird der nun eingetretene Zustand mit dem Zustand vor der Interventionsmaßnahme verglichen. Falls vorhanden und erwünscht, kann der neu eingetretene Zustand auch mit einem als Zielwert definierten Zustand verglichen werden. Wurde der Zielwert erreicht, so kann das eingesetzte Mittel bzw. die Interventionsmaßnahme als die geeignete Maßnahme bezeichnet werden.

Effizienz

Die Prüfung der Effektivität oder allgemein der Wirkungen von Interventionsmaßnahmen kann durch eine Analyse der Effizienz ergänzt werden. Die Effizienzbewertung beurteilt die Interventionsmaßnahme, die zur Erzielung einer Veränderung eingesetzt wurde, sie bewertet also nicht die Veränderung des Ausgangszustandes, sondern nur die Maßnahme selbst. Mit der Maßnahme soll die Erreichung eines bestimmten Zielzustandes möglichst schnell und ökonomisch ermöglicht werden. Die Effizienzbewertung hat nun zu beurteilen, ob dieser Zielzustand mit der ausgewählten Maßnahme zu erreichen ist.

Der Unterschied zwischen Effizienz und Effektivität besteht also im wesentlichen in der Differenzmessung: Die Effizienz mißt die Differenz zwischen eingesetzten Mitteln (Aufwand, Kosten, Qualität) und dem Grad der Zielerreichung, während die Effektivität die Differenz zwischen einem Ausgangs- und Endzustand bewertet. Zu den Dimensionen und Indikatoren der Zielerreichung müssen bei der Effizienz somit Aufwandsindikatoren treten.

Eine Effizienzanalyse ist nur unter der Voraussetzung sinnvoll, daß überhaupt nennenswerte Erfolge (Nettowirkungen) erzielt wurden. Bei Nicht-Effektivität fallen lediglich Kosten an, denen kein irgendwie gearteter Ertrag gegenübersteht. Die negative Bilanz stände bereits vorab fest.

Zwei Arten der Effizienzprüfung stehen zur Auswahl. Doch nur das zweite Verfahren ist bei der Evaluation des Konzepts Gesundheitsbericht und Gesundheitszirkel praktikabel:

Kosten/Nutzen-Analyse: Eine Kosten/Nutzen-Analyse hat sowohl den Aufwand als auch die Wirkungen eines Gesundheitszirkelprojekts in monetären Größen darzustellen. Für eine Kalkulation des Aufwandes bieten sich gute Ansatzpunkte, da der Betrieb als Wirtschaftseinheit hierzu Kriterien vorgibt (Stundenlöhne, Gehaltsgruppen, Produktionsmenge pro Arbeitsstunde u.s.w.) und Dokumentationen vornimmt (Beschaffungskosten, Prämien für Verbesserungsvorschläge des Gesundheitszirkels, u. a.). Wesentlich größere Probleme entstehen jedoch auf der Ertragsseite, da auch die in der Effektivitätsanalyse ermittelten Zielerreichungsgrade monetarisiert, d.h. in Geldwerten ausgedrückt werden müssen. Es bleibt die Schwierigkeit bestehen, die erzielten Verbesserungen bei Arbeitsbelastungen, bei Arbeitsbeanspruchungen, arbeitsbedingten Erkrankungen und Wohlbefinden in Geldeinheiten zu fassen.

Kosten/Wirkungs-Analyse: Kosten/Effektivitäts-Analyse: Wegen der genannten Schwierigkeit einer Kosten-Nutzen-Berechnung erscheint eine Kosten/Effektivitäts-Analyse bei Projekten zu Gesundheitsbericht und Gesundheitszirkel angemessener. Hierbei ist nur eine Monetarisierung der Projektkosten bzw. des Aufwands zu leisten. Die Wirkungen werden dagegen als Grade der Zielerreichung ausgedrückt, d.h. „in den Einheiten der Skala, mit der die Veränderungen der Zielvariablen gemessen werden" (Rossi u. a. 1988, S. 169f.). Die Wirkungen von Gesundheitsbericht und Gesundheitszirkeln werden somit dem Geldwert aller Aufwendungen gegenübergestellt, die in das Projekt eingegangen sind.

Akzeptanz

Bei diesem Punkt der Evaluationsforschung steht der Interventionsprozeß als Ganzes im Vordergrund. Es werden hier sowohl die Effektivität und die Effizienz einer Maßnahme als auch die gesteckten Ziele und Motivationen aller Beteiligten, die die Maßnahme durchführen ließen, miteinander verglichen. Es findet eine umfassende, ganzheitliche Bewertung statt.

4.2. Das gewählte Evaluationsdesign

Die Darstellung des Evaluationsdesigns für Gesundheitsbericht und Gesundheitszirkel orientiert sich an den nachstehenden Schritten, die generell bei der Planung eines Evaluationsprojektes zu beachten sind:

- Spezifizierung der Projektziele und Benennung wesentlicher Dimensionen.

- Indikatorenbildung zur Operationalisierung der Maßnahmewirkungen (Wirkungsmodell).

- Erhebungsinstrumente für die Datensammlung zu den ausgewählten Variablen.

- Festlegung des Untersuchungsplanes bzw. Forschungsdesigns.

4.2.1. Spezifizierung der Projektziele

Gesundheitsbericht und Gesundheitszirkel wurden - wie bereits erwähnt - als ein Verfahren des betrieblichen Arbeitsschutzes und der betrieblichen Gesundheitsförderung entwickelt. Während der Arbeitsschutz dem Schwerpunkt nach auf die Verhütung arbeitsbedingter Gesundheitsgefahren abzielt, folgt betriebliche Gesundheitsförderung einem umfassenderen Gesundheitsverständnis:

Ihre Maßnahmen zielen auf die Abwehr arbeitsbedingter Erkrankungen allgemein, einschließlich arbeitsbedingter gesundheitlicher Beschwerden und Befindensstörungen. Zu ihren Zielen zählt aber auch die Herstellung von Arbeitsbedingungen, die Zufriedenheit mit der Arbeit und Persönlichkeitsentfaltung und -entwicklung in der Arbeit zu ermöglichen.

„(Gesundheitsbericht und) Gesundheitszirkel sind ein Versuch, psychosoziale Belastungen sowie alle weiteren von den Beschäftigten als beanspruchend erlebten Arbeitsbelastungen zu ermitteln, ihren Bezug zu gesundheitlichen Beschwerden zu klären und darauf bezogene Gestaltungsmaßnahmen zu entwickeln" (Slesina u. a. 1990).

Die genannten Aspekte stellen die Ober- und Hauptziele (strategischen Ziele) unseres Verfahrensansatzes dar, wie sie einer Wirkungsanalyse zugrunde zu legen sind. Sie seien nochmals explizit aufgeführt:

- Verhütung arbeitsbedingter Gesundheitsgefahren und Gesundheitsförderung der Beschäftigten

durch

- Verringerung beanspruchender Arbeitsaspekte,

- Verringerung arbeitsbedingter gesundheitlicher Beschwerden,

- Verringerung arbeitsbedingter Erkrankungen (akuter, chronischer),

- Erhöhung der Arbeitszufriedenheit,

- Verbesserung der psychosozialen und psychosomatischen Befindlichkeit.

Aus der Sicht der Nachfrager nach unserem Konzept steht die **Senkung des Krankenstands** als Hauptziel absolut im Vordergrund und ist daher hier mit aufzunehmen.

4.2.2. Wirkungsmodell und Indikatoren

Die genannten Ziele des Konzepts lassen sich begrifflich-theoretisch in (zu ergänzenden) Kategorien des Belastungs-Beanspruchungs-Konzepts darstellen und überführen. Dadurch sollen die Ziele operationalisiert und die (angenommene) Wirkungsweise des Verfahrens verdeutlicht werden.

Das Belastungs-Beanspruchungs-Konzept ist in Ergonomie und Arbeitsmedizin der leitende theoretische Entwurf des Zusammenhangs von Mensch und Arbeit. In seiner ersten Fassung war das Belastungs-Beanspruchungs-Konzept ein einfaches Kausalmodell, demzufolge Arbeitsbelastungen als unabhängige Variable von außen auf den Arbeitenden einwirken und - vermittelt durch die persönlichen Merkmale des Arbeitenden (intervenierende Variable) - zu individuellen Beanspruchungen als abhängige Variable führen (vgl. Rohmert, 1973, S. 231).

Die Kritik an seiner Vernachlässigung der Handlungs- und Wertorientierungen des Beschäftigten führte zu Weiterentwicklungen, die die Arbeitsbelastung nicht mehr als unabhängige Variable auffaßt, sondern in einem komplexeren Zusammenhang stellt (vgl. Rohmert, 1984).

Slesina verweist auf verbleibende analytische Kürzen und konzeptionelle Lücken, auch des erweiterten Belastungs-Beanspruchungs-Konzepts, die für die Gesundheitsförderung wichtige Aspekte beinhalten (vgl. Slesina 1987, S. 51-65).

Hierzu zählt er insbesondere die Vernachlässigung der psychosozialen Belastungsdimension, in erster Linie die soziale Unterstützung und Entlastung, so wie die Vernachlässigung der sozialnormativen und symbolisch interaktiven Seite der Arbeit.

Das Belastungs-Beanspruchungs-Konzept berücksichtige nur die beanspruchungswirksamen, auf die Inhalte der Aufgaben und Anforderungen bezogenen Komponenten der Arbeit. Die Entlastungsmöglichkeiten in Form von sozialer Unterstützung durch Vorgesetzte, Kollegen oder gesundheitsförderliche Handlungsspielräume, Informationsflüsse, Teamzusammenhalt und ähnliches mehr blieben außen vor. Nicht zur Geltung gelangten ferner wichtige soziale Aspekte wie z.B. Identifikation mit Gruppenstandards, Orientierungen an informellen Standards der Leistungverausgabung oder am unterschiedlichen Sozialprestige einzelner Belastungsformen (Schmutzarbeit versus Denkarbeit).

Man kann auch etwas vereinfacht, aber zur Verdeutlichung unseres Evaluationsinteresses hilfreich, ausdrücken, daß die erst in und durch eine Organisation wirksam werdenden Zusammenhänge als Belastungs- und Beanspruchungsdimension und damit auch als wichtige Untersuchungsdimension vernachlässigt werden.

Unter Berücksichtigung der angeführten Aspekte lassen sich die oben genannten projektspezifischen Ziele, deren Erreichungsgrad es zu messen gilt, folgendermaßen systematisieren und in ihren zum Teil verschränkten Bezügen darstellen:

Mit der Verbesserung der Arbeitssituation durch Verringerung von Belastungen werden verschiedene Wirkungen/Ergebnisse angestrebt. Wir unterscheiden das Wirkungsfeld danach, ob es eher eine förderliche Wirkung auf die sozialen und die ökonomischen Strukturen und Prozesse einer Organisation oder eher auf das

Subjekt besitzt. Die Dimensionen und Wirkungen stehen dabei nicht unabhängig nebeneinander, sondern treten teilweise in Wechselwirkung miteinander. So beeinflußt eine gegebene oder verbesserte Arbeitsplatzgestaltung sicherlich auch die Zufriedenheit der Mitarbeiter. Gleichzeitig steckt sie den Rahmen ab, innerhalb dessen Arbeitsbelastungen und gesundheitliche Beschwerden verringert werden können. Solche Abhängigkeiten gelten zum Teil auch innerhalb der einzelnen Dimensionen, so daß es sich exakt betrachtet nicht um direkt meßbare Indikatoren, sondern um Konstrukte handelt, für die einzelne Indikatoren zu bilden sind.

Innerhalb der sozialen Dimension werden die Faktoren (Indikatoren) zusammengefaßt, die eher einen Einfluß auf die prozessualen Veränderungen der Organisation ausüben. Hier kommen in erster Linie psycho-soziale Aspekte zum Tragen. Veränderungen sind z.B. denkbar bei den formellen oder informellen Verhaltensstandards und -erwartungen, die den Umgang miteinander, die Unterstützung und Anerkennung durch Kollegen und Vorgesetzte, die Interaktions- und Kommunikationsformen, oder die Dispositionsmöglichkeiten und Autonomie am Arbeitsplatz betreffen. Ferner sind hierunter das personelle Umfeld in Form von persönlichen Verhaltensweisen zu subsumieren.

Evaluation eines integrierten Konzepts betrieblicher Gesundheitsförderung

Abb. 7: *Wirkungsmodell und Indikatoren*

Oberziele	* Verhütung arbeitsbedingter Gesundheitsgefahren * Gesundheitsförderung der Beschäftigten

↓

	Verbesserung der Arbeitssituation
Hauptziel	* Verringerung von Belastungen
	* körperliche Belastungen
	(z.B. schwere Arbeit, Bücken, Über-Kopf-Arbeit)
Indikatoren	* Umgebungsbelastungen
	(z.B. Hitze, Lärm, Vibration)
	* psycho soziale Belastungen
	(z.B. Termindruck, Beziehung zu Vorgesetzten)

↓   ↓

     Organisation   Subjekt

↙   ↘   ↓

Soziale Wirkungen/Ergebnisse	ökonomische Wirkungen/Ergebnisse	Subjektive Wirkungen/Ergebnisse
Indikatoren	**Indikatoren**	**Indikatoren**
* soziale Unterstützung	* Arbeitsgestaltung	* Verringerung gesundheitlicher Beschwerden
* Information/Kommunikation	* Arbeitsmittel	* somatische Beschwerden
* Partizipation/ Einflußnahme/Handlungsspielraum	* Arbeitsschutz	(z.B. Gelenke, Hände, Arme)
	* Qualitätsverbesserung/ Auffinden von Schwachstellen	* psycho somatische Beschwerden (z.B. Nervosität, Gereiztheit)
* Betriebsklima	* Vorschlagswesen	* Arbeitszufriedenheit
	* Krankenstand/Fehlzeiten	* arbeitsbedingte Erkrankungen

\ | /

Erhöhung der Produktivität **Erhöhung der Leistungsfähigkeit**

Innerhalb der ökonomischen Dimension werden die Indikatoren zusammengefaßt, die stärker auf die strukturellen Gegebenheiten in der Organisation bezogen sind. Diese sind z.b. die verbesserte Gestaltung des Arbeitsplatzes oder der Arbeitsmittel. Denkbar ist aber auch die Optimierung des betrieblichen Arbeitsschutzes durch einen Gesundheitszirkel. Weitere Punkte betreffen eine verbesserte Wahrnehmung im Erkennen betrieblicher Schwachstellen sowie darauf bezogener Verbesserungsvorschläge. Ein weiterer wichtiger Indikator, der den Betrieb unter ökonomischen Gesichtspunkten besonders interessiert, ist der Krankenstand bzw. die damit einhergehenden Fehlzeiten.

Das subjektive Wirkungsfeld wird durch die gesundheitlichen Beanspruchungen und die Beanspruchungsfolgen wie Arbeitszufriedenheit und arbeitsbedingte Erkrankungen abgebildet.

Die **Ergebnisevaluation** fragt nun nach Änderungen, die bei den Indikatoren der genannten Hauptziele und Wirkungen nach der Intervention eingetreten sind.

Für eine Evaluierung müssen ferner die allgemeinen Ober- und Hauptziele in Operationsziele umgesetzt werden. Wirkungsanalysen müssen neben einer genauen Spezifikation von Programmzielen und Erfolgskriterien auch eine operationale Definition beinhalten (Rossi u.a. 1988, S. 13).

Die Ober- und Hauptziele der Verhütung arbeitsbedingter Gesundheitsgefahren und Gesundheitsförderung werden über das Verfahren Gesundheitsbericht und Gesundheitszirkel in mehrere Zwischenziele (operative Teilziele) umgesetzt. Wir formulieren solche Zwischenziele im folgenden als „Sollsätze", denen konkrete Fragestellungen (Indikatoren) zugeordnet werden - sie dienen der **Prozeßevaluation:**

- Die einzelnen Komponenten des Gesundheitsbericht- und Zirkelkonzepts sollen auf die Ergebnisse der vorangegangenen Phasen Bezug nehmen bzw. die folgenden Phasen stützen und forcieren.
  Fragestellungen (Indikatoren): Zusammenhänge von Gesundheitsbericht - Mitarbeiterbefragung - Gesundheitszirkel - Umsetzung der Ergebnisse.

- Das Verfahren soll alle betrieblich relevanten Gruppen für den Arbeits- und Gesundheitsschutz sowie weitere für den Verfahrenserfolg wichtige Gruppen berücksichtigen.
  Fragestellungen (Indikatoren): Zusammensetzung des Gesundheitszirkels und Anzahl der Teilnehmer.

- Beanspruchende Arbeitssituationen sollen aus der Erfahrung der Beschäftigten bestimmt werden.
  Fragestellungen (Indikatoren): Anzahl beanspruchender Arbeitsaspekte, Thematisierung der wichtigen Arbeitsbelastungen aus Sicht der Beteiligten.

- Zusammenhänge zwischen Arbeitsbelastungen und gesundheitlichen Beschwerden sollen anhand der Erfahrungen der Beschäftigten rekonstruiert werden
  Fragestellungen (Indikatoren): Ausreichende Thematisierung der Auswirkungen von Arbeitsbelastungen, offener Meinungsaustausch, Schwierigkeiten, Zusammenhänge zwischen Arbeitsbelastungen und gesundheitlichen Beschwerden zu erkennen.

- Im Gesundheitszirkel sollen Änderungsvorschläge entwickelt werden.
  Fragestellungen (Indikatoren): Anzahl an Änderungsvorschlägen; Möglichkeit, eigene Verbesserungsüberlegungen in die Diskussion in ausreichendem Maße einzubringen; Anwesenheit von Vorgesetzten und Experten bei der Diskussion von Verbesserungsvorschlägen, Thematisierung wichtiger Änderungsvorschläge, hinreichende Anzahl von Änderungsvorschlägen.

- Die Moderation der Gesundheitszirkel soll die Voraussetzungen für einen gemeinsamen Lernprozeß schaffen.
  Fragestellungen (Indikatoren): Möglichkeit der gleichberechtigten, angstfreien Aussprache; Regeleinhaltung; offene und unbefangene Meinungsäußerungen; Angriffe von anderen Zirkelteilnehmern, Nachteile und Angriffe außerhalb der Zirkelsitzungen; ausreichende Kompetenzen der Moderation; genügend Empathie der Moderation, Neutralität der Gesprächsleitung.

- Verbesserungsvorschläge des Gesundheitszirkels sollen im Rahmen der betrieblichen Möglichkeiten verwirklicht werden.
  Fragestellungen (Indikatoren): Anzahl der realisierten Änderungsvorschläge; Verwirklichung einer hinreichenden Anzahl von Änderungsvorschlägen; Verwirklichung wichtiger Änderungsvorschläge.

4.2.3. Erhebungs- bzw. Evaluationsinstrumente

Wichtigste Aufgabe der Evaluation ist die Bereitstellung valider Daten. Wie oben bereits dargestellt, schöpft die Evaluationsforschung dabei aus dem Reservoir der Methoden der empirischen Sozialforschung.

Im Rahmen des vorgestellten Wirkungsmodells erfolgt die Evaluation weitgehend über die quantitativ ausgerichtete Methode der standardisierten Befragung. Insbesondere die Dimensionen der Prozeßevaluation lassen sich gut über Befragungen ermitteln.

Im Hinblick auf das angestrebte Ergebnis der Verbesserung der Arbeitsbedingungen bilden die subjektiven Wahrnehmungen der Beschäftigten über ihre (veränderte) Arbeitssituation sowie über ihr psychisches und somatisches Befinden nach der Intervention eine unverzichtbare Bewertungsgrundlage. Denn in Gesundheitszirkeln werden die von den Beschäftigten wahrgenommenen Arbeitsbelastungen und Arbeitsbeanspruchungen zum Thema. Alle Arbeitsaspekte, die aus ihrer Sicht somatisch oder psychisch beanspruchend sind, sollen auf Änderungsmöglichkeiten geprüft und, soweit realisierbar, verändert werden.

Die Beanspruchungserfahrung der Arbeitnehmer (was nervt, was überfordert, unterfordert, riskant ist u.s.w.) dient hierbei methodisch als Kriterium für gesundheitlich beeinträchtigende oder gesundheitsförderliche Arbeitsaspekte (phänomenologischer Ansatz). Des weiteren dienen Beobachtungen des Evaluators sowie eine Sekundäranalyse der Protokolle der Gesundheitszirkelsitzungen zur Informationsgewinnung.

4.2.3.1. Nachbefragungen

Es werden zwei Nachbefragungen durchgeführt:

- Befragung der Zirkelteilnehmer

- Befragung der Mitarbeiter im Interventionsbereich

(1) Befragung der Zirkelteilnehmer

Die Auswertung der Zirkelarbeit erfolgt durch einen Methodenmix von Gruppendiskussion und standardisierter Befragung. An ihr nehmen nur die Zirkelteilnehmer teil. Sie findet ca. ein halbes Jahr nach Beendigung eines Gesundheitszirkels statt. Mit diesem Auswertungsworkshop werden insbesondere Daten für die Struktur- und Prozeßevaluation erhoben. Zunächst werden die Fragen des Fragebogens mündlich erörtert und diskutiert, anschließend beantworten die Teilnehmer den Bogen schriftlich.

Der Fragebogen ist im Aufbau zweigeteilt. Im ersten Abschnitt werden alle erarbeiteten Verbesserungs- bzw. Änderungsvorschläge aufgeführt, wobei zu jedem Vorschlag zwei Fragen formuliert werden:

- Bitte beantworten Sie, welche der Verbesserungsvorschläge umgesetzt oder in Arbeit sind?

- Wurden (oder würden) die Arbeitsbedingungen durch eine Umsetzung des Verbesserungsvorschlages verbessert?

Bei beiden Fragen handelt es sich um geschlossene Fragen, wobei die erste einem dichotomen Antwortmuster und die zweite einer 4/5-stufigen Mehrfachvorgabe folgt, bei der das Antwortkontinuum sich von „stark/sehr stark verbessert" bis „gar nicht verbessert" erstreckt. Während die erste Frage auf den Umsetzungsstand abzielt, bezweckt die zweite Frage herauszufinden, ob in den Zirkelsitzungen realistische Änderungsvorschläge erarbeitet wurden.

Der zweite Teil des Fragebogens läßt sich in 7 Abschnitte untergliedern. Hier werden insgesamt ca. 36 Items zu verschiedenen Aspekten wie „Zirkelzusammensetzung", „Arbeitsbelastungen und Verbesserungsvorschläge", „Ergebnisse der Zirkelarbeit", „Moderation", „gesundheitliche Beschwerden" und „abschließende Beurteilung" erfragt. Es handelt sich bei der Mehrzahl um geschlossene Fragen, wobei neben dichotomisierten sowie trichotomisierten Antwortvorgaben auch 4-bis 5stufige Mehrfachvorgaben auftreten. Die Dimensionen des zweiten Teils beruhen überwiegend auf Erfahrungen, die in früheren Projekten mit dem „Düsseldorfer Ansatz" gewonnen wurden (vgl. Slesina u. a. 1992).

(2) Befragung der Mitarbeiter im Interventionsbereich

Mit der Nachbefragung aller Mitarbeiter im Interventionsbereich, die ebenfalls ca. 6 Monate nach der letzten Gesundheitszirkelsitzung stattfindet, wird das Ziel verfolgt zu erfahren, inwieweit das Konzept Gesundheitsbericht und Gesundheitszirkel Verbesserungen erreicht hat, und ob die Befragten mit der Arbeit des Gesundheitszirkels zufrieden sind (Ergebnisevaluation).

Der Fragebogen umfaßt einschließlich Deckblatt 6 Seiten und läßt sich in 13 Abschnitte unterteilen, zu denen insgesamt 105 Items erfragt werden. Es handelt sich ausschließlich um geschlossene Fragen.

Das Deckblatt trägt neben dem BKK-Logo die Überschrift „Fragebogenaktion zur Arbeit des Gesundheitszirkels". Über einen kurzen Vermerk werden die Beschäftigten über den Zweck der Befragung informiert. Es wird darauf hingewiesen, daß die Befragung anonym ist und daß unbedingt jede Frage beantwortet werden sollte. Das Deckblatt verfolgt neben der Information auch die Absicht, dem Beschäftigten die Tätigkeit des Gesundheitszirkels in Erinnerung zu rufen. Hierzu befindet sich auf dieser Seite auch eine Abbildung zur Zusammensetzung des Gesundheitszirkels und seinen Aufgaben.

Die eigentliche Befragung wird mit der Frage über das Alter der Befragten eingeleitet. Es werden dabei in der Regel 6 Altersgruppen unterschieden: „unter 20 Jahre", „unter 30 Jahre", „unter 40 Jahre", „über 60 Jahre". Darüber hinaus wird erfragt, in welchem Arbeitsbereich die Beschäftigten tätig sind. Es folgt eine Frage, wonach die Befragungsteilnehmer in Zirkelteilnehmer und Nicht-Zirkelteilnehmer unterschieden werden können.

In einem weiteren Fragebereich geht es 1. um die Kenntnis der erarbeiteten Verbesserungsvorschläge, 2. um eine Einschätzung der Vorschläge sowie 3. um die Einschätzung des Umsetzungsstandes dieser Vorschläge.

Des weiteren wird erfragt, ob sich die Belastungen am Arbeitsplatz durch die Arbeit des Gesundheitszirkels verbessert haben. Dabei werden 10 Kategorien unterschieden, denen jeweils eine unterschiedliche Zahl an Items zugeordnet sind: Arbeitstätigkeit (11 Items), Arbeitsbedingungen (16 Items), Arbeitsmittel (4 Items),

Arbeitszeit (4 Items), Information im Betrieb (2 Items), Unterstützung und Anerkennung bei der Arbeit (7 Items), Beziehung zu den Vorgesetzten (3 Items), bzw. zu den Kollegen (3 Items), Verantwortung (4 Items) und Einflußnahme am Arbeitsplatz (7 Items). Alle Fragen können über eine 5stufige Mehrfachvorgabe beantwortet werden. Es kann zwischen den Antwortalternativen „sehr stark", „stark", „teils-teils", „gering" und „keine Verbesserung" differenziert werden.

Alle Teilbereiche werden durch eine „Alles in Allem"-Frage abgeschlossen, mit der die Befragten eine Gesamteinschätzung über ihre gestiegene Zufriedenheit über die Arbeitstätigkeit, gestiegene Zufriedenheit über die Arbeitsbedingungen etc. abgeben sollen. Es kann zwischen den Antwortalternativen „trifft zu", „teils/teils" und „trifft nicht zu" gewählt werden.

Zuletzt wird erfragt, ob sich durch die Arbeit des Gesundheitszirkels die gesundheitlichen Beschwerden (26 - 27 Items) verbessert haben, so daß die Befragten neben der Belastungs- auch eine Beanspruchungsdimension unterscheiden müssen.

4.2.3.2. Gesundheitsberichte, Vorherbefragungen und Sitzungsprotokolle

Vorliegende Gesundheitsberichte, Ergebnisse der Vorherbefragungen in Interventionsbereichen sowie Protokolle von Zirkelsitzungen finden in Form der Sekundäranalyse Berücksichtigung. Bei den Protokollen handelt es sich um Ergebnisprotokolle, die nach Ablauf jeder Sitzung angefertigt werden. Allen Teilnehmern werden die Protokolle immer vor Beginn der nächsten Sitzung zugesandt. Zu Beginn jeder Zirkelsitzung wird jeweils das letzte Protokoll besprochen. Insbesondere durch diese methodische Kontrolle sind auch die Protokolle für eine Sekundäranalyse geeignet.

Auf der Grundlage und unter Nutzung dieser bereits vorliegenden Informationen wird in einer quantitativen und qualitativen Dokumentenanalyse von fünf unter Repräsentativitätsgesichtspunkten ausgewählten Projekten untersucht, ob und inwiefern ein Zusammenhang zwischen den einzelnen Instrumenten bzw. Phasen des Konzepts besteht. Diese Analyse bezweckt, die Qualität und Zielgerichtetheit des Verfahrens selber, d.h. seine Adäquatheit und interne Effizienz, genauer zu erfassen und zu überprüfen. Sie liefert den zweiten wesentlichen Baustein neben der Nachherbefragung der Zirkelteilnehmer zu einer Struktur- und Prozeßevaluation.

4.2.3.3. Betriebliche Unterlagen

Betriebliche Informationsquellen werden in der Untersuchung ebenfalls herangezogen, wenn nach den Ergebnissen des Verfahrens gefragt wird. Hierzu zählen (Routine-)Daten der Personalabteilung, sowie Fehlzeitenstatistiken und Informationen über die Fluktuation sowie Unfallzahlen des betrieblichen Arbeitsschutzes. Ebenfalls liegen Arbeitsunfähigkeitsdaten der Betriebskrankenkassen für drei Projekte vor, während und nach der Intervention vor und sind näher auf Zusammenhänge zum Konzept untersucht worden.

. Es sei jedoch bereits an dieser Stelle darauf hingewiesen, daß diese Bemühungen zu nicht sehr aussagekräftigen Ergebnissen führten. Neben der Tatsache, daß Unternehmen fast nicht zu bewegen sind, Unterlagen zum Krankenstand, Fluktuation etc. und erst recht nicht zu ökonomischen Kennziffern wie Produktqualität, Ausschuß, Reklamation, Durchlaufzeiten etc. zur Verfügung zu stellen - dieses gilt auch mit Einschränkungen für die fünf unmittelbar am Projekt beteiligten Unternehmen - ergibt sich in der empirischen Praxis ein nicht zu lösendes Zuordnungs- und Meßproblem.

In der betrieblichen Realität sind Gesundheitsförderungsprojekte eher randständige Ereignisse. Sie werden, soweit es geht, mit anderen Routineaktivitäten im Betrieb verknüpft. Daneben gibt es die unzähligen Veränderungen und Umsetzungen, die auch ohne Gesundheitsförderung getätigt werden (müssen).

Maßnahmen aus dem Gesundheitsförderungsprojekt lassen sich daher praktisch nicht in der Form isolieren, daß ein Ursache-Wirkungs-Zusammenhang, z.B. mit dem Krankenstand, herzustellen wäre.

Ein weiterer Grund für diese Problematik liegt in der Bedeutung des Beobachtungszeitraums. Auswirkungen einer gesundheitsgerechten Arbeitsgestaltung auf den Krankenstand oder arbeitsbedingte Erkrankungen sind eher langfristig zu erwarten. Unser Projektzeitraum von 3 Jahren greift zu kurz, um Effekte gesichert erfassen und eindeutig bestimmten Maßnahmen zuschreiben zu können.

Schließlich bleibt grundsätzlich einzuräumen, daß Kennziffern zum Krankenstand, zu arbeitsbedingten Erkrankungen, zu Unfallzahlen oder zur Fluktuation multifaktoriell bedingt sind. Sie weisen ein ganzes Bündel verschiedener Einflußfaktoren auf; Gesundheitsbericht und Gesundheitszirkel oder Maßnahmen daraus sind naturgemäß nur ein Aspekt. Wie schwer dieser Aspekt im Zusammenhang z.B. mit dem Krankenstand wiegt, läßt sich derzeit nicht gesichert beantworten.

Trotz dieser Bedenken werden ausgewählte Ergebnisse präsentiert. Aber nicht zuletzt aus den genannten Gründen richtet sich unser Evaluationsinteresse und -schwerpunkt auf die Beurteilung und Wahrnehmung der direkt und indirekt beteiligten Mitarbeiter in den Interventionsbereichen.

4.2.4. Methodische Aspekte

Da standardisierte Fragebögen die erstrangigen Instrumente im Projekt der Evaluation von Gesundheitsbericht und Gesundheitszirkel sind, wird nachstehend auf methodische Aspekte bei Befragungen und auch meßtheoretische Probleme der in ihnen verwandten Ratingskalen eingegangen, bevor abschließend das Untersuchungsdesign näher beschrieben wird.

Der zu untersuchende Gegenstand - die Evaluation von Gesundheitsbericht und Gesundheitszirkel - erfordert die Anwendung von Ratingverfahren. Ziel der damit verbundenen Messung ist die Bereitstellung valider und reliabler Daten. Dies ist nicht ganz einfach, weil realisierte Meßwerte in der Regel nicht nur Ausprägungen eines Merkmales enthalten, sondern auch Meßfehler. Es stellt sich demnach das Problem, ob mit unseren Erhebungsinstrumenten verzerrungsfreie Daten erhoben werden können. Dies gilt insbesondere für das Instrument der Ergebnisevaluation (Befragung im Interventionsbereich), weil es eigens für das Forschungsvorhaben und den daraus folgenden flächendeckenden Einsatz entwickelt und konzipiert wurde. Zu diesem Zweck wurde mit Unterstützung des Instituts für Arbeitswissenschaft an der Ruhr Universität Bochum, Lehrstuhl für ArbeitsSystemplanung und -gestaltung (LAS) untersucht, inwiefern die Gütekriterien - Objektivität, Reliabilität und Validität -, die für eine fragebogengestützte Untersuchung gelten, erfüllt werden. Der Fragebogen, der zur Ergebnisevaluation des Konzepts eingesetzt wurde, wurde also seinerseits evaluiert[5].

4.2.4.1. Objektivität

Nach Lienert (1989, S. 13) gilt: „Unter Objektivität eines Testes (Fragebogenerhebung, d.V.) verstehen wir den Grad, in dem die Ergebnisse eines Testes unabhängig vom Untersucher sind. Ein Test wäre demnach vollkommen objektiv, wenn verschiedene Untersucher bei demselben Probanden zu gleichen Ergebnissen gelangten".

Lienert unterscheidet drei Arten der Objektivität (vgl. ders. S. 13ff.):

---

[5] Im Rahmen des Vorhabens wurde ein Unterauftrag an Prof. Schnauber (Ruhr Universität Bochum, LAS) mit der Zielstellung vergeben, Design, Fragenformulierung, Durchführung der Erhebung sowie Objektivität, Reliabilität und Validität der eingesetzten Fragebögen zu bewerten. Dieses Gutachten wurde gemeinsam mit Oliver Reim und Britta Hiddemann erarbeitet und liegt den Ausführungen des Kap. 4.2.4. zugrunde.

1. Durchführungsobjektivität

Sie bezieht sich auf zufällige Verhaltensvariationen des Untersuchers während der Testdurchführung, die ihrerseits zu Verhaltensvariationen des Probanden führen und somit das Testergebnis beeinflussen können.

Die Durchführungsobjektivität mißt den Grad der Unabhängigkeit der Testergebnisse. Um die Durchführungsobjektivität möglichst hoch werden zu lassen, sollten die Instruktionen an die Probanden am besten schriftlich und so genau wie möglich abgegeben werden. Des weiteren sollte der Kontakt zwischen Probanden und Untersucher so gering wie möglich ausfallen.

Die Nachher-Befragung der vorliegenden Untersuchung wird in der Regel über die Meister und/oder Betriebsräte des Untersuchungsbereichs organisiert und beaufsichtigt. Um ein einheitliches Informationsniveau der Teilnehmer in der Befragung zu gewährleisten, werden Meister und/oder Betriebsräte in einer ausführlichen Informationsveranstaltung eingewiesen.

In seltenen Fällen erfolgt die Durchführung der Befragung auch durch die Gesundheitszirkelmoderatoren selbst.

Die Durchführungsobjektivität kann in beiden Fällen als gegeben angesehen werden.

2. Auswertungsobjektivität

Bei Fragebögen, in denen der Proband zwischen einer und mehreren Antwortmöglichkeiten auswählen kann (geschlossene Fragen), ist die Auswertungsobjektivität vollkommen verwirklicht. Damit ist die Auswertungsobjektivität gegeben, da der Fragebogen durch eine 5stufige Antwortskala hochstandardisiert ist.

3. Interpretationsobjektivität

Interpretationsobjektivität ist gegeben, wenn aus den gleichen Ergebnissen zweier verschiedener Probanden die gleichen Schlüsse gezogen werden. Ein Fragebogen besitzt eine vollkommene Interpretationsobjektivität, wenn der Freiraum, den ein Untersucher zur Interpretation der Ergebnisse hat, möglichst gering ist. Eine vollkommene Interpretationsobjektivität besitzen normierte Fragebögen, in welchen die Auswertung einen numerischen Wert liefert, der den Probanden entlang einer Testskala festlegt.

Durch die Vorgabe der Antwortmöglichkeiten berücksichtigt unser Fragebogen das Kriterium der Interpretationsobjektivität.

4.2.4.2. Reliabilität

Reliabilität ist der Grad der Zuverlässigkeit, mit dem ein Fragebogen bestimmte Merkmale, Verhaltensweisen, etc. mißt. Diese Kennzahl gibt nicht an, inwieweit die Items den inhaltlichen Zielen der Fragebogenuntersuchung entsprechen. Ob ein Fragebogen die gewünschten Merkmale oder Dimensionen tatsächlich erfaßt, gehört in den Bereich der Validität.

Die Reliabilität zeigt, in welchem Maße unter gleichen Bedingungen gewonnene Meßwerte über ein und demselben Probanden übereinstimmen und inwieweit das Ergebnis der Befragung reproduzierbar ist. Auch hier gibt es verschiedene Möglichkeiten der Reliabilität (vgl. Lienert, 1989, S. 14ff).

1. Paralleltest - Reliabilität

Die Paralleltestmethode bezieht sich auf die Äquivalenz von Messungen. Einer Gruppe von Probanden werden zwei einander streng vergleichbare Fragebögen vorgelegt. Die Ergebnisse werden anschließend korreliert.

2. Retest - Reliabilität

Die Test-Retest-Methode bezieht sich auf die zeitliche Stabilität von Meßergebnissen. Einer Gruppe von Probanden wird ein und derselbe Fragebogen zweimal vorgelegt. Die Endergebnisse werden dann korreliert.

Die Möglichkeit, die Reliabilität durch eine Paralleltestmethode nachzuweisen und damit zum selben Zeitpunkt zwei einander streng vergleichbare Messungen durchzuführen, war im Rahmen dieser Untersuchung nicht möglich. Zum einen ist es schwierig, zwei wirklich parallele Tests zu finden. Die Methode des Paralleltests setzt einen zeitlich unmittelbaren Vergleich voraus. Zudem hätte das hier befragte Unternehmen einer doppelten Befragung aus Aufwandsgründen sicherlich nicht zugestimmt. Die Befragten ihrerseits können sich kontrolliert fühlen, wenn sie hintereinander sehr ähnliche Fragen zu beantworten haben, oder sich dem in der Praxis vorherrschenden abfälligen Vorurteil über „wissenschaftliche Arbeit" anschließen. Beide Effekte mindern den Wert der Paralleltestmethode, da die Befragten im Fall des Überwachungsgefühls versuchen werden, gleichlautende Antworten zu geben.

Im Fall der Uneinsichtigkeit in die Methode ist eine konstruktive Mitarbeit nicht mehr zu erwarten.

Es zeigt sich hier der Unterschied zwischen Labor- und Feldforschung, bei der die Interessen der Unternehmen und der Beteiligten das Untersuchungsdesign bestimmen. Auch in der Literatur (vgl. Schnell, Hill, Esser 1993, S. 159) geht man davon aus, daß die Paralleltestmethode in der Praxis kaum verwendbar ist.

Die Retestmethode wird ebenfalls „aufgrund der zweifelhaften Annahme unveränderter wahrer Werte in der Praxis nur selten verwendet" (dies.). Neben den bereits oben erwähnten Hindernissen, die von dem Unternehmen und den Befragten ausgehen, setzt die Retestmethode die zeitliche Stabilität von Merkmalen voraus, denn zwischen dem Einsatz der Fragebögen muß ein Zeitraum liegen, der es den Befragten erschwert, sich an die einst gemachten Antworten zu erinnern. In einem am Markt produzierenden Unternehmen ist aber solche Konstanz nicht gegeben, da ständig Prozesse verbessert und damit Arbeitsbedingungen geändert werden.

Weitere Formen der Reliabilitätsanalyse, die Daten innerhalb eines Fragebogens in Beziehung zu setzen, schließen sich aus, da die einzelnen Items in verschiedenen Bereichen messen. Die Merkmale, aus denen sich ein Gesamturteil „keine/sehr große Verbesserungen der Arbeitsbedingungen" ergeben könnte, messen auf zu unterschiedlichen Dimensionen, bzw. „körperliche Anforderungen", „geistige Anforderungen" oder „Umgebungseinflüsse", als daß sie miteinander vergleichbar wären (vgl. Slesina, 1987, S. 193).

Ein weiteres Reliabilitätsmaß, das für den Fragebogen ausgewählt wurde, ist der Cronbach-Alpha-Coeffizient. Alpha ist eine Funktion der Anzahl der Items und der Interkorrelation der Items. Durch eine große Zahl von Indikatoren kann somit eine hohe Reliabilität erreicht werden. Alpha kann Werte zwischen 0 und 1 annehmen, empirische Werte über 0,7 können als akzeptabel betrachtet werden.

Für den homogenen Teilbereich zur Arbeitstätigkeit mit 11 Items ergibt die Berechnung von Cronbachs-Alpha (vgl. Schnell u. a. 1993, S. 160 und Brosius 1995, S. 907ff.) einen hohen Wert von 0,83.

Die folgende Tabelle zeigt für diese und die anderen Itemgruppen des Vorher- und Nachher-Fragebogens den Wert von Cronbachs-Alpha an.

Tab. 1: *Cronbachs-Alpha für die Itemgruppen der Fragebögen*

Merkmal	Vorher-Fragebogen Cronbachs-Alpha	Nachher-Fragebogen Cronbachs-Alpha
1. Arbeitstätigkeit	(Alpha = 0,82)	(Alpha = 0,88)
2. Arbeitsbedingungen	(Alpha = 0,83)	(Alpha = 0,94)
3. Arbeitsmittel	(Alpha = 0,66)	(Alpha = 0,80)
4. Arbeitszeit	(Alpha = 0,67)	(Alpha = 0,77)
5. Information	(Alpha = 0,40)	(Alpha = 0,92)
6 Beziehung zu Vorgesetzten	(Alpha = 0,71)	(Alpha = 0,93)
7 Beziehung zu Kollegen	(Alpha = 0,72)	(Alpha = 0,90)
8 Verantwortung	(Alpha = 0,83)	(Alpha = 0, 93)
9 Einflußnahme am Arbeitspl.	(Alpha = 0,72)	(Alpha = 0,92)

Auch bei Itemgruppen mit einer geringeren Anzahl von Fragen ist die Korrelation unter den Items einer Gruppe hoch. Es kann demnach auch eine zufriedenstellende Reliabilität vermutet werden.

4.2.4.3. Validität

Validität (Gültigkeit) eines Meßinstrumentes ist das Ausmaß, in dem es tatsächlich das mißt, was es zu messen vorgibt (vgl. Schnell u. a.; 1993, S. 150; Bortz; Döring, 1995, S. 185). Das Kriterium der Validität ist das wichtigste Gütekriterium, denn eine Untersuchungsart kann trotz hoher Reliabilität nicht zweckmäßig sein, wenn etwas anderes gemessen wird als vermutet. Ein Fragebogen ist also völlig valide, wenn die Ergebnisse, die er liefert, einen vollkommenen und zufriedenstellenden Eindruck von dem Untersuchungsbereich verschaffen, für den er konstruiert wurde.

Es existieren unterschiedliche Arten von Validität (vgl. Lienert,1989,S. 16):

1. Inhaltliche Validität

Ein Fragebogen ist dann inhaltlich valide, wenn er alle Aspekte des zu untersuchenden Themengebietes enthält und abfragt oder aber einen repräsentativen Querschnitt dieses Themengebietes darstellt. Es sollten möglichst alle Aspekte der Dimension, die zu messen ist, berücksichtigt werden. Dies betrifft vor allem theoretische Begriffe (Bsp. „Intelligenz"), die in möglichst allen Ausprägungen zu operationalisieren sind. „Für die Beurteilung der Inhaltsvalidität existieren keinerlei objektive Kriterien. Inhaltsvalidität sollte deshalb nicht als Validitätskriterium aufgefaßt werden, sondern als eine Idee, die bei der Konstruktion eines Instrumentes nützlich sein kann".! (Schnell u. a., 1993, S. 163). Aus diesem Grunde läßt sich das Kriterium der Inhaltsvalidität auch nur begrenzt auf unseren Fragebogen anwenden.

2. Konstruktvalidität

Die Konstruktvalidität behandelt die psychologische Analyse der Fragebogenkomponenten, die nicht in eindeutiger Weiseoperational erfaßbar sind, sondern theoretischen Charakter haben. So ist ein Fragebogen, der die „Angst vor Vorgesetzten" ermitteln soll, genügend konstruktvalide, wenn die im Fragebogen erfaßten Merkmale in ausreichender Übereinstimmung mit dem theoretischen Konstrukt „Angst vor Vorgesetzten" stehen.

„Konstruktvalidität liegt dann vor, wenn aus dem Konstrukt empirisch überprüfbare Aussagen über Zusammenhänge dieses Konstruktes mit anderen Konstrukten theoretisch hergeleitet werden können und sich diese Zusammenhänge empirisch nachweisen lassen" (Schnell u. a., 1993, S. 165).

Die Konstruktvalidität und ihr Nachweis ist anzuwenden bei der Messung hypothetischer Konzepte. Die mit unserem Fragebogen verfolgten Ziele entsprechen jedoch nicht einem theoretischen Konstrukt. Erfaßt werden Belastungen bzw. Veränderungen in den Belastungen. Außerdem müssen für den Nachweis einer Konstruktvalidität die ausgewählten Items auf einer gemeinsamen Dimension messen. Erlebte Belastungen bzw. Beanspruchungen umfassen jedoch mehrere voneinander unabhängige Teildimensionen. Die zugrundeliegenden Einzelbelastungen sind sowohl voneinander unabhängig (z.B. Lärm und Staub) als auch komplementär (z.B. sitzen und stehen). Der Fragebogen besteht somit aus heterogenen Itemgruppen (vgl. Slesina, 1987, S. 216ff.).

3. Kriterienbezogene Validität

Hier werden die Ergebnisse des Fragebogens mit „Außenergebnissen" korreliert, die von diesem Fragebogen unabhängig bzw. durch eine andere Forschergruppe erhoben wurden und Merkmale erfassen, repräsentieren oder widerspiegeln, ähnlich wie der eigene Fragebogen. Natürlich müssen die „Außenergebnisse" ebenfalls hinreichend valide und reliabel sein. Die kriterienbezogene Validität hängt ab von:

a) der „Gemeinsamkeit" der beiden Themenbereiche, also des eigenen wie auch des anderen Instrumentes,

b) der Reliabilität der Fragebögen,

c) der Reliabilität der „Außenergebnisse".

Je größer die Gemeinsamkeiten von Fragebogenergebnissen und „Außenergebnissen" und die von beiden erfaßten Merkmale sind, desto größer ist die kriterienbezogene Validität eines Fragebogens.

Ein Versuch, die mit den Fragebögen erzielten Ergebnisse mit „Außenergebnissen" zu korrelieren, ist von uns durchgeführt worden. Verglichen wird mit Expertenaussagen über die Belastungen an den Arbeitsplätzen, die durch ein auf dem AET (Arbeitswissenschaftliches Erhebungsverfahren zur Tätigkeitsanalyse) basierenden Instrument erhoben wurden. Für den AET sind die testatischen Kriterien nachgewiesen (vgl. Rohmert, Landau, 1979,

S. 53 ff.) Den Ergebnissen unserer Fragebögen werden die Ergebnisse einer Expertenbefragung mit einem abgewandelten AET-Fragebogen (im folgenden LAS-Fragebogen) und die Vorschläge des Gesundheitszirkels gegenübergestellt. Dies sollÜbereinstimmungen und Differenzen sichtbar machen. Der LAS-Fragebogen verdichtet das für alle Arbeiten konzipierte und somit sehr universelle Instrument des AET auf die Arbeitsbedingungen in der industriellen Metallbearbeitung und -verarbeitung. Gleichzeitig sieht das überarbeitete Instrument des LAS eine zusammenfassende Erhebung der Belastungen für eine Arbeitsgruppe statt für eine einzelne Arbeitstätigkeit vor.

Der LAS-Fragebogen führt eine Belastungsanalyse durch; unsere Fragebögen erheben dagegen die **erlebten** Belastungen oder auch Beanspruchungen. Dies ist ein grundlegender Unterschied, der bei der Interpretation der Gemeinsamkeiten bzw. der Unterschiede beachtet werden muß. Er erschwert einen direkten Vergleich und läßt meist nur eine Überprüfung auf Widerspruchsfreiheit zu. Die von den Experten eingeschätzten Belastungen bilden das objektiv vorhandene Belastungspotential, das die Beschäftigten mehr oder weniger stark wahrnehmen. Dabei kann nicht ausgeschlossen werden, daß die Beschäftigten Merkmale belastend empfinden, die von den Experten bisher nicht wahrgenommen wurden bzw. die das AET bisher wenig beachtet.

Abb. 8: Vergleich der BKK Fragebögen mit dem LAS-Fragebogen

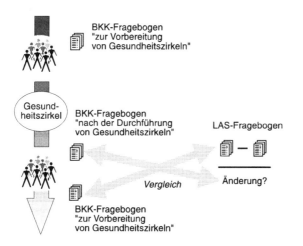

Zum Zeitpunkt, als zwei Gesundheitszirkel in dem Unternehmen der Mechanischen Verarbeitung abgeschlossen waren und der gesamte Betrieb zur Vorbereitung eines neuen Gesundheitszirkels mit dem BKK-Fragebogen „vor der Einführung eines Gesundheitszirkels" untersucht wurde, fand eine Exper-tenbefragung in diesem Betrieb statt (siehe Abbildung). Sie erhebt ebenfalls die Arbeitsbedingungen zu diesem Zeitpunkt, damit die Ergebnisse vergleichbar sind. Bei jedem Item wurden die Exper-ten zusätzlich gefragt, wie die Arbeitsbedingungen vor der Einführung des Gesundheitszirkels waren und ob sich im Ver-gleich zu dem aktuellen Zeitpunkt Änderungen ergeben haben. Es existieren die Antwortmöglichkeiten „gestiegen", „gesunken" oder „gleichbleiben". Diese Angaben lassen sich mit dem Fragebogen „nach der Durchführung von Gesundheitszirkeln" vergleichen, der ebenfalls die Änderungen erfaßt.

Teilnehmer der Expertenbefragung waren:

- Leiter Werkserhaltung,
- Leiter Produktion,
- Sicherheitsfachkraft,
- Mitarbeiter der Konzernfachabteilung „Arbeitswirtschaft".

Die Befragung wurde von zwei Mitarbeitern des LAS durchgeführt. Der Vergleich der Befragungsergebnisse beider Fragebögen konzentriert sich auf die tatsächlich vergleichbaren Items in beiden Instrumenten. Für die BKK-Items zur Information, Kommunikation und sozialen Beziehungen enthält der LAS-Fragebogen keine Vergleichsmöglichkeiten, ebenso für die gesundheitlichen Beschwerden. Bei dem Vergleich wurde zusätzlich versucht, die Hinweise auf die Verbesserungsvorschläge der Gesundheitszirkel miteinzubeziehen.

Für einen Vergleich, ob die Verteilung auf die einzelnen Skalenstufen bei einem Item grundlegend abweicht, wurden die in den Skalenstufen erzielten Antwortanteile (in Prozent) über alle Items, einschließlich der zusammenfassenden Merkmale („Alles in Allem") arithmetisch gemittelt.

Durchschnittliche Ergebnisse der Pre-Befragung

	nie	selten	manchmal	häufig	sehr häufig	von
Belastungen	19,62%	23,98%	26,19%	18,38%	12,13%	94,55%

Der Rücklauf besteht aus 233 ausgefüllten Fragebögen. Etwa 30% der Befragten, deren Antwort gezählt werden konnte, fühlen sich häufig bis sehr häufig von einer Belastungsart beansprucht. Etwa 5% machten keine Angaben (vgl. Spalte "von").

Durchschnittliche Ergebnisse der Post-Befragung

	sehr stark	stark	teils-teils	gering	nicht	von
Belastungen	3,99%	10,55%	21,50%	16,82%	47,14%	91,00%

Zur Auswertung kamen 77 Fragebögen. Starke bis sehr starke Verbesserungen sehen in etwa 15% derjenigen der Befragten, die eine gültige Angabe gemacht haben (im Schnitt 91%). Bereits in einer anderen Untersuchung zur Evaluation von Gesundheitszirkeln nach einem „Düsseldorfer Modell" wurde nach dem Grad der Verbesserung gefragt. Dort gaben 10% der Beschäftigten an, daß sich die Arbeitsbedingungen stark verbessert haben (Slesina u.a., 1992, S. 355).

Nacheinander werden die einzelnen Items unserer Fragebögen (BKK) aufgeführt und in Beziehung zu den Merkmalen des LAS-Fragebogens gesetzt. Zu erst für die Pre-, danach für die Postbefragung.

(1) Schwere körperliche Arbeit

Dieses Merkmal greifen die beiden Fragebögen unterschiedlich auf. Dem BKK-Item lassen sich die LAS-Items

  7. Haltearbeit mit Finger/Hand/Unterarm,
  8. Haltearbeit mit Arm/Schulter/Rücken,
  9. Haltearbeit mit Bein/Fuß,
  10. Schwere dynamische Muskelarbeit: Arme/Oberkörper,
  11. Schwere dynamische Muskelarbeit: beide Beine

zuordnen.

Ergebnisse der Pre-Befragung

	nie	selten	manchmal	häufig	sehr häufig	von
BKK (1)	5,0%	16,4%	42,9%	22,8%	12,8%	98,2%

	trifft nicht zu	sehr gering/gering	mittel	hoch/sehr hoch
LAS 7	-	70%	30%	-
LAS 8	-	80%	20%	-
LAS 9	100%	-	-	-
LAS 10	-	60%	40%	-
LAS 11	-	100%	-	-

Auffällig ist der Unterschied in den Bereichen häufig/sehr häufig (BKK: 35,6%) und hoch/sehr hoch (LAS: 0%). Allerdings relativiert sich der Unterschied, da „sehr hoch" im LAS-Fragebogen schon über der Dauerleistungsgrenze liegt. Wird der LAS-Skalenbereich „mittel" mit den BKK-Ausprägungen „sehr häufig" und „häufig" verglichen, so lassen sich Übereinstimmungen (jeweils ca. 30%) erkennen.

Ergebnisse der Post-Befragung

	sehr stark	stark	teils-teils	gering	nicht	von
BKK (1)	2,7%	5,4%	31,1%	25,7%	35,1%	96,1%

LAS 7	gleichgeblieben
LAS 8	gleichgeblieben
LAS 9	gestiegen
LAS 10	gesunken
LAS 11	gleichgeblieben

Der Fragenkomplex des LAS-Fragebogens hat in diesem Arbeitsbereich Veränderungen feststellen können. Bei den Items 9 und

10 sind Veränderungen ersichtlich, 35,1% der durch den BKK-Fragebogen Befragten konnten keine Veränderungen feststellen.

Insgesamt 64,9% der Befragten sahen sehr starke bis geringere Verbesserungen. Leider läßt sich durch die Frageformulierung der BKK-Items nicht feststellen, in welchem Bereich es Verbesserungen gab. Somit ist auch ein direkter Vergleich mit den entsprechenden LAS-Items nicht möglich, die allerdings festhalten konnten, daß das Anwachsen der Belastungshöhe bei Item 9 auf eine Verbesserung der Arbeitssicherheit (Einsetzen eines Fußpedals) zurückzuführen ist. Aufgrund des Protokolls zu den Ergebnissen des Gesundheitszirkels sind die beim BKK-Item und dem LAS-Item 10 festgestellten Verbesserungen dadurch zu erklären, daß benötigte Hebehilfen angebracht wurden.

(2) Überkopf-Arbeit

Das BKK-Item ist mit dem LAS-Item

8. Haltearbeit mit Arm/Schulter/Rücken

vergleichbar. Überkopf-Arbeit bildet jedoch nur eine Teilmenge der Haltearbeit, so daß genaue Übereinstimmungen nicht zu erwarten sind.

Ergebnisse der Pre-Befragung

	nie	selten	manchmal	häufig	sehr häufig	von
BKK (2)	38,6%	32,1%	18,5%	7,6%	3,3%	82,5%

	trifft nicht zu	sehr gering/gering	mittel	hoch/sehr hoch
LAS 8	-	80%	20%	-

Die Ergebnisse der beiden Fragebögen stimmen dennoch im wesentlichen überein. Das BKK-Item liefert bei Ausprägung häufig/sehr häufig ein Ergebnis von 10,9%. Dem stehen 20% der maximal angegebenen Belastung des LAS-Fragebogens gegenüber.

Ergebnisse der Post-Befragung

	sehr stark	stark	teils-teils	gering	nicht	von
BKK (2)	8,2%	2,0%	20,4%	14,3%	55,1%	63,6%

LAS 8	gleichgeblieben

Der BKK-Fragebogen liefert das Ergebnis, daß nur 10,2% der Befragten eine starke Verbesserung feststellen konnten. Der größte Teil der Befragten sieht jedoch keine (55,1%) oder aber nur geringe (14,3%) Veränderungen. Auch der LAS-Fragebogen konnte an dieser Stelle keinerlei Veränderungen aufzeigen.

(3) häufiges Bücken

Der gleiche Bereich wird durch die LAS-Items

> 5. Haltungsarbeit: Knien, Hocken,
> 10. Schwere dyn. Muskelarbeit: Einsatz der Arme unter Beteiligung der Oberkörpermuskulatur

abgefragt. Zwar bezeichnen Knien und Bücken unterschiedliche Bewegungen (Beugen der Knie bzw. Beugen des Oberkörpers), umgangssprachlich wird jedoch nicht exakt unterschieden. Ein wesentliches weiteres Feld deckt das LAS-Item 10 ab. Das Beugen des Oberkörpers ist davon nur ein Teilbereich.

Ergebnisse der Pre-Befragung

	nie	selten	manchmal	häufig	sehr häufig	von
BKK (3)	5,6%	8,9%	21,6%	38,0%	25,8%	95,5%

	trifft nicht zu	sehr gering/gering	mittel	hoch/sehr hoch
LAS 5	100%	-	-	-
LAS 10	-	60%	40%	-

63,8% der befragten Werker fühlen sich durch „häufiges Bücken" häufig bis sehr häufig belastet. Lediglich das LAS-Item 10 schätzt die Belastung der Werker auf mittel (40%) bis sehr gering (60%) ein. Nach LAS-Item 5 trifft „Knien, Hocken" als Belastung überhaupt nicht zu. Hier ist der Unterschied zwischen den LAS-Items und dem BKK-Item beträchtlich. Dies kann u.a. daran liegen, daß das LAS-Item nach der Dauer des Kniens/Hockens fragt. Belastend kann jedoch neben dem insgesamt im Knien/Hocken verbrachten Zeitanteil auch die Häufigkeit der Bückbewegung bewirken, die der LAS-Fragebogen nicht betrachtet.

Ergebnisse der Post-Befragung

	sehr stark	stark	teils-teils	gering	nicht	von
BKK (3)	-	17,9%	20,9%	11,9%	49,3%	87%

LAS 5	gleichgeblieben
LAS 10	gesunken

Ungefähr die Hälfte der durch den BKK-Fragebogen Befragten konnten keine Verbesserungen sehen. Ein Drittel der Teilnehmer geht von geringen Veränderungen und 17,9% von starken Verbesserungen aus. Diese Aussagen des BKK-Fragebogens decken sich grob mit den Ergebnissen des LAS-Fragebogens (Item 10). Eine Anzahl von Verbesserungsvorschlägen, die zum Teil realisiert wurden, bestätigen die von den Mitarbeitern gemachten Aussagen (Hebehilfen, Ringe zum Anheben, Versatz der Werkstücke zum besseren Anschlagen, Hebevorrichtung).

(4) Immer die gleiche Tätigkeit

Die LAS-Items

> 22. Einförmigkeit der Tätigkeit, Zyklusdauer der Tätigkeit,
> 43. Variationsbreite der Arbeit

entsprechen diesem BKK-Item.

Ergebnisse der Pre-Befragung

	nie	selten	manchmal	häufig	sehr häufig	von
BKK (4)	10,9%	17,4%	29,4%	26,9%	15,4%	90,1%

	sehr gering	gering	mittel	groß	sehr groß
LAS 43	100%	-	-	-	-

	> 45 Min	45 Min -5 Min	5 Min - 2 Min	2 Min -1 Min	< 1 Min
LAS 22	30%	60%	10%	-	-

Die durch den LAS-Fragebogen befragte Expertengruppe schätzt die Variationsbreite der Arbeit für alle Werker (100%) als sehr gering ein. Für den Großteil der Werker (90%) liegt die Zyklusdauer ihrer Tätigkeit zwischen 5 Min. und mehr als 45 Min. Das BKK-Item zeigt, daß 15,4% der Werker sehr häufig durch immer die gleiche Tätigkeit belastet werden. Dies entspricht in etwa den 10% der Werker, die laut LAS-Fragebogen von einer Zykluszeit von unter 5 Minuten betroffen sind.

Ergebnisse der Post-Befragung

	sehr stark	stark	teils-teils	gering	nicht	von
BKK (4)	3,2%	6,5%	24,2%	25,8%	40,3%	80,5%

LAS 22	gleichgeblieben
LAS 43	gleichgeblieben

Beide LAS-Items kommen zu dem Ergebnis, daß keinerlei bzw. kaum Veränderungen, die einer Einförmigkeit der Arbeit hätten entgegenwirken können, festzustellen waren. Das Ergebnis des BKK-Fragebogens liefert in etwa die gleiche Aussage. 66,1% der Befragten konnten keine bzw. nur geringe Veränderungen feststellen. Auch die Verbesserungsvorschläge enthalten keinen Hinweis auf eine abwechslungsreichere Tätigkeit.

(5) Immer nur Stehen/Sitzen

Dieser Bereich wird durch die folgenden vier LAS-Items genauer erfaßt:

1. Haltungsarbeit: normales Sitzen,
2. Haltungsarbeit: gebeugtes Sitzen,
3. Haltungsarbeit: normales Stehen,
4. Haltungsarbeit: gebeugtes/stark gebeugtes Stehen.

Ein direkter Vergleich mit dem BKK Item ist dann möglich, wenn die Antworten sich im oberen Skalenbereich des LAS-Items befinden.

Ergebnisse der Pre-Befragung

	nie	selten	manchmal	häufig	sehr häufig	von
BKK (5)	11,7%	13,1%	16,0%	20,9%	38,3%	92,4%

	nicht oder selten	<1/10 d. Schichtzeit	1/10-1/3 d. Schichtz.	1/3-2/3 d. Schichtz.
LAS 1	50%	50%	-	-
LAS 2	98%	2%	-	-
LAS 3	-	-	-	100%
LAS 4	-	30%	70%	-

Potentiell tritt eine hohe Belastung durch Stehen für alle Werker auf. Nach der BKK-Befragung fühlt sich jedoch nur etwas mehr als die Hälfte der Werker (59,2%) durch diese Tätigkeit häufig bis sehr häufig belastet. Dennoch sind die Ergebnisse zumindest widerspruchsfrei, da es von den einzelnen Personen abhängt, ob sie sich vom ständigen Stehen beansprucht fühlen. Ein weiterer direkter Vergleich des BKK- und des LAS-Fragebogens ist hier nicht möglich, da der BKK-Fragebogen nicht so stark differenziert.

Ergebnisse der Post-Befragung

	sehr stark	stark	teils-teils	gering	nicht	von
BKK (5)	2,8%	8,3%	22,2%	16,7%	50%	93,5%

LAS 1	gleichgeblieben
LAS 2	gleichgeblieben
LAS 3	gleichgeblieben
LAS 4	gleichgeblieben

Bei den Ergebnissen zu diesem Item kommen beide Fragebögen im wesentlichen zu dem gleichen Ergebnis. Es konnten keinerlei Veränderungen festgestellt werden. Beim BKK-Fragebogen konnten 50% der Befragten überhaupt keine und 38,9% nur geringere Veränderungen feststellen.

(6) Streß/Termindruck

Dieses Merkmal kann mit dem LAS-Item

20. zeitlicher Entscheidungsdruck

verglichen werden. Dabei ist zu beachten, daß zeitlicher Entscheidungsdruck nur ein Teil dessen sein kann, was allgemein unter Streß verstanden wird. Andere Faktoren (z.B. Verantwortung, Lärm) können das Streßempfinden verstärken.

Ergebnisse der Pre-Befragung

	nie	selten	manchmal	häufig	sehr häufig	von
BKK (6)	4,8%	17,1%	32,4%	22,9%	22,9%	94,2%

	trifft nicht zu	sehr gering	gering	mittel	groß	sehr groß
LAS 20	-	100%	-	-	-	-

Der Gegensatz in den Ergebnissen ist dadurch zu erklären, daß Streß eine sehr subjektive Belastung ist und daß eine große Verantwortung für Sachschädigungen und Qualitätsminderungen ein starkes Streßempfinden bei den Werkern auslösen kann. So weist das LAS-Item

25. Verursachungsmöglichkeit von Sachschädigungen, Qualitätsminderungen und Zeitverlusten

	sehr gering	gering	durchschnittl.	hoch	sehr hoch
LAS 25	-	-	-	100%	-

eine hohe Belastung für alle Werker aus.

Ergebnisse der Post-Befragung

	sehr stark	stark	teils-teils	gering	nicht	von
BKK (6)	-	11,4%	22,9%	18,6%	47,1%	90,9%

LAS 20	gleichgeblieben

Die Experten sehen in der LAS-Befragung keine Veränderungen der Belastung durch zeitlichen Entscheidungsdruck. Von den Beschäftigten konnten über 50% (hier 65,7%) geringe bis gar keine Veränderungen feststellen; 34,3% der Werker sehen jedoch positive Veränderungen. Eine Reihe von Vorschlägen der Gesundheitszirkel zielen auf eine Minderung des Zeitdrucks ab:

> Reduzierung der Umrüstvorgänge,
> Vermeiden des Umrüstens,
> Frühzeitige Information,
> Vermeiden von Arbeitsunterbrechungen,
> Frühzeitige Information über den Arbeitsvorrat.

(7) Monotonie

Dieses BKK-Item soll verglichen werden mit den LAS-Items

> 22. Einförmigkeit der Tätigkeit,
> 43. Variationsbreite der Arbeit.

Auch ständige Wachsamkeit bei selten auftretenden Situationen, die ein Handeln erfordern, kann als monoton empfunden werden, weshalb das LAS-Item

23. Wachsamkeit

ebenfalls für einen Vergleich herangezogen werden soll.

Ergebnisse der Pre-Befragung

	nie	selten	manchmal	häufig	sehr häufig	von
BKK (7)	22,5%	16,0%	34,0%	18,5%	9,0%	89,7%

	> 45 min	45 min - 5 min	5 min - 2 min	2 min - 1 min	< 1 min
LAS 22	30%	60%	10%	-	-

	trifft nicht zu	gering	mittel	hoch	sehr hoch
LAS 23	-	-	100%	-	-

	sehr gering	gering	mittel	groß	sehr groß
LAS 43	100%	-	-	-	-

Während die Expertengruppe die Variationsbreite der Arbeit für alle Werker als sehr gering einstuft, empfinden nur etwa ¼ der Werker (27,5%) die Arbeit häufig als monoton. Die erforderliche Wachsamkeit bezeichnen die Experten für alle Werker als mittel. Eine Übereinstimmung zeigt sich bei dem LAS-Item 22. Von den Beschäftigten empfinden 9% die Arbeit sehr häufig als monoton; etwa für den gleichen Anteil wiederholt sich der Tätigkeitszyklus alle 2 bis 5 Minuten

Ergebnisse der Post-Befragung

	sehr stark	stark	teils-teils	gering	nicht	von
BKK (7)	-	4,7%	23,4%	17,2%	54,7%	83,1%

LAS 22	gleichgeblieben
LAS 23	gleichgeblieben
LAS 43	gleichgeblieben

In etwa läßt sich eine Übereinstimmung feststellen. Im Vergleich zu den bisherigen Merkmalen des BKK-Fragebogens sehen nur sehr wenig Personen eine Verbesserung. Auch bei diesem Item wurden weniger gültige Antworten abgegeben als durchschnittlich.

(8) Überlegen/Kontrollieren/Prüfen

Folgende Items des LAS-Fragebogens erfassen Teilgebiete des Überlegens/ Kontrollierens/ Prüfens:

- 15. Visuelle Informationsaufnahme,
- 16. Informationsaufnahme über den Gehörsinn,
- 17. Informationsaufnahme über den Tastsinn,
- 18. Genauigkeit und Feinheit bei der Informationsaufnahme,
- 19. Komplexität der Entscheidung,
- 23. Wachsamkeit.

Ergebnisse der Pre-Befragung

	nie	selten	manchmal	häufig	sehr häufig	von
BKK (8)	18,4%	19,4%	13,6%	19,9%	28,6%	92,4%

	trifft nicht zu	sehr gering	gering	mittel	hoch	sehr hoch
LAS 15	-	-	-	30%	70%	-
LAS 16	-	-	-	100%	-	-
LAS 17	-	-	50%	50%	-	-
LAS 18	-	-	-	-	100%	-
LAS 23	-	-	-	100%	-	-

	sehr gering	gering	durchschnittl.	hoch	sehr hoch
LAS 19	-	30%	70%	-	-

Die Anforderungen an die Werker durch Informationsaufnahme, Wachsamkeit und Entscheidungsdruck stufen die Expertengruppe im wesentlichen als mittel bis hoch ein. Dies spiegelt sich auch im Ergebnis des BKK-Items wieder. 62,1% der Werker fühlen sich durch „Überlegen/Kontrollieren/Prüfen" manchmal bis sehr häufig belastet.

Die LAS-Ergebnisse zeigen mit Item 19, daß im wesentlichen eine durchschnittliche Anforderung hinsichtlich „Überlegen" an die Werker gestellt wird. Unter Umständen spiegelt sich dies auch im Ergebnis des BKK-Items wieder. 37,8% der Werker fühlen sich durch „Überlegen/Kontrollieren/Prüfen" nie bzw. nur selten belastet.

Ergebnisse der Post-Befragung

	sehr stark	stark	teils-teils	gering	nicht	von
BKK (8)	10,1%	11,6%	18,8%	13%	46,4%	89,6%

LAS 15	gleichgeblieben
LAS 16	gleichgeblieben
LAS 17	gleichgeblieben
LAS 18	gleichgeblieben
LAS 19	gleichgeblieben
LAS 23	gleichgeblieben

Bei der Bewertung dieses Bereiches unterscheiden sich die Ergebnisse der beiden Befragungen voneinander. Die LAS-Items weisen gleiche Verhältnisse vor und nach dem Gesundheitszirkel aus. Das BKK-Item sieht dagegen bei 21,7% der Befragten sehr starke bis starke Verbesserungen. Ursache dafür ist eine Verbesserung der Meßwerkzeuge (Vorstellung, Gesundheitszirkel). Die Werker, die häufig diese Meßwerkzeuge benutzen, messen der Verbesserung eine höhere Bedeutung zu als die Experten.

(9) Wärme, Hitze,

(10) Kälte

(11) Zugluft

Diese BKK-Items lassen sich mit dem LAS-Item

27. klimatische Bedingungen

vergleichen. Es differenziert jedoch nicht so stark.

Ergebnisse der Pre-Befragung

	nie	selten	manchmal	häufig	sehr häufig	von
BKK (9)	2,8%	6,6%	22,6%	33,0%	34,9%	95,1%
BKK (10)	16,0%	28,2%	30,6%	12,6%	12,6%	92,4%
BKK (11)	14,0%	22,0%	30,8%	14,5%	18,7%	96,0%

LAS 27	Für alle Werker weicht das Klima unter Berücksichtigung von Arbeitsschwere und Bekleidung erheblich vom Behaglichkeitsbereich ab. Für 50% der Werker zwischen 1/10 und 1/3 der Schichtzeit und für die andere Hälfte zwischen 1/3 und 2/3 der Schichtzeit.

Etwa 67% der Werker fühlen sich durch Wärme/Hitze häufig bzw. sehr häufig belastet. Dieses Ergebnis findet sich näherungsweise auch in der Expertenbefragung wieder.

Ergebnisse der Post-Befragung

	sehr stark	stark	teils-teils	gering	nicht	von
BKK (9)	5,4%	10,8%	9,5%	5,4%	68,9%	96,1%
BKK (10)	1,4%	4,3%	17,4%	21,7%	55,1%	89,6%
BKK (11)	5,5%	8,2%	12,3%	13,7%	60,3%	94,8%

LAS 27	gesunken

Das LAS-Item 27 konnte eine gesunkene Belastung bei negativen klimatischen Bedingungen feststellen. Ursache ist eine Veränderung der Hallentemperatur. Entsprechend geben 16,2% der Werker auf die Frage nach der Wärme/Hitze eine starke/sehr starke Verbesserung an. Somit läßt sich in diesem Bereich eine Übereinstimmung zwischen den Ergebnissen des LAS- und des BKK-Fragebogens feststellen. Der Verbesserungsvorschlag, die Hallentore beim Beladen der Lkws zu schließen, wurde noch nicht umgesetzt. Dies erklärt den geringen Anteil im Skalenbereich sehr stark/stark des Items Kälte.

(12) Arbeit im Freien

Dieses Item entspricht dem LAS-Merkmal

    33. Witterungseinflüsse.

Ergebnisse der Pre-Befragung

	nie	selten	manchmal	häufig	sehr häufig	von
BKK(12)	74,5%	13,5%	6,5%	2,5%	3,0%	89,7%

	nicht oder selten	< 1/10 d. Schichtzeit	1/10 - 1/3 d. Schichtz.	1/3 - 2/3 d. Schichtz.	> 2/3 d. Schichtzeit	beinahe ununterb.
LAS 33	90%	10%	-	-	-	-

Die Ergebnisse von LAS-Item und BKK-Item stimmen überein. Der größte Anteil der Beschäftigten ist von Witterungseinflüssen nicht oder nur selten betroffen.

Ergebnisse der Post-Befragung

	sehr stark	stark	teils-teils	gering	nicht	von
BKK (12)	4,5%	4,5%	9,1%	4,5%	77,3%	57,1%

LAS 33	gleichgeblieben

9% der Befragten sehen bei der Belastung durch Arbeit im Freien eine starke bis sehr starke Verbesserung. Die Anzahl der gültigen Antworten ist mit 57% jedoch sehr gering. Es ist davon auszugehen, daß die Beschäftigten, die hier keine Antwort abgegeben haben, überwiegend in geschlossenen Räumen arbeiten. Damit reduziert sich die Anzahl der Personen, die eine Verbesserung sehen. Die Meinung der Experten steht damit als generelle Aussage über alle Beschäftigten nicht im Widerspruch.

(13) Nässe, feuchte Luft/Wasserdampf

Dieses Item ist im LAS-Item

32. Schmutz, Nässe

als Teilmenge enthalten. Das LAS-Item bezieht zusätzlich noch Schmutz mit ein.

Ergebnisse der Pre-Befragung

	nie	selten	manchmal	häufig	sehr häufig	von
BKK (13)	32,9%	17,4%	18,8%	17,9%	13,0%	92,8%

	nicht oder selten	< 1/10 d. Schichtz.	1/10 -1/3 d. Schichtz.	1/3 -2/3 d. Schichtz.	> 2/3 d. Schichtzeit	beinahe ununterbr.
LAS 32	-	-	-	-	100%	-

Während die Expertengruppe alle Werker für mehr als 2/3 der Schichtzeit Schmutz und Nässe ausgesetzt sieht, ist der Hälfte der Werker (50,3%) diese Art von Belastung nicht so gegenwärtig. Die Ergebnisse sind jedoch konform, da das LAS-Item auch noch das Merkmal „Schmutz" beinhaltet.

Ergebnisse der Post-Befragung

	sehr stark	stark	teils-teils	gering	nicht	von
BKK (13)	4,4%	7,4%	13,2%	11,8%	63,2%	88,3%

LAS 32	gesunken

Der LAS-Fragebogen konnte hier eine Verringerung der Zeitdauer feststellen, während der alle Stelleninhaber in einer schmutzigen/nassen Umgebung arbeiten müssen. Die Verringerung dieser Belastung ist auf die Anschaffung von Absauganlagen und Einhausungen zurückzuführen. Beim BKK-Fragebogen konnten 11,8% der Beschäftigten Verbesserungen feststellen. 75% der Befragten sahen keine bzw. geringe Veränderungen. Die Anzahl der Werker, die einen Nutzen aus den Einhausungen ziehen können, bildet aber nur eine Teilmenge aller Befragten.

Lärm

(14) von Maschinen

(15) von fallenden Gegenständen

(16) von der Arbeit von Kollegen

Diese drei BKK-Items faßt das LAS-Item

30. Lärm

zusammen, wobei es allerdings weniger stark differenziert.

Ergebnisse der Pre-Befragung

	nie	selten	manchmal	häufig	sehr häufig	von
BKK (14)	41,0%	5,5%	21,2%	29,5%	39,6%	89,7%
BKK (15)	7,8%	23,8%	33,0%	19,9%	15,5%	92,8%
BKK (16)	11,9%	22,9%	28,1%	16,7%	20,5%	94,2%

LAS 30	Für alle Werker erreicht der Schalldruckpegel den zulässigen Immissionsschallpegel; für 30% liegt er darüber. Dabei sind dieWerker dieser Belastung über 2/3 ihrer Schichtzeit ausgesetzt.

Bei den BKK-Items findet sich der Schwerpunkt im Item (14); die Beschäftigten identifizieren Maschinen als Hauptverursacher von Lärm. Diesen gelten auch die erarbeiteten Vorschläge des Gesundheitszirkels, wie z.B. Lärmdämmung der Härtespulen. Das LAS-Item bestätigt die Lärmbelastung. Der Anteil an Personen, die einer besonderen Lärmbelastung ausgesetzt sind (30%), entspricht in etwa dem Anteil, der sich sehr häufig von Lärm belastet fühlt. Ob aber Lärm als belastend empfunden wird, hängt von einer Reihe weiterer Faktoren (z.B. empfundener Streß, Art der Tätigkeit) ab. Die Ergebnisse sind daher konform.

Ergebnisse der Post-Befragung

	sehr stark	stark	teils-teils	gering	nicht	von
BKK (14)	6,6%	6,6%	22,4%	17,1%	47,4%	99,0%
BKK (15)	2,9%	10,1%	23,2%	11,6%	52,2%	89,6%
BKK (16)	1,4%	9,7%	26,4%	18,1%	44,4%	93,5%

LAS 30	gleichgeblieben

Der LAS-Fragebogen gibt den Anteil der positiven Veränderungen nicht wieder. Gründe sind in der Skalierung des LAS-Fragebogens zu suchen, der feine Veränderungen, die bei den Mitarbeitern wahrgenommen werden, nicht erfaßt. Allerdings ist der Anteil der Personen, die eine starke bis sehr starke Verbesserung sehen, mit ca. 13% gering. Daß keine bzw. kaum Verbesserungen durch beide Fragebögen festgestellt werden können, liegt auch daran, daß die Vorschläge, die während des Gesund-heitszirkels zur Lärmverminderung gemacht wurden, zum Zeitpunkt der Erhebung noch nicht vollständig umgesetzt worden waren.

Beleuchtung

(17) zu dunkel/hell für die Arbeit

(18) stark reflektierende Flächen

Die beiden BKK-Items werden durch das LAS-Item

26. Beleuchtungseinflüsse

zusammengefaßt.

Ergebnisse der Pre-Befragung

	nie	selten	manchmal	häufig	sehr häufig	von
BKK (17)	18%	21,3%	25,1%	20,9%	14,7%	94,6%
BKK (18)	35,6%	30,7%	17,6%	8,8%	7,3%	91,9%

LAS 26	Für alle Werker wird eine angemessene Beleuchtungsstärke fast erreicht. Dabei sind 60% der Werker zwischen 1/10 und 1/3, 35% zwischen 1/3 und 2/3 und 5% mehr als 2/3 ihrer Schichtzeit dieser.

Im wesentlichen stimmen die Ergebnisse beider Fragebögen überein. Während sich die Ergebnisse von BKK-Item (17) und des LAS-Items fast decken (40% der Werker sind nach Expertenmeinung länger als 1/3 der Schichtzeit schlechter Beleuchtung ausgesetzt; 35,6% der Beschäftigten geben an, daß es sehr häufig/häufig zu hell/dunkel für die Arbeit ist), weicht das Ergebnis von BKK-Item (18) etwas stärker ab. Allerdings integriert das LAS-Item beide Teilaspekte, so daß eine genauere Analyse nicht möglich ist.

Ergebnisse der Post-Befragung

	sehr stark	stark	teils-teils	gering	nicht	von
BKK (17)	1,4%	15,3%	25,0%	19,4%	38,9%	93,5%
BKK (18)	1,6%	8,1%	19,4%	14,5%	56,5%	80,5%

LAS 26	gleichgeblieben

Das LAS-Item konnte keine Veränderungen feststellen. Während das BKK-Item (18) ebenfalls im wesentlichen keine Veränderungen feststellen konnte (71% keine bis wenige, ca. 10% starke bis sehr starke Veränderungen), so haben beim BKK-Item (17) mit 16,7% verhältnismäßig viele Personen starke Veränderungen feststellen können. In der LAS-Befragung wurde festgehalten, daß die Lampen verbessert und die Räume gestrichen wurden. Hier liegt eine Begründung für die von den Mitarbeitern, im Ge-gensatz zu den Experten, stärker positiv empfundenen Veränderungen.

Vibrationen/Erschütterungen/mechanische Schwingungen

(19) Hände/Arme

(20) Stehen/Sitzen

Diese BKK-Items sind vergleichbar mit den LAS-Items

    28. Ganzkörpervibrationen,
    29. Teilkörpervibrationen.

Ganzkörpervibrationen bezeichnen dabei die Schwingungen, die im Stehen/Sitzen aufgenommen werden; Teilkörpervibrationen gelangen über Hände/Arme in den Körper.

Ergebnisse der Pre-Befragung

	nie	selten	manchmal	häufig	sehr häufig	von
BKK (19)	33,5%	28,6%	14,1%	14,1%	9,7%	92,4%
BKK (20)	30,9%	23,7%	17,4%	13,0%	15,0%	92,8%

LAS 28	Für alle Werker sind keine Schwingungseinwirkungen spürbar.
LAS 29	Für alle Werker sind keine Schwingungseinwirkungen spürbar.

Die Daten weichen bei diesen Items voneinander ab. Während der LAS-Fragebogen für alle Werker keinerlei Schwingungseinwirkungen feststellt, fühlen sich 23,8% bzw. 28% der Werker durch Vibrationen, Schwingungen und Erschütterungen häufig bis sehr häufig belastet. Neben dem subjektiven Empfinden der Werker, die Vibrationen störender empfinden, als es die Experten einschätzen, könnte auch die grobe Skaleneinteilung des LAS-Fragebogens ursächlich sein, die gering spürbare Schwingungen nicht ausreichend erfassen.

Ergebnisse der Post-Befragung

	sehr stark	stark	teils-teils	gering	nicht	von
BKK (19)	1,6%	11,5%	19,7%	13,1%	54,1%	79,2%
BKK (20)	-	10,0%	23,3%	11,7%	55,0%	77,9%

LAS 28	gleichgeblieben
LAS 29	gleichgeblieben

Ein Anteil von 10 bis 12% der Beschäftigten sieht dagegen eine starke bis sehr starke Verbesserung. Die verringerte Schwingungsbelastung korrespondiert mit der Anschaffung von Holzböden (Platten) an Bohrmaschinen (Verbesserungsvorschläge).

(21) Stäube/Gase/Dämpfe/Rauch

Diesem Item ist das LAS-Item

31. chemische Substanzen, Stäube, Gase, Dämpfe

zuzuordnen.

Ergebnisse der Pre-Befragung

	nie	selten	manchmal	häufig	sehr häufig	von
BKK (21)	4,6%	5,5%	22,5%	23,4%	44,0%	97,8%

	nicht od. Selten	< 1/10 d. Schichtzeit	1/10 - 1/3 d. Schichtz.	1/3 -2/3 d. Schichtz.	> 2/3 d. Schichtzeit	beinahe ununterbr.
LAS 31	-	-	-	-	100%	-

Beide Fragebögen stimmen mit ihren Ergebnissen in etwa überein. Für mehr als 2/3 der Schichtzeit werden die Werker durch chemische Substanzen, Stäube, Gase und Dämpfe belastet. Nur ca. 10% der befragten Werker fühlen sich dadurch so gut wie nie belästigt. Einen Hinweis auf die Ursache gibt das Ergebnis des Gesundheitszirkels, in dem besonders häufig auf das Problem mit den Kühlschmierstoffen hingewiesen wurde (siehe Verbesserungsvorschläge zu eingesetzten Arbeitsstoffen).

Ergebnisse der Post-Befragung

	sehr stark	stark	teils-teils	gering	nicht	von
BKK (21)	8%	10,7%	9,3%	16%	56%	97,4%

LAS 31	gleichgeblieben

Die Belastung durch Stäube/Gase/Dämpfe/Rauch konnte laut LAS-Fragebogen nicht verringert werden. Der BKK-Fragebogen weist allerdings starke (18,7%) und geringere Verbesserungen (16%) nach. Dies liegt daran, daß der Vorschlag des Gesundheitszirkels, Arbeitsgänge mit schwerer Zerspanung auf eingehausten und abgesaugten Maschinen durchzuführen, umgesetzt wurde.

Offenbar messen die Experten dieser Maßnahme eine nicht so hohe Bedeutung zu.

(22) schwere Arbeitsgegenstände

Korrespondierende LAS-Items sind jedoch

      7. Haltearbeit mit Finger/Hand/Unterarm,
    10. schwere dynamische Muskelarbeit: Einsatz der Arme und Oberkörpermuskulatur.

Ergebnisse der Pre-Befragung

	nie	selten	manchmal	häufig	sehr häufig	von
BKK (22)	11,5%	23,9%	37,2%	15,6%	11,9%	97,7%

	trifft nicht zu	sehr gering/gering	mittel	hoch/sehr hoch
LAS 7	-	70%	30%	-
LAS 10	-	60%	40%	-

Etwa 27,5% der Mitarbeiter fühlen sich durch schwere Arbeitsgegenstände belastet. Der von den Experten geschätzte Beschäftigtenanteil, der von Haltearbeit mit Finger/Hand/Unterarm betroffen ist, bewegt sich etwa in gleicher Höhe. Auch die Daten über schwere körperliche Arbeit mit Arm/Oberkörper sind konform mit der Mitarbeitermeinung.

Ergebnisse der Post-Befragung

	sehr stark	stark	teils-teils	gering	nicht	von
BKK (22)	4,2%	6,9%	12,5%	19,4%	56,9%	93,5%

LAS 7	gleichgeblieben
LAS 10	gesunken

Evaluation eines integrierten Konzepts betrieblicher Gesundheitsförderung

Etwa 11% der Mitarbeiter sehen eine starke bis sehr starke Verbesserung der Arbeitsbedingungen. Die Verteilung der Antworten weicht somit nicht grundlegend von den übrigen Items ab. Die Aussagen der Experten zum LAS-Item 7 und 10 sind geteilt. Sie widersprechen nicht den Mitarbeiterangaben. Rückschlüsse auf Verbesserungen lassen die Vorschläge zu Hebehilfen und zu leichteren Anschlagmöglichkeiten zu.

(23) eingesetzte Arbeitsstoffe

Dieses Item entspricht einem Vergleich mit dem LAS-Item

31. Chemische Substanzen, Stäube, Gase, Dämpfe

Ergebnisse der Pre-Befragung

	nie	selten	manchmal	häufig	sehr häufig	von
BKK (23)	14,8%	24,3%	28,6%	19,0%	13,3%	94,2%

	nicht oder selten	< 1/10 d. Schichtz.	1/10 - 1/3 d. Schichtz.	1/3 -2/3 d. Schichtz.	> 2/3 d. Schichtzeit	beinahe ununterbr.
LAS 31	-	-	-	-	100%	-

Beide Fragebögen liefern ein widerspruchsfreies Ergebnis, wobei das LAS-Item eine etwas stärkere Ausprägung als das BKK-Item besitzt. Hinsichtlich der gefährlichen Arbeitsstoffe ist insbesondere der Umgang mit den Kühlschmierstoffen hervorgehoben worden (s. Verbesserungsvorschläge zu eingesetzten Arbeitsstoffen).

Ergebnisse der Post-Befragung

	sehr stark	stark	teils-teils	gering	nicht	von
BKK (23)	1,4%	10,1%	15,9%	18,8%	53,6%	89,6%

LAS 31	gleichgeblieben

Das Ergebnis der Mitarbeiterbefragung bewegt sich mit einem Anteil von ca. 11% in der Kategorie starke/sehr starke Verbesserung innerhalb des üblichen Rahmens. Diesen geringen Anteil nimmt der LAS-Fragebogen nicht wahr. Das Hauptproblem „Kühlschmierstoffe" wurde durch einige Verbesserungsvorschläge des Gesundheitszirkels angegangen.

(24) fehlende Arbeit im Team

(25) häufige Isolation durch die Arbeit

Von diesen beiden Items soll insbesondere das BKK-Item (25) mit dem LAS-Item

21. Isolation am Arbeitsplatz

verglichen werden. Das BKK-Item (24) geht über eine Isolation am Arbeitsplatz hinaus. Es beinhaltet neben einer Kontaktmöglichkeit zusätzlich das gemeinsame Arbeiten an einer Aufgabe.

Ergebnisse der Pre-Befragung

	nie	selten	manchmal	häufig	sehr häufig	von
BKK (24)	25,6%	32,6%	22,3%	14,4%	5,1%	96,4%
BKK (25)	26,5%	34,9%	22,3%	11,6%	4,7%	96,4%

	nicht oder selten	> 1/10 d. Schichtz.	1/10 - 1/3 d. Schichtz.	1/3 -2/3 d. Schichtz.	> 2/3 d. Schichtzeit	beinahe ununterbr.
LAS 21	100%	-	-	-	-	-

19,5% der Werker stört häufig bis sehr häufig die fehlende Möglichkeit, im Team zu arbeiten; 16,3% der Werker fühlen sich häufig bis sehr häufig durch ihre Arbeit am Arbeitsplatz isoliert. Diese Werte liegen unterhalb des Durchschnitts für eine häufige bis sehr häufige Belastung. Eine objektive Isolation am Arbeitsplatz, wie sie etwa bei Kranfahrern vorkommt, sehen die Experten nicht. Hier gibt der subjektive Eindruck der Werker den Ausschlag, die Isolation anders als der AET zu definieren.

Ergebnisse der Post-Befragung

	sehr stark	stark	teils-teils	gering	nicht	von
BKK (24)	2,8%	14,1%	21,1%	14,1%	47,9%	92,2%
BKK (25)	1,4%	11,4%	21,4%	17,1%	48,6%	90,9%

LAS 21	gleichgeblieben

Das LAS-Item geht von einer gleichgebliebenen Situation aus. Die beiden BKK-Items liefern nur geringfügig abweichende Ergebnisse. Die Anzahl derer, die Veränderungen feststellen konnten, liegt im gleichen Rahmen wie bei den Ergebnissen der vorherigen Items. Da Experten und Beschäftigte von einer anderen Operationalisierung der Isolation ausgehen, lassen sich die Ergebnisse nicht in Übereinstimmung bringen. Die von den Mitarbeitern empfundene Verbesserung könnte an dem offeneren Informationsfluß und an den regelmäßigen Mitarbeiterbesprechungen (Verbesserungsvorschläge) liegen.

(26) Verantwortung für die Sicherheit/Gesundheit anderer

Das BKK-Item wird dem LAS-Item

24. Verantwortung für Personenschäden

gegenüber gesetzt.

Ergebnisse der Pre-Befragung

	nie	selten	manchmal	häufig	sehr häufig	von
BKK (26)	24,2%	41,2%	19,0%	12,3%	3,3%	94,6%

	trifft nicht zu	sehr begrenzt	begrenzt	mittel	wesentlich	sehr wesentlich
LAS 24	-	-	-	100%	-	-

Die Experten stufen die Verantwortung für Personenschäden für alle Beschäftigten als mittel ein. Angeführt wird insbesondere das Arbeiten mit Kränen. Hier ist das Potential für eine Belastung gegeben. In welchem Maß sich die Werker davon beansprucht fühlen, macht sich an personellen Unterschieden fest. So kann vorhandene Routine/Sicherheit bei den Arbeitstätigkeiten dazu führen, daß die Verantwortung für Personenschäden nicht in dem Maß bewußt erlebt wird.

Ergebnisse der Post-Befragung

	sehr stark	stark	teils-teils	gering	nicht	von
BKK (26)	8,3%	8,3%	22,2%	19,4%	41,7%	93,5%

LAS 24	gleichgeblieben

16,6% der befragten Werker konnten eine Verbesserung erkennen. Dieser Anteil liegt im Bereich des Durchschnitts. Hierzu trägt vermutlich die Vorstellung bei, die Arbeitsanweisungen zu verbessern und dadurch eine erlebte Unsicherheit zu beheben.

(27) Verantwortung für die eigene Sicherheit/Gesundheit

Vergleichbar ist dieses Item mit dem LAS-Merkmal

> 35. Unfallgefährdung bei der Arbeit.

Ergebnisse der Pre-Befragung

	nie	selten	manchmal	häufig	sehr häufig	von
BKK (27)	17,8%	24,4%	26,8%	19,7%	11,3%	95,5%

	trifft nicht zu	sehr gering	gering	mittel	hoch	sehr hoch
LAS 35	-	-	50%	50%	-	-

Die Experten gehen davon aus, daß die Beschäftigten aufgrund ihrer Tätigkeit gering bis mittel gefährdet sind. Davon fühlen sich 31% häufig bis sehr häufig belastet. Aufgrund des subjektiven Urteils, das von individuellen Unterschieden geprägt ist, sind beide Angaben miteinander konform.

Ergebnisse der Post-Befragung

	sehr stark	stark	teils-teils	gering	nicht	von
BKK (27)	5,6%	20,8%	18,1%	16,7%	38,9%	93,5%

LAS 35	gleichgeblieben

Während das LAS-Item keine Veränderungen feststellen konnte, zeigt das BKK-Item, daß 26,4% der Werker sehr starke bis starke Verbesserungen sehen. Im Vergleich mit den bisherigen Zahlen für diese Skalenstufen ist dies ein überdurchschnittlicher Wert. Die eingeleiteten Veränderungen wurden offensichtlich von den Werkern positiver empfunden, als von der Expertengruppe. Ursächlich sind die Vorschläge, die auf die verbesserten oder vervollständigten Werkzeuge, den sorgfältigen Umgang mit Kühlschmierstoffen/Gefahrstoffen, die Lärmvermeidung und die Einhausung/Absaugung an Maschinen abzielen. Auch die Vermeidung von häufigen Arbeitsplatzwechseln trägt durch Übungseffekte und Routine zur Verminderung der Unfallgefährdung bei.

(28) Verantwortung für Maschinen/Material

(29) Verantwortung für den Kunden (Qualität der Arbeit)

Diesen Items entspricht in etwa das LAS-Item

    25. Verursachungsmöglichkeit von Sachschädigungen und Qualitätsminderungen.

Ergebnisse der Pre-Befragung

	nie	selten	manchmal	häufig	sehr häufig	von
BKK (28)	18,7%	30,1%	28,7%	16,3%	6,2%	93,7%
BKK (29)	20,1%	28,7%	22,0%	17,2%	12,0%	93,7%

	sehr gering	gering	durchschnitt.	hoch	sehr hoch
LAS 25	-	-	-	100%	-

Während die Expertengruppe die Verantwortung für alle Werker als hoch einstuft, empfindet nur etwa ein Viertel der Werker die Verantwortung häufig bis sehr häufig belastend. Auch hier fällen die Werker subjektive Urteile, die z.B. durch Arbeitsroutine und Erfahrung beeinflußt werden. Denkbar ist auch, daß sich einige Werker der Verantwortung bewußt sind, diese jedoch nicht belastend, sondern eher persönlichkeitsfördernd wirkt.

Ergebnisse der Post-Befragung

	sehr stark	stark	teils-teils	gering	nicht	von
BKK (28)	2,8%	14,1%	22,5%	15,5%	45,1%	92,2%
BKK (29)	8,5%	12,7%	26,8%	12,7%	39,4%	92,2%

LAS 25	gleichgeblieben

Das LAS Item

43. Variationsbreite der Arbeit

thematisiert ebenfalls diesen Bereich.

Ergebnisse der Pre-Befragung

	nie	selten	manchmal	häufig	sehr häufig	von
BKK (30)	21,4%	24,8%	33,3%	11,4%	9,0%	94,2%
BKK (31)	20,6%	25,8%	30,1%	14,8%	8,6%	93,7%
BKK (32)	36,1%	38,0%	13,9%	5,8%	6,3%	93,2%
BKK (33)	17,2%	34,0%	23,0%	19,1%	6,7%	93,7%
BKK (34)	25,4%	37,3%	23,4%	10,0%	3,8%	93,7%

	sehr gering	gering	mittel	groß	sehr groß
LAS 43	100%	-	-	-	-

Die Experten sehen eine sehr geringe Variationsbreite für alle Werker. Häufig bis sehr häufig fühlen sich davon etwa 26% (Item (33)) bis 12% der Befragten belastet. Damit liegen die Werte unterhalb des Durchschnitts.

Ergebnisse der Post-Befragung

	sehr stark	stark	teils-teils	gering	nicht	von
BKK (30)	5,7%	7,1%	15,7%	11,4%	60,0%	90,9%
BKK (31)	4,3%	8,6%	11,4%	11,4%	64,3%	90,9%
BKK (32)	9,9%	18,3%	25,4%	14,1%	32,4%	92,2%
BKK (33)	2,8%	15,3%	20,8%	6,9%	54,2%	93,5%
BKK (34)	4,2%	12,5%	36,1%	12,5%	34,7%	93,5%

LAS 43	gleichgeblieben

Innerhalb der Stufung des LAS-Fragebogens hat sich die Variationsbreite der Arbeit nicht grundlegend geändert. Es besteht weiterhin nicht die Möglichkeit, von der täglichen Routine abzuweichen. Die Befragten empfinden dagegen Veränderungen. Besonders die Items (32) bis (34) erzielten überdurchschnittliche Ergebnisse bei starken bis sehr starken Verbesserungen. Dabei greift

Item (34) das Ziel des Gesundheitszirkels auf: Ideen und Vorschläge sollen eingebracht werden. Aus den Protokollen ist kein Vorschlag ersichtlich, der auf Selbstprüfung oder auf die Möglichkeit der selbständigen Arbeitsplatzgestaltung eingeht. Allerdings hat eine Umorganisation der Qualitätsprüfung stattgefunden, die nicht im Zusammenhang mit dem Gesundheitszirkel steht.

Abhängigkeit

(35) vom Tempo der Maschinen

(36) vom Tempo der Kollegen

Ein Vergleich der beiden BKK-Items ist mit dem LAS-Item

> 42. Zeitliche Bindung an Arbeitstakt oder Arbeitsgeschwindigkeit anderer möglich.

Ergebnisse der Pre-Befragung

	nie	selten	manchmal	häufig	sehr häufig	von
BKK (35)	24,8%	22,4%	25,2%	15,0%	12,6%	96,0%
BKK (36)	38,6%	31,9%	17,6%	8,1%	3,8%	94,2%

	sehr gering	gering	durchschnitt.	Hoch	sehr hoch
LAS 42	100%	-	-	-	-

Aus Expertensicht ist die Bindung an Maschinen oder an Kollegen sehr gering, da die Arbeitsplätze nicht über einen gemeinsamen Takt verkettet sind. Dennoch empfinden einige der Befragten eine Belastung. Sie liegt leicht unter dem Durchschnitt über alle Items. Es ist anzunehmen, daß die Beschäftigten teilweise den Rhythmus der Maschinen aus Einspann- und Bearbeitungsphase als aufmerksamkeitsbindend und belastend ansehen.

Ergebnisse der Post-Befragung

	sehr stark	stark	teils-teils	gering	nicht	von
BKK (35)	8,2%	9,6%	9,6%	8,2%	64,4%	94,8%
BKK (36)	1,4%	10,1%	17,4%	8,7%	62,3%	89,6%

LAS 42	gleichgeblieben

Vor dem Hintergrund ihrer Interpretation zur zeitlichen Bindung an den Arbeitstakt oder an Kollegen, gehen die Experten von gleichgebliebenen Verhältnissen aus. Ein Anteil von etwa 18% der Befragten sehen eine starke bis sehr starke Verbesserung. Dies ist ein leicht überdurchschnittlicher Wert. Dagegen geben 64,4% (17,3% mehr als der Durchschnitt) an, daß keine Verbesserung stattgefunden hat. Es ist anzunehmen, daß von den Werkern gesehene Besserungen lokal begrenzt sind. Sie könnten darauf zurückzuführen sein, daß Verbesserungshinweise, z.B. zur Maschinenbelegung oder Durchlaufplanung, umgesetzt wurden.

Verbesserungsvorschläge des Gesundheitszirkels

Abschließend wird geprüft, ob der BKK-Fragebogen nach Durchführung des Gesundheitszirkels 2 die erarbeiteten Verbesserungsvorschläge ausreichend erfaßt. Die Frage lautet, ob die BKK-Fragebögen Items enthalten, die in der Lage sind, die im Gesundheitszirkel gemachten Vorschläge und deren Auswirkungen wahrzunehmen.

Die Vorschläge lassen sich in Gruppen einteilen (*siehe folgende Tabelle*) und mit den BKK-Items in Verbindung bringen.

Evaluation eines integrierten Konzepts betrieblicher Gesundheitsförderung

Verbesserungsvorschläge	BKK-Items
Hebehilfen/Hebevorrichtungen	schwere körperliche Arbeit
V1. Beachten der 20 kg-Grenze	schwere Arbeitsgegenstände
V2. Hebehilfenübersicht	
V3. Hebehilfen	
V4. Hebehilfen	
V5. Stopfen konservieren	
V6. Wenden mit Stapler/ Vorrichtung	
V7. Anschlagen erleichtern	
V8. Optimierung der Hebevorrichtung	
V9. Staplerfahrer an Bohrmaschine	
V10. Hebevorrichtung	
V11. Absetzstation im Schwenkbereich	
V12. leichtere Kupplungen	
V13. Unterbauelemente aus Aluminium	
V14. Hebehilfen	
Arbeitsprozesse	Streß/Termindruck
V1. Optimierung der Werkzeugwechsel	Abhängigkeit vom Maschinentempo
V2. Optimierung d. Maschinenbelegung	
V3. Optimieren d. Durchlaufplanung	
V4. Genaues Erstellen der Akkordsch.	
V5. Arbeitsplatzwechsel minimieren	
V6. Arbeitsplatzwechsel früh mitteilen	
V7. zu kleine Werkstücke vermeiden	
V8. in Arbeitslage stapeln	
V9. Wartezeit berücksichtigen	
V10. Entgratezeit verringern	
V11. in Bohrposition drehen	
V12. Arbeitsweise optimieren	
V13. kein Dazwischenschieben v. Arb	
V14. Rückmeldung von Problemen	
V15. Infos zur Sonderbearbeitung	
V16. zu kleine Werkstücke vermeiden	
V17. zusätzlicher Kran	
V18. Arbeitsplatzwechsel vermeiden	
V19. Arbeitsvorrat bekanntgeben	
V20. Arbeitsplatzwechsel vermeiden	

Evaluation eines integrierten Konzepts betrieblicher Gesundheitsförderung

Verbesserungsvorschläge	BKK-Items
Arbeitsplatzgestaltung V1. freier Platz zum Entgraten V2. Arbeitsplatzoptimierungen V3. Pflegeplatz für Spannmittel	Einrichtung des Arbeitsplatzes zu geringe Bewegungsfreiheit
Kälte/ Zugluft V1. Kontrolle der Türschließer V2. Schließen der Hallentore V3. Schlupftüren benutzen	Kälte Zugluft
Lärm V1. Stempel zur Lärmvermeidung V2. lärmarme Maschinen V3. Bewußtsein f. lärmarmes Verhalten V4. Schnittdatenvariation z. Lärmverm. V5. Saug-Blasvorrichtung V6. Lärmarme Düsen zum Ausblasen V7. Schallschutzwand zw. Maschinen V8. Abschirmung und Lärmdämmung V9. lärmarme Arbeitsweise V10. nur lärmarme Verfahren freigeben V11. Aufsteckgabeln festspannen V12. Knippstangen mit Kupferköpfen	Lärm von Maschinen Lärm von Gegenständen Lärm von Kollegen
Vibrationen V1. Holzböden an Bohrmaschinen	Vibrationen: Hände/ Arme Vibrationen: Stehen/ Sitzen
eingesetzte Arbeitsstoffe V1. Schulung zu Kühlschmierstoffen V2. Emulsionsnebel beim Türöffnen V3. Betriebsanw. für Kühlschmierst. V4. Betriebsanw. für Gefahrstoffe V5. schwere Arbeiten einhausen	Stäube/Gase/Dämpfe/Rauch eingesetzte Arbeitsstoffe

Verbesserungsvorschläge	BKK-Items
Werkzeug/Arbeitsgegenstände	fehlendes/schlechtes Werkzeug
V1. Hebehilfenübersicht	
V2. Transportwagen f. Werkzeughalter	
V3. Hebehilfen	
V4. drehmomentgeregelte Schrauben	
V5. Werkzeuge zum Entgraten	
V6. Optimierung der Hebevorrichtung	
V7. Optimierung d. Werkzeugbereitst.	
V8. Infos über Standardwerkzeuge	
V9. leichtere Kupplungen	
V10. Unterbauelemente aus Aluminium	
V11. Knippstangen mit Kupferköpfen	
V12. Haken zum Anheben von Ringen	
V13. Drehmomentschlüssel einsetzen	
V14. Standardspannmittel bereit halten	
V15. Bedarf prüfen	
Arbeitszeitregelung	Arbeitszeitregelung
V1. Einhalten der Schichtreihenfolge	
V2. Infos b. Änderung des Schichtplans	
V3. frühe Infos zu Wochenendarbeit	
V4. Einhalten der Schichtreihenfolge	
Informationen	Information
V1. Infos b. Änderung des Schichtplans	
V2. Arbeitsplatzwechsel früh mitteilen	
V3. frühzeitige Arbeitsunterlagen	
V4. frühe Infos zu Wochenendarbeit	
V5. Schichtplan früh aushängen	
V6. Vorgabezeitänderungen begründen	
V7. Arbeitsvorrat bekanntgeben	
V8. klare und präzise Anweisungen	
V9. regelmäßige Besprechung	

Evaluation eines integrierten Konzepts betrieblicher Gesundheitsförderung

Verbesserungsvorschläge	BKK-Items
Abfall/Schmutz V1. Abfallkörbe und Aschenbecher V2. Geschenke für saubere Arb.plätze V3. Sauberk. in Sicherheitsanweisung V4. Maschinen selbst reinigen	kein entsprechendes Item vorhanden
Verhältnis Vorgesetzte/ Mitarbeiter V1. Schulung zur Mitarbeiterführung V2. Schichtwechsel pers. Mitteilen V3. klare und präzise Anweisungen V4. Schulung zur Mitarbeiterführung V5. regelmäßige Besprechung	Meinung kann nicht offen gesagt werden bei Problemen Vorgesetzte fragen bei Problemen Experten fragen Lob von Vorgesetzten Unterstützung von Vorgesetzten von Vorgesetzten kontrolliert werden Art wie Vorgesetzte mit mir reden wenig Rücksicht auf persönliche Dinge Verständlichkeit der Anweisungen fehlende Arbeit im Team
Entlohnung V1. Anpassung der Entlohnung V2. Genaues Erstellen der Akkordsch. V3. Vergütung bei Arbeitsplatzwechsel	kein entsprechendes Item vorhanden

Alle Verbesserungsvorschläge des Gesundheitszirkels, bis auf die Verbesserungsvorschläge zu Schmutz und Abfall sowie zu Entlohnungsfragen haben, wie die Tabelle zeigt, korrespondierende BKK-Items. In einigen Gruppen wiederholen sich die Vorschläge (z.B. Hebehilfen, Lärm); in anderen Gruppen stehen den Verbesserungsvorschlägen, die einen weiten Bereich umfassen (z.B. Arbeitsprozesse), nur wenige Items gegenüber. Es wäre möglich, entsprechende Items in den Fragebogen aufzunehmen. Hier ist allerdings zu beachten, daß die Vorschläge nur aus einem Werk entstammen und somit keinen repräsentativen Eindruck vermitteln. In anderen Unternehmen könnte sich ein anderes Bild ergeben.

Fazit des Vergleichs

Die Gegenüberstellung der Meßergebnisse der BKK-Fragebögen mit den Ergebnissen des LAS-Fragebogens erzielt für die vergleichbaren Bereiche zufriedenstellende Ergebnisse. Unterschiedliche Resultate können auf konzeptionelle Unterschiede der beiden Fragebögen zurückgeführt werden. „Gesundheitszirkel im engeren Sinne haben die subjektiven Veränderungen im Blick und dienen der Erstellung eines Themenkataloges 'objektiver' Mißstände (..) (vgl. Westermayer/ Liebing, 1992, S. 343) Der subjektive Verbesserungseindruck der Werker (bzw. der Beteiligten) geht daher über die von den Experten wahrgenommene objektive Verbesserung hinaus. Die Verbesserungsvorschläge des Gesundheitszirkels vermag der BKK-Fragebogen nach Durchführung des Gesundheitszirkels ausreichend zu erfassen.

5. Ergebnisse der Evaluation

5.1. Empirisches Vorgehen

Die Beschreibung der Evaluationsergebnisse stützt sich - wie erwähnt - sowohl auf eine Struktur- und Prozeß- als auch auf eine Ergebnisevaluation. Für die unterschiedlichen Evaluationsdimensionen wurden zunächst Daten und Informationen von durch die Intervention in verschiedener Weise betroffenen betrieblichen Interessengruppen erhoben. Dies wird durch die Aufteilung in zwei Befragungsgruppen erreicht:

- *Die Gruppe der aktiven Zirkelteilnehmer*

Diese Mitarbeitergruppe ist unmittelbar an einem Gesundheitszirkel beteiligt. Angehörige sind entsprechend der Zirkelzusammensetzung (Produktions-)Beschäftigte, Vorgesetzte, Betriebsrat und Experten des Arbeits- und Gesundheitsschutzes. Sie können sowohl direkt ihre Erfahrungen mit dem Konzept als auch zu den hiermit induzierten individuellen und betrieblichen Veränderungen äußern. Die Befragungsergebnisse dieser Gruppe sind daher der Struktur- und Prozeßevaluation, aber auch zum Teil der Ergebnisevaluation zuzuordnen.

- *Die Gruppe der Mitarbeiter im Interventionsbereich*

Befragte dieser Gruppe sind mit großer Mehrheit nicht an einem Gesundheitszirkel beteiligt. Es handelt sich um die (Produktions-)Beschäftigten in dem Interventionsbereich, der für einen Gesundheitszirkel ausgewählt wurde. Durch die zu Beginn des Projekts durchgeführten Aktionen - Informationsveranstaltungen und Vorbefragungen - sowie durch die Zusammenarbeit mit aktiven Zirkelbeschäftigten und die ständige betriebsinterne Öffentlichkeitsarbeit verfügen auch sie über einen bestimmten Kenntnisstand hinsichtlich des Projekts. Ihre Befragungsergebnisse werden ausschließlich der Outcome-Evaluation zugeordnet.

Die für beide Befragungsgruppen unterschiedlich konzipierten Fragebögen wurden in vier der unmittelbar am Forschungsvorhaben teilnehmenden Pilotbetriebe einem Pretest unterzogen.

Daraufhin wurden einige Fragen umformuliert und einige Items gestrichen bzw. ergänzt. Weitere Anregungen vom LAS-Bochum, die den Fragebogen für den Interventionsbereich validierten, wurden einbezogen; die endgültige Fassung der Fragebögen wurde im Februar 1995 fertiggestellt.

Beide Fragebögen wurden jeweils sechs Monate nach Abschluß der regulären Gesundheitszirkelarbeit eingesetzt. Die Auswertung der Zirkelarbeit wurde im Rahmen eines Auswertungsworkshops vorgenommen, die Befragung der Mitarbeiter im Interventionsbereich entweder durch die Moderatoren selbst oder durch vorher eingewiesene Vorgesetzte und/oder Betriebsräte organisiert.

Zugleich werden im Rahmen der Struktur- und Prozeßevaluation Sekundärunterlagen von Gesundheitsberichten, Vorbefragungen und Sitzungsprotokollen für eine Zusammenhangsanalyse des Konzepts genutzt. Hierzu werden fünf nach Branchen unter Repäsentativitätsgesichtspunkten ausgewählte Projekte zugrundegelegt.

5.1.1. Einbezogene Projekte und Unternehmen

Da der BKK BUNDESVERBAND als einer der größten Anbieter von Gesundheitsberichten und Gesundheitszirkeln jährlich ca. 15 Projekte vollständig realisiert, wurde aus forschungsökonomischen Gründen eine breit angelegte Untersuchung angestrebt. Auch im Hinblick auf bereits vorliegende Studien, die in erster Linie einzelfallbezogen Struktur- und Prozeßaspekte untersuchten, wurde einer möglichst großen Anzahl von Projekten der Vorzug gegeben (vgl. z.B. Müller, Münch, Badura und hierzu vorliegende Diplomarbeiten).

Es war nicht geplant, tiefergehende oder explorative Einzelfallstudien zu betreiben. Vielmehr sollte mit dem vorliegenden Forschungsvorhaben erstmals der Frage nach einer möglichst breiten Einschätzung von Wirkungen des Gesundheitsbericht- und Gesundheitszirkelkonzepts auf alle betroffenen Gruppen, auch die der nicht direkt beteiligten Mitarbeiter, nachgegangen werden. Die Untersuchung hat demnach einen quantitativen, eher repräsentativen Charakter.

Tab. 2: Einbezogene Projekte und Unternehmen

Wirtschaftsgruppe	Gesundheitsbericht				Gesundheitszirkel				Evaluation			
	Anzahl		Unternehmen		Anzahl		Unternehmen		Anzahl		Unternehmen	
	n	%	n	%	n	%	n	%	n	%	n	%
Metall	104	47%	42	51%	46	55%	16	50%	25	63%	10	63%
-Stahlverformung	42	19%	15	18%	20	24%	7	22%	15	38%	4	25%
-Fahrzeugbau	31	14%	8	10%	13	15%	3	9%	5	13%	1	6%
Chemie	25	11%	13	15%	14	16%	2	6%	9	22%	2	13%
Dienstleistung	43	20%	12	14%	22	27%	11	34%	5	13%	3	19%
sonstige	49	23%	17	20%	4	4%	3	9%	1	2%	1	6%
Gesamt	221	100%	84	100%	86	100%	32	100%	41	100%	16	100%

Nach dem Pretest der Fragebögen in den Pilotbetrieben des Vorhabens wurden sämtliche vom BKK BUNDESVERBAND auf Nachfrage der BKK und ihrer Trägerunternehmen durchgeführten Projekte mit den entwickelten Instrumenten evaluiert. Vor diesem Zeitpunkt (1995) durchgeführte Projekte blieben ohne Bewertung. Auf diese Weise konnten bisher 41 Gesundheitsbericht- und Gesundheitszirkelsprojekte in 16 verschiedenen Unternehmen evaluiert werden. Das ist knapp die Hälfte aller vollständig realisierten Projekte des BKK BUNDESVERBANDES überhaupt.

Der Schwerpunkt der Evaluation wie auch generell der Konzeptdurchführung liegt eindeutig in der metallverarbeitenden Industrie, insbesondere des stahlverformenden Bereichs und des Fahrzeugbaus. Hierbei handelt es sich in der Mehrzahl um größere Unternehmen bzw. Werke in der Größenklasse bis 10.000 Mitarbeiter, aber auch kleinere Unternehmen unter 1.000 Beschäftigte sind vertreten.

Die Chemieindustrie ist mit 9 Projekten in zwei größeren Unternehmen an der Evaluation beteiligt. Sie ist damit - gemessen an der Anzahl der Gesundheitszirkelprojekte - etwas überrepräsentiert.

Das Dienstleistungsgewerbe mit Projekten in einem Handelsunternehmen, zwei Krankenhäusern und einer Verwaltung ist mit einem Anteil von 13% dagegen leicht unterrepräsentiert.

Hinter dem Projekt in der Wirtschaftsgruppe „sonstige" verbirgt sich das Pilotunternehmen aus der Textilbranche mit einer Grössenordnung von ca. 1.000 Mitarbeitern.

Die Tabelle zeigt uns ferner, daß nicht jeder Gesundheitsbericht automatisch auch zu einem Gesundheitszirkel führt, der vom BKK BUNDESVERBAND durchgeführt wird. Umgekehrt hatte jeder Gesundheitszirkel jedoch einen Gesundheitsbericht zur Voraussetzung.

Die Gründe für die differierende Anzahl von Gesundheitsberichten und Gesundheitszirkeln sind zum einen in der zwischenzeitlich immer stärker verbreiteten betriebsinternen Durchführung und Moderation von Gesundheitszirkeln zu sehen, zum anderen fragen Unternehmen immer häufiger nur Gesundheitsberichte nach zur gänzung ihrer eigenen, selbst gestalteten Fehlzeitenanalysen und -aktivitäten. Schließlich ist der Einsatz anderer Gesundheitsförderungsmaßnahmen als Gesundheitszirkel, wie zum Beispiel Führungskräfteseminare und -schulungen, Arbeitsplatzprogramme etc. sowie gezielte Aktivitäten der betrieblichen Arbeits- und Gesundheitsschutzexperten auf Grundlage des Gesundheitsberichts, ebenfalls eine Erklärung für die o. g. Abweichung.

5.2. Struktur- und Prozeßaspekte

5.2.1. Zieladäquatheit des Verfahrens[6.]

Aus der Perspektive der Struktur- und Prozeßevaluation ist es von hohem Interesse, zu erfahren, ob und inwieweit die einzelnen Komponenten des Gesundheitsbericht- und Zirkelkonzepts aufeinander Bezug nehmen bzw. zusammenhängen. Das Konzept setzt darauf, daß die Daten bzw. Informationen der einzelnen Phasen die nächste Stufe stützen bzw. forcieren. Ob ein Zusammenhang besteht oder nicht, bildet somit ein wichtiges Qualitätskriterium. Der Nutzen der hochwertigen Qualität liegt hier zum einen in der Angemessenheit des Instrumenteneinsatzes zum Zwecke der Zielerreichung (Zieladäquatheit) und folglich zum anderen in der breiten Akzeptanz bei Unternehmen und Betrieben.

Zur Beantwortung dieser Fragestellung wurde untersucht,

[6.)] Den Analysen des Kapitels 5.2.1 liegt ein medizinsoziologisches Gutachten von Prof. Badura und Wolfgang Ritter (Universität Bielefeld) zugrunde, die den Zusammenhang von Gesundheitsbericht und Gesundheitszirkel im Rahmen eines Projektunterauftrages näher untersuchten.

- ob der Gesundheitsbericht eine treffgenaue Grundlage hinsichtlich der zur Intervention ausgewählten Arbeitsbereiche bzw. der Ziel- und Bedarfsgruppen darstellt,

- in welcher Art und Weise Gesundheitsbericht und Mitarbeiterbefragung in ihren Ergebnissen übereinstimmen,

- inwiefern die Ergebnisse des Gesundheitsberichts und der Mitarbeiterbefragung für die Zirkelgespräche eine Rolle spielen und

- welche Zusammenhänge (Muster oder Typen) zwischen im Gesundheitszirkel entwickelten und vorgeschlagenen und schließlich tatsächlich umgesetzten Verbesserungsvorschlägen existieren.

Die Untersuchung erfolgte auf der Grundlage quantitativer und qualitativer Dokumentenanalysen von 5 unter Repräsentativitätsgesichtspunkten ausgewählten Projekten. Einbezogen wurden Projekte aus der Metallverarbeitung (Stahlverformung), der Automobilbranche, aus dem Chemiebereich, aus Handel und Krankenhauswesen.

5.2.1.1. Der Zusammenhang von Gesundheitsbericht und Interventionsbereich

Der Gesundheitsbericht hat zunächst die Funktion, die in einem Unternehmen/Werk auffälligen, für eine Intervention in Frage kommenden Bereiche zu lokalisieren. Dies geschieht durch Vergleich der AU-Tage und AU-Fälle der einzelnen Organisationsbereiche eines Unternehmens/Werkes mit seinem Durchschnitt. Werte, die diesen Durchschnitt übertreffen, werden als auffällig angesehen und aufgrund ihrer potentiellen Interventionsmöglichkeit näheruntersucht.

Unternehmen der Metallverarbeitung

Tab. 3: *Erhöhtes Krankheitsgeschehen im Vergleich zum Unternehmensdurchschnitt*

	AU-Tage pro 100	Abweichung vom Durchschnitt	AU-Fälle pro 100	Abweichung vom Durchschnitt
Stahlbau	4.177	104%	212	60%
Mech. Fertigung	2.096	42%	153	15%
Schaufelbau	2.798	36%	165	22%

Die Abteilung „Stahlbau" weist mit Abstand den höchsten Krankenstand auf. Sie ist mit 14% am Krankheitsgeschehen im Werk beteiligt mit einem Mitarbeiteranteil von nur 6,5%. Die hauptsächlichen Krankheitsgruppen sind hier vor allem Muskel- und Skeletterkrankungen mit 41%-Anteil, Atemwegserkrankungen mit 19% sowie Verletzungen mit 17%.

In der Abteilung „Mechanische Fertigung" liegen die Muskel- und Skeletterkrankungen mit 47% ebenfalls an der Spitze, gefolgt von Atemwegserkrankungen mit 14%. Der „Schaufelbau" weist mit 31% Muskel- und Skeletterkrankungen, 23% Atemwegserkrankungen sowie 14% Krankheiten im Verdauungsbereich ein ähnliches Bild auf. Das Management entschied sich dafür, nacheinander in allen 3 Bereichen einen Gesundheitszirkel durchzuführen. Aus betriebspolitischen Gründen wurde mit der Mechanischen Fertigung begonnen.

Chemieunternehmen

Tab. 4: Erhöhtes Krankheitsgeschehen im Vergleich zum Unternehmensdurchschnitt

	AU-Tage pro 100	Abweichung vom Durchschnitt	AU-Fälle pro 100	Abweichung vom Durchschnitt
DWZ	3.291	54%	200	36%
RCK	3.201	51%	159	8%
ESX	2.846	33%	186	18%

Die Abteilung DWZ[7] ist die zweitgrößte Abteilung im Werk. Neben den hohen AU-Tagen und AU-Fällen liegt der Anteil der Langzeitarbeitsunfähigkeiten ebenfalls über dem Durchschnitt. Die häufigste Krankheitsursache stellen insgesamt die Muskel- und Skeletterkrankungen mit 37%, die nach der Morbiditätsrate bei den AU-Tagen um 95% über dem Durchschnitt liegen.

Die Abteilung RCK weist nach den AU-Tagen das zweithöchste Ergebnis bei dem Abteilungsvergleich auf. Besonders werden im Gesundheitsbericht die hohe Erkrankungsdauer mit 20 Tagen und die Langzeitarbeitsunfähigkeit mit einem Anteil von 48% (gegenüber 33% Werksdurchschnitt) hervorgehoben. Ebenfalls fällt hier der sehr hohe Anteil an Muskel- und Skeletterkrankungen mit 52% auf.

Für die Intervention ist neben diesen beiden Abteilungen die Abteilung ESX ausgewählt worden.

---

[7]) Die hier im Chemieunternehmen verwendeten Abkürzungen entsprechen den in Wirklichkeit verwendeten Bezeichnungen und sind nur zur Unterscheidung der einzelnen Bereiche von Belang.

Diese Abteilung ist hinsichtlich der AU-Daten im Vergleich zum Werksdurchschnitt eher als durchschnittlich einzustufen. Bei den einzelnen Krankheitsarten sind die Muskel- und Skeletterkrankungen mit 31% der AU-Tage bzw. 23% der AU-Fälle dominierend. Die Atemwegserkrankungen folgen mit 24% bzw. 33%. Die Verletzungen liegen mit 20% der AU-Tage an dritter Stelle. Die Entscheidung des Managements, auch in der Abt. ESX einen Gesundheitszirkel einzurichten, ist darauf zurückzuführen, daß im Rahmen eines umfassenderen Präventionsprojekts zu Muskel- und Skeletterkrankungen bewußt eine eher unauffällige Abteilung ausgewählt wurde.

Krankenhaus

Tab. 5: *Erhöhtes Krankheitsgeschehen im Vergleich zum Verbandsdurchschnitt*

	AU-Tage pro 100	Abweichung vom Durchschnitt	AU-Fälle pro 100	Abweichung vom Durchschnitt
GI	2924	43%	187	14%
W	2734	36%	198	20%
S	2681	31%	181	10%
H	2277	12%	166	1%

In GI[8.] liegen die Muskel- und Skeletterkrankungen mit 24% an der Spitze der ICD-Hauptgruppen. Im Vergleich zu einem vorhergehenden Gesundheitsbericht liegt ein starker Zuwachs an psychiatrischen Erkrankungen, an Erkrankungen der Nerven und Sinne sowie an Kreislauferkrankungen vor.

[8.)] Die Kürzel bezeichnen Anfangsbuchstaben der tatsächlichen Orte bzw. Gebiete, in denen die Krankenhäuser liegen.

W fällt mit seinem hohen Anteil an „sonstigen Krankheiten" (36%) auf. Für das Haus in S ist eine starke Steigerung des Anteils an Arbeitsunfällen von 9% zu 30% im Vergleichszeitraum zu beobachten.

Als Besonderheit des Hauses H ist die häufige Anzahl psychiatrischer Erkrankungen (78% über Durchschnitt) sowie eine 64%ige Steigerung des Krankheitsgeschehens zum vorliegenden Untersuchungszeitraum erwähnenswert.

Für eine Intervention wurden nacheinander die Häuser GI, W und H ausgewählt.

Handelsunternehmen

Insgesamt erweisen sich 8 Bereiche mit mindestens 30% über dem Durchschnitt der AU-Tage als auffällig. Die 3 Bereiche mit der höchsten AU-Rate sind zwei Lager sowie eine Handelskette[9].

Tab. 6: *Erhöhtes Krankheitsgeschehen im Vergleich zum Unternehmensdurchschnitt*

	AU-Tage pro 100	Abweichung vom Durchschnitt	AU-Fälle pro 100	Abweichung vom Durchschnitt
Lager I	2.636	71%	214	66%
Lager II	2.502	62%	245	90%
Handelskette	2.219	44%	183	42%

Bei Lager I sind 71% der AU-Tage und 66% der AU-Fälle über dem Durchschnitt. Krankheitsschwerpunkte bilden hier die Muskel- und Skeletterkrankungen und die Gruppe der „Verletzungen".

---

[9] Eine Handelskette ist Z.B. „Minimal", „Penny-Markt", „INTERSPAR" oder „EUROSPAR"

Auffällig ist der hohe Anteil der Arbeitsunfälle mit 33% an der ICD-Gruppe „Verletzungen".

Das Lager II liegt bei den AU-Tagen mit 44% und bei den AU-Fällen mit annähernd 90% über dem Schnitt. Wie bei Lager I sind Muskel- und Skeletterkrankungen an der Spitze der Ausfallzeiten. Die Verletzungen folgen auch hier auf Platz 2 mit 20%. Die Arbeitsunfälle nehmen einen Anteil von 41% ein.

Die Handelskette liegt bei den AU-Tagen 44% höher als die Vergleichswerte. Besonders fällt die ICD-Gruppe „Verletzungen" auf, die das Krankheitsgeschehen mit 37% dominieren. Die Muskel- und Skeletterkrankungen folgen mit knapp 19%.

Das Handelsunternehmen läßt aufgrund der stark auffälligen AU-Daten im Gesundheitsbericht eine Intervention in den beiden Lagern und der Handelskette erwarten. Hier wurde das Lager I sowie die Handelskette für einen Gesundheitszirkel ausgewählt.

Automobilwerk

Tab. 7: *Erhöhtes Krankheitsgeschehen im Vergleich zum Werksdurchschnitt*

	AU-Tage pro 100	Abweichung vom Durchschnitt	AU-Fälle pro 100	Abweichung vom Durchschnitt
Preßwerk	3.667	56%	174	34%
Karosserie-Rohbau	3.049	33%	148	14%

In dem analysierten Automobilwerk erscheinen insgesamt zwei Abteilungen gegenüber dem Werksdurchschnitt als auffällig. Sowohl das „Preßwerk" als auch die Abt. „Karosserie-Rohbau" sind sowohl hinsichtlich ihrer AU-Tage als auch der AU-Fälle stärker betroffen als die übrigen im Gesundheitsbericht untersuchten Abteilungen. Für die Gesundheitszirkel wurden hier zwei Kostenstellen aus dem Preßwerk sowie aus dem Karosserie-Rohbau ausgewählt.

Das Krankheitsbild wird im gesamten Preßwerk zu 40% von Muskel- und Skeletterkrankungen dominiert. Krankheiten der Atemwege sowie der Ausfälle durch Verletzungen folgen mit jeweils 15%. Mit 10% sind die Mitarbeiter durch Erkrankungen des Verdauungsapparats betroffen. Die Kreislauferkrankungen besitzen einen Anteil von 7%.

Im Karosserie-Rohbau liegen zwei Kostenstellen mit über 33% bei den AU-Tagen und 14% AU-Fällen über dem Werksdurchschnitt. In der einen Kostenstelle fällt mit 53% der enorm starke Anteil an Muskel- und Skeletterkrankungen auf (68% höher als der Werksdurchschnitt). Muskel- und Skeletterkrankungen nehmen auch in der anderen Kostenstelle mit 35% den ersten Platz ein, gefolgt von Verdauungsproblemen (17%).

Als Zwischenresümee kann an dieser Stelle festgehalten werden, daß die in diesem Kapitel eingangs gestellte Frage, ob Gesundheitsbericht und Interventionsbereich einen Bezug haben bzw. die Grundlage für die Auswahl bildet, positiv beantwortet werden kann.

Zwar wird nicht in jedem Fall entsprechend der Datenlage im Gesundheitsbericht „sklavisch" der „auffälligste" Bereich für eine Intervention ausgewählt. Die für uns bindende Managemententscheidung, einen Gesundheitszirkel in einem bestimmten Bereich durchzuführen oder nicht, wird letztlich auch durch konjunkturpolitische Einflüsse - z.B. Personalabbau - oder ökonomische und betriebspolitische Ursachen mit beeinflußt. Betriebliche Gesundheitsförderung spielt sich nicht im Labor, sondern weitgehend im interessenpolitischen Feld einer sich ständig verändernden Wirklichkeit ab, was manchmal zu einer für uns wenig durchsichtigen Entscheidung für einen Interventionsbereich führen kann.

5.2.1.2. Der Zusammenhang von Gesundheitsbericht und Mitarbeiterbefragung

In diesem Kapitel werden die Ergebnisse der Mitarbeiterbefragung den Daten des Gesundheitsberichts gegenübergestellt. Hierbei ergibt sich das methodische Problem, die „subjektiven" Befragungsergebnisse und die „objektiven" Daten des Gesundheitsberichts direkt quantitativ zu vergleichen. Kausale Zusammenhänge z.B. zwischen Muskel- und Skeletterkrankungen und Belastungen durch schweres Heben und Tragen können, ebenso wie das häufige Auftreten von Atemwegsinfektionen und ungünstigen Umgebungsbelastungen (Zugluft, Kälte, Nässe u.s.w.), als plausibel beschrieben werden.

Für die weitere Analyse wurden folgende Projekte ausgewählt:

- Unternehmen der Metallverarbeitung: Mechanische Fertigung

- Unternehmen der Chemiebranche: Bereich ESX

- Handelsunternehmen: Handelskette

- Krankenhauswesen: Krankenhaus H

- Automobilwerk: Preßwerk.

Unternehmen der Metallverarbeitung

In der Mechanischen Fertigung zeigte der Gesundheitsbericht folgende Ergebnisse:

Tab. 8: Krankheitsarten in der Mechanischen Fertigung

Erkrankungsarten	AU-Tage in%
Muskel/Skelett	47%
(davon Rücken)	(29%)
Atemwege	14%
Verletzungen	10%
Verdauung	9%
Sonstige	11%

Die Auswertung der Mitarbeiterbefragung ist in diesem Betrieb detailliert nach Tätigkeitsbereichen erfolgt, so daß jedem Bereich einzelne Belastungen und Beschwerden zugeordnet werden können. Die einzelnen Belastungsitems differieren hier geringfügig nach den Tätigkeitsgruppen, geben aber im Gesamtbild eine sehr hohe Belastung durch Heben und Tragen sowie Stehen wieder. Immerhin 86% der Mitarbeiter an den Senkrecht-Drehbänken sehen sich durch schweres Heben hoch bis sehr hoch belastet. 76% führen Stehen und 69% schweres Tragen als hohe bis sehr hohe Belastung an. Bei den anderen Tätigkeitsgruppen sind prozentual weniger Nennungen bei den genannten Items zu verzeichnen, jedoch liegen die Schwerpunkte ähnlich wie bei den erstgenannten.

Tab. 9: *Körperliche Belastungen in der Mechanischen Fertigung*

Körperliche Belastungen			
Bereich hohe Belastung	Senkrechtdrehmaschinen	Bohr- und Fräsmaschinen	Spitzen-Drehbänke
Heben	86%	48%	13%
Stehen	76%	60%	75%
Tragen	69%	39%	13%

In der Kategorie „Umgebungsbelastungen" ist bei allen Tätigkeitsbereichen die Wärmeentwicklung im Sommer eine hohe bis sehr hohe Belastung. Als weitere Belastungsschwerpunkte wurden hier Gerüche und Lärm von den Beschäftigten wahrgenommen.

Tab. 10: *Umgebungsbelastungen in der Mechanischen Fertigung*

Umgebungsbelastungen			
Bereich hohe Belastung	Senkrechtdrehmaschinen	Bohr- und Fräsmaschinen	Spitzen-Drehbänke
Wärme	68%	74%	75%
Gerüche	75%	57%	40%
Lärm	62%	74%	69%

Bei den psychischen Belastungen sind besonders die hohe Konzentration, Schichtarbeitszeiten und Akkord zu nennen. Die Gewichtung der einzelnen Items differiert auch hier nach den einzelnen Tätigkeiten.

Tab. 11: Psychische Belastungen in der Mechanischen Fertigung

Psychische Belastungen			
Bereich hohe Belastung	Senkrechtdrehmaschinen	Bohr- und Fräsmaschinen	Spitzen-Drehbänke
Konzentration	59%	31%	50%
Schichtarbeit	52%	55%	38%
Akkord	45%	26%	50%

Die von den Mitarbeitern empfundenen gesundheitlichen Beschwerden zeigen, daß besonders Rückenschmerzen als hoch belastet eingestuft wurden (zwischen 50% und 60%). Eine ähnlich hohe Beschwerdewahrnehmung haben die Mitarbeiter bei Schmerzen in den Beinen und Füßen. Besonders die Spitzen-Dreher sehen sich hierdurch mit 65% sehr hoch belastet.

Insgesamt betont die Belastungs-Beschwerdenwahrnehmung in der Mechanischen Fertigung hohe körperliche Belastungen durch schweres Heben und Tragen, aber auch durch langes ermüdendes Stehen. Die große Anzahl dieser Nennungen stützen die häufigen bzw. überdurchschnittlich hohen Muskel- und Skeletterkrankungen in diesem Bereich. Auch die häufigen Belastungen durch klimatische Bedingungen und durch Gerüche (eventuelle Reizungen durch Aerosole) lassen die hohe Anzahl der Atemwegsinfektionen plausibel erscheinen. Unter dem Strich decken sich die Schwerpunkte im Gesundheitsbericht mit den häufig genannten Belastungen und Beschwerden der Mitarbeiter in der Befragung.

Chemieunternehmen

Die Mitarbeiterbefragung in dem Chemieunternehmen wurde nicht vom BKK Bundesverband, sondern von einem externen Institut im Rahmen des o.g. Rückenprojekts durchgeführt. Betrachtet man die Ergebnisse des Gesundheitsberichts, so sind in der Abt. ESX die Muskel- und Skeletterkrankungen, wie bei allen anderen Abteilungen, dominant.

Tab. 12: Krankheitsarten in der Abt. ESX

Erkrankungsarten	AU-Tage in%
Muskel/Skelett	31%
Atemwege	25%
Verletzungen	20%
Verdauungsapparat	10%
Sonstige	14%

Eine erste Erhebung zur subjektiven Beschwerdewahrnehmung bestätigt die Daten des Gesundheitsberichts. Rund 73% der Mitarbeiter klagen über Beschwerden im Rücken-, Nacken- oder Schulterbereich. Bei der Frage nach Beschwerden allein im Rücken waren 22% der Befragten betroffen.

Ferner wurde auch danach gefragt, wie stark sich die Mitarbeiter durch die gesundheitlichen Beschwerden belastet fühlen. Die Skala ging hier von „unbelastet" bis zu „lang/stark" (d.h. mehr als 5 Jahre Beschwerden mit starken Funktionseinschränkungen). 36% der Befragten in der Abt. ESX gaben an, lange und stark durch Rückenleiden belastet zu sein. Insgesamt werden die hohen Werte des Gesundheitsberichts bei den Muskel- und Skeletterkrankungen durch den Vergleich mit den Befragungsergebnissen stätigt. Aufgrund eines vorab durchgeführten Gesprächskreises und einer schriftlichen Befragung in der Abt. ESX wurden ferner Arbeitsbelastungen aufgedeckt, die über die Kategorie „Rückenbeschwerden" hinausgehen. Die Ergebnisse hinsichtlich der wahrgenommenen körperlichen Belastungen, der Umgebungsbelastungen und auch der psychischen Belastungen zeigen dies deutlich auf.

Tab. 13: Belastungen in der Abt. ESX

Körperliche Belastungen	
hohe Belastungen	Nennung in%
einseitig. Körperhalt.	33%
schw. körperl. Arbeit	28%
verkrampfte Körperh.	28%

Umgebungsbelastungen	
hohe Belastungen	Nennung in%
Zugluft/Kälte	42%

Umgebungsbelastungen	
Wärme/Hitze	42%
Staub/Schmutz	42%

Psychische Belastungen	
hohe Belastungen	Nennung in%
Werkzeug/Material	48%
Hektik/Zeitdruck	39%
schlechte Zus.arbeit	18%

Insgesamt betrachtet, untermauern die Ergebnisse der Mitarbeiterbefragung die hohen AU-Raten für Muskel- und Skeletterkrankungen im Gesundheitsbericht der Abt. ESX. Auch die hohen bis sehr hohen Belastungen durch klimatische Bedingungen erklären die häufigen Atemwegsinfektionen. Ein Widerspruch zwischen AU-Daten und Ergebnissen der Mitarbeiterbefragung kann nicht festgestellt werden.

Krankenhaus

In dem Krankenhaus H stellt sich das AU-Geschehen wie folgt dar:

Tab. 14:   Krankheitsarten im Krankenhaus H

Erkrankungsarten	AU-Tage in%
Atemwege	30%
Muskel/Skelett	19%
Verletzungen	17%
Verdauung	8%
Sonstige (psychisch. Erkrank.)	22% (8%)

Hier sind die Mitarbeiter aufgrund der geringen Anzahl einzelner Bereiche aus Datenschutzgründen nicht nach einzelnen Abteilungen abgefragt worden. Insofern ist eine Beschreibung der Ergebnisse der Mitarbeiterbefragung nur über die Gesamtmenge der Krankenhausmitarbeiter möglich. Bei der Analyse der Ergebnisse fällt in erster Linie auf, daß die Belastungsnennungen keine extremen Werte aufweisen. Unter den körperlichen Belastungen sind insbesondere „Stehen" für 41% der Mitarbeiter eine hohe bis sehr hohe Belastung, eine ungünstige Körperhaltung ist für 32% eine hohe Belastung. Über 21% der Pfleger/innen sehen das schwere Heben als großes Problem an.

Tab. 15:   Körperliche Belastungen im Krankenhaus H

Körperliche Belastungen	
hohe Belastungen	Nennung in%
Stehen	41%
ungün. Körperhaltung	32%
Heben	22%

Die Umgebungsbelastungen zeigen ebenfalls keine Extremwerte auf.

„Wärme" ist für rund 48% der Mitarbeiter eine hohe Belastung. Durch Lärmentwicklung fühlen sich fast 34% der Mitarbeiter belastet. Dämpfe durch Reinigungs- oder Desinfektionsmittel werden von rund 26% als hohe Belastung empfunden.

Tab. 16:   Umgebungsbelastungen im Krankenhaus H

Umgebungsbelastungen	
hohe Belastungen	Nennung in %
Wärme	48%
Lärm	34%
Dämpfe	26%

Als auffällig können die häufigen Nennungen in der Kategorie psychische Belastungen angesehen werden. 56% der Mitarbeiter fühlten sich hohen bis sehr hohen Belastungen durch die ungünstigen und schwankenden Arbeitszeiten ausgesetzt. Für 42% sind ungenügende bzw. nicht geregelte Pausenzeiten eine hohe Belastung. Durch die besondere Verantwortung ihren Patienten gegenüber fühlen sich ebenfalls 42% sehr hohen Belastungen ausgesetzt.

Tab. 17:   Psychische Belastungen im Krankenhaus H

Psychische Belastungen	
hohe Belastungen	Nennung in %
Arbeitszeiten	56%
Pausenzeiten	42%
Verantwort. f. Patient.	42%

Die gesundheitlichen Beschwerden, die sich für die Mitarbeiter aus diesen Belastungssituationen ergeben, äußern sich zum Teil in

Rückenschmerzen (46%), aber auch in psychischen Erscheinungsbildern in Form von Müdigkeit (39%) oder Gereiztheit, die 32% der Befragten als häufige oder sehr häufige Beschwerde erleben.

Insgesamt gesehen liegen die Belastungen und Beschwerden der Mitarbeiter im Krankenhaus eher im organisatorischen Bereich. Sie äußern sich verstärkt in psychischen Phänomenen. Die häufigen Beschwerden durch Rückenschmerzen lassen sowohl die hohen körperlichen Belastungen, aber auch Spannungssituationen plausibel erscheinen. Die hohen AU-Raten im Gesundheitsbericht durch Muskel- und Skeleterkrankungen ergeben einen Sinn. Einleuchtend sind ferner die häufigen, aber kurzen Erkrankungen aufgrund „psychischer Störungen" im Gesundheitsbericht.

Handelsunternehmen

Auch die Mitarbeiterbefragung in der Handelskette differenziert aus Datenschutzgründen nicht nach einzelnen Tätigkeitsbereichen. Die AU-Daten des Gesundheitsberichts weisen folgende Krankheitsschwerpunkte aus:

Tab. 18:   Krankheitsarten in der Handelskette

Erkrankungsarten	AU-Tage in%
Muskel/Skelett	35%
Atemwege	16%
Verletzungen	14%
Verdauung	4%
Sonstige	6%

Die Mitarbeiter der Handelskette sehen ihre Schwerpunkte im Bereich der körperlichen Belastungen. Ungünstige Körperhaltung während der Arbeit, sei es bei Auffüllarbeiten, beim Verkauf, aber auch an den Kassen, ist für über 62% eine häufige und sehr häufige Belastung. Die Belastung durch langes Stehen wird von 51% als häufig bis sehr häufig angesehen. Das Heben und Tragen wird von rund 43% als Problem beschrieben.

Tab. 19: Körperliche Belastungen in der Handelskette

Körperliche Belastungen	
hohe Belastungen	Nennung in%
ungün. Körperhaltung	63%
Stehen	52%
Arbeiten mit schweren Gegenständen	43%

Bedingt durch Lebensmittel ist für viele Beschäftigte das Arbeiten in gekühlten Bereichen unvermeidlich. Bei den „Umgebungsbelastungen" ist die Kälte mit über 52% ein großes bis sehr großes Problem. Die Zugluft im Laden bzw. im Kassenbereich ist für rund 42% eine hohe Belastung. Ungünstige Belüftungssituationen geben 32% der Mitarbeiter als hohe bis sehr hohe Belastung an.

Tab. 20: Umgebungsbelastungen in der Handelskette

Umgebungsbelastungen	
hohe Belastungen	Nennung in%
Kälte	53%
Zugluft	42%
Belüftung	32%

In der Kategorie „psychische Belastungen" sind es hauptsächlich arbeitsorganisatorische Probleme, die die Mitarbeiter häufig bis sehr häufig belasten. Nahezu 55% der Beschäftigten geraten durch Termindruck (bzw. Bestellungen der Waren) in hohe Belastungsbereiche. Ein hohes Maß an Konzentration, insbesondere im Kassenbereich, stellt für rund 44% der Mitarbeiter eine häufige Belastung dar. Für 30% sind die ungünstigen Arbeitszeiten im Einzelhandel ein häufiges Problem.

Tab. 21: Psychische Belastungen in der Handelskette

Psychische Belastungen	
hohe Belastungen	Nennung in%
Termindruck	55%
Konzentration	44%
Arbeitszeiten	30%

Auffällige Schwerpunkte der gesundheitlichen Beschwerden sind im Muskel- und Skelettbereich zu finden. Gerade die Belastungen durch langes Stehen und ungünstige Körperhaltung führen bei vielen Beschäftigten zu Beschwerden im Rücken- (57%), Schulter- (52%) und Nackenbereich (48%). Die Ergebnisse erhärten die AU-Daten des Gesundheitsberichts. Auch hier bilden die Muskel- und Skeletterkrankungen die Hauptursache für das Krankheitsgeschehen. Die häufigen Atemwegserkrankungen (Grippale Infekte etc.) sind im Hinblick auf das Arbeiten in Kühlbereichen und die Zugluftsituationen in der Kassenzone plausibel.

Automobilwerk

Für das Preßwerk wurde aufgrund des homogenen Tätigkeitsbereichs ebenfalls keine Tätigkeitsdifferenzierung in der Mitarbeiterbefragung vorgenommen. Der Gesundheitsbericht stellt für die gesamte Abteilung folgende Krankheitsschwerpunkte fest:

Tab. 22: *Krankheitsarten im Preßwerk*

Erkrankungsarten	AU-Tage in%
Muskel/Skelett	40%
Atemwege	15%
Verletzungen	15%
Verdauungsapparat	10%
Kreislauf	7%

In der Kategorie „körperliche Belastungen" ist vor allen Dingen das lange Stehen der Mitarbeiter eine hohe bis sehr hohe Belastung. Rund 50% der Werker empfanden das Schieben von Werkstücken als extreme Belastung. Arbeiten in Zwangskörperhaltungen werden immerhin von 46% als äußerst belastend benannt.

Tab. 23: *Körperliche Belastungen im Preßwerk*

Körperliche Belastungen	
hohe Belastungen	Nennung in%
Stehen	71%
Schieben	50%
ungün. Körperhaltung	46%

Unter den Umgebungsbelastungen fällt insbesondere die Lärmentwicklung auf. 78% der Befragten fühlen sich durch Lärm in der Halle und 75% durch Lärm an den Maschinen häufig und sehr häufig belastet. Den anderen Schwerpunkt bildet hier die Belastung durch klimatische Bedingungen, die ebenfalls durch sehr hohe Wertungen der Mitarbeiter auffallen.

Evaluation eines integrierten Konzepts betrieblicher Gesundheitsförderung

Tab. 24: *Umgebungsbelastungen im Preßwerk*

Umgebungsbelastungen	
hohe Belastungen	Nennung in%
Lärm (Halle)	78%
Lärm (Maschinen)	75%
Wärme	71%
Zugluft	62%
Kälte	56%

Ein nicht unerheblicher Teil der Belastungen entsteht für die Arbeiter aus psychischen Situationen heraus. Hierbei handelt es sich besonders um Belastungen, die Strukturen und Prozesse des Arbeitsablaufes betreffen. 51% der Beschäftigten empfinden ihre Arbeit als monoton und fühlen sich dadurch häufig und sehr häufig belastet. Die Abhängigkeit vom Arbeitstempo der Kollegen wird von 37% der Befragten als belastend wahrgenommen. Ein weiteres häufiges Problem, die Schichtarbeit, führt bei 45% der Mitarbeiter im Preßwerk zu hohen Belastungen.

Tab. 25: *Psychische Belastungen im Preßwerk*

Psychische Belastungen	
hohe Belastungen	Nennung in%
einfache Arbeiten	51%
Schichtarbeit	45%
Abhäng. Vom Arbeitstempo der Kollegen	37%

Die relativ hohen körperlichen Belastungsbewertungen ergeben bei den Beschwerdewahrnehmungen auch entsprechend hohe

Bewertungen für den gesamten Bewegungsapparat. Durch Kreuzschmerzen sind rund 57% der Mitarbeiter häufig belastet. In den Beinen und Füßen haben über 56% häufig bis sehr häufig Beschwerden. Insgesamt bestätigen die Ergebnisse der Mitarbeiterbefragung die Krankheitsschwerpunkte des Gesundheitsberichts. Hohe körperliche Anforderungen und Spannungssituationen haben einen großen Einfluß auf den Muskel- und Skelettbereich. Die ungünstigen klimatischen Bedingungen, die von den Beschäftigten als hoch belastend eingestuft werden, ergeben einen plausiblen Zusammenhang zu den häufigen AU-Tagen durch Atemwegsinfektionen. Eine ebenfalls hohe AU-Rate bei den Arbeitsunfällen könnte organisatorische Ursachen haben. Hohe Belastungen durch das Arbeitstempo und durch Umbesetzung auf andere Arbeitsplätze könnten hierfür verantwortlich sein.

Zusammenfassend kann für die Zusammenhangsanalyse von AU-Daten und Ergebnissen der Mitarbeiterbefragung konstatiert werden, daß alle fünf ausgewählten Zirkelprojekte ein aufeinander abgestimmtes Konzept haben. Die Mitarbeiterbefragung ergänzt durch ihre subjektiven und praxisnahen Einschätzungen der Beschäftigten vor Ort aussagekräftig die abstrakteren Daten des Gesundheitsberichts. Die einzelnen Items in den Belastungs- und Beanspruchungskategorien vermitteln ein stimmiges Bild von Arbeitssituation, Beanspruchung und Belastung. Sie knüpfen direkt an die Daten der Gesundheitsberichte an, die lediglich Krankheitsschwerpunkte und mögliche Interventionsorte liefern können.

Methodisch ist jedoch zu bedenken, daß konkrete Werte für eine Übereinstimmung von objektiven AU-Daten und subjektiven wahrgenommenen Belastungs-, Beschwerdeeinschätzungen kaum festzusetzen sind. Dies bedeutet, daß 50% Muskel- und Skeletterkrankungen nicht genau dem gleichen Wert der Mitarbeiterbefragung im Bereich der körperlichen Belastungen und Beschwerden entsprechen kann. Vielmehr muß hier im Einzelfall das Gesamtergebnis der Mitarbeiterbefragung Berücksichtigung finden. In allen Projekten wurden daher „häufig-" bis „sehr häufig-"Nennungen interpretiert. Die hohen AU-Raten für Muskel- und Skeletterkrankungen werden durch die „häufig" bis „sehr häufig" genannten körperlichen Belastungen, wie Heben, Tragen und Stehen plausibel. Auch die hohe Muskel- und Skelettkrankungsrate im Krankenhaus H, wo die Schwerpunkte bei der Mitarbeiterbefragung eher bei den psychischen Belastungen lagen, kann überVerspannungszustände erklärt werden. Resümierend läßt sich in den Ergebnissen der Mitarbeiterbefragungen eine hohe Entsprechung zu den AU-Daten feststellen.

5.2.1.3. Der Zusammenhang von Mitarbeiterbefragung und Gesundheitszirkel

In diesem Kapitel wird der Zusammenhang der aufgezeigten Ergebnisse der Mitarbeiterbefragung und den Gesprächsschwerpunkten im Gesundheitszirkel untersucht. Folglich stellt sich die Frage: Finden die Belastungs- und Beschwerdeschwerpunkte in der Mitarbeiterbefragung ihr Pendant bei den Gesprächen in der Zirkelrunde bzw. wie spiegeln sich die Belastungs- und Beschwerdewahrnehmungen der Mitarbeiter in den Diskussionen der Gesundheitszirkel wieder?

Bei dieser Frage geht es in erster Linie um die Thematisierung von Belastungs- und Beschwerdewahrnehmungen der beteiligten Beschäftigten, die sich konkret auf bestimmte Arbeitssituationen und -bereiche beziehen. Die vorher von allen Beschäftigten in der Befragung thematisierten allgemeinen Probleme sollen nun von den Kollegen im Zirkel konkretisiert bzw. ergänzt werden. Insofern besitzen die Zirkelteilnehmer eine gewisse „Abgeordnetenfunktion", die bestimmte Probleme artikulieren und auch vertreten soll. Das Zirkelkonzept sieht hier kein apodiktisches Abhandeln der Punkte nach den Prozentangaben der Mitarbeiterbefragung vor, sondern benutzt diese vielmehr als Diskussionsrahmen. Insofern sollten gravierende Belastungen der Mitarbeiterbefragung in der Zirkeldiskussion vertreten sein und auch über eine gewisse Dauer diskutiert werden.

Unternehmen der Metallverarbeitung

In der Mechanischen Fertigung fanden insgesamt 8 jeweils einstündige Zirkelsitzungen statt. Das erste Treffen wurde zur Präsentation der Ergebnisse aus der Mitarbeiterbefragung genutzt. Zu den einzelnen Belastungspunkten wie „schweres Heben und Tragen" wurden dann die konkreten Probleme und erste Lösungsvorschläge diskutiert und präzisiert. Die zweite Sitzung wurde nochmals zur Ergänzung von Problempunkten genutzt. Im weiteren Verlauf setzten die Zirkelteilnehmer Prioritäten bei den zu diskutierenden Punkten. Hierbei waren neben den körperlichen Belastungen auch Probleme durch Lärm und Zugluft genannt worden. Einen neuen Punkt bildete der Einsatz von Kühlschmiermittel bei der Zerspanung. In den folgenden Sitzungen wurden diese Probleme mit unterschiedlicher Gewichtung immer wieder erörtert und mit konkreten Verbesserungsvorschlägen diskutiert. Indirekt wurden bei einigen Umgebungs- und körperlichen Belastungen auch organisatorische Schwachpunkte mit einbezogen. So wurde z.B. ein Informationsdefizit hinsichtlich des Umgangs mit den Kühlschmierstoffen von den Beschäftigten im Zirkel angesprochen. Insgesamt bewegte sich die Diskussion zwischen Umgebungsbelastungen durch Lärm, Hallenklima, Abgase und Luftschadstoffe sowie Kühlschmierstoffe und den körperlichen Problemen wie schweres Heben und Tragen, ungünstige Arbeitshaltung und Vibrationen.

Versucht man die Diskussionsschwerpunkte anhand der Länge und Häufigkeit in den einzelnen Sitzungen zu gewichten, so liegen die Schwerpunkte in diesem Projekt eher bei den Umgebungsbelastungen. So entfielen 12 Problempunkte in diesen Bereich, während 7 belastende Arbeitssituationen im Rahmen der körperlichen Belastungen diskutiert wurden. Unter Zugrundelegung von Schwerpunkten innerhalb der einzelnen Sitzungen überwiegen 6 Termine mit Problemen im Bereich „Umgebungsbelastungen". Die psychischen Belastungen enthielten bei der Prioritätenfestsetzung drei Nennungen und wurden dementsprechend auch kaum thematisiert. Setzt man diese Gewichtung zu den angesprochenen Problempunkten in der Mitarbeiterbefragung in Beziehung, so zeigt sich, daß dort ebenfalls quantitativ mehr Defizite bei den Umgebungsbelastungen aufgeworfen wurden. Die „Intensität" der Belastung, die bei der Mitarbeiterbefragung durch sehr hohe Belastungswahrnehmungen in diesem Problembereich deutlich wurden, erklärt ebenfalls die oben beschriebene Gewichtung. Insofern sind in diesem Projekt die Zusammenhänge zwischen Ergebnissen aus der Mitarbeiterbefragung und den angesprochenen Diskussionsschwerpunkten sehr gut nachzuvollziehen.

Auch die Schwerpunktlegung der Verbesserungsvorschläge ist eng an die Problemdiskussion gebunden gewesen. Zu allen relevanten Problempunkten sind teilweise tiefgreifende Veränderungen vorgeschlagen worden. Bezogen auf die Ergebnisse der Mitarbeiterbefragung ist die große Menge an Verbesserungsvorschlägen bei den Punkten „schweres Heben und Tragen" zusammen mit „Stehen/Vibrationen" einleuchtend, da hier ein immenser Belastungspunkt angeführt wurde (15 Vorschläge). Auch die große Anzahl an Vorschlägen für die Umgebungsbelastungen ist durch die hohe Belastungswahrnehmung der Mitarbeiter in diesem Bereich zusammenhängend erklärt.

Chemieunternehmen

Der Gesundheitszirkel in der Abteilung ESX unterschied sich sowohl bezüglich seiner Intention als Rückenprojekt als auch vom organisatorischen Ablauf der Zirkelsitzungen her. Hier wurden zwei eintägige Blocksitzungen veranstaltet, die auch eine gewisse Struktur vorgaben. So wurde der erste Sitzungsblock von Fragen nach den Ursachen speziell für Rückenprobleme geprägt. In dieser ersten Sitzungsreihe dominierten Problempunkte aufgrund körperlicher Belastungen, die aber schon bald von Umgebungsbelastungen und Problemen im psychisch-organisatorischen Bereich ergänzt wurden.

Bei der Rückenproblematik wurde von den Teilnehmern besonders die Arbeit mit schweren Farbsäcken beim Befüllen und Abmischen angeführt. Hinzu kommen Tragetätigkeiten über Treppen, die eine erhöhte Belastung im Rücken bedeuten. Problematisch sind auch die Arbeiten und wechselnden klimatischen Bedingungen, die neben Rückenproblemen auch häufige Erkältungen zur Folge haben. Im weiteren Verlauf der ersten Sitzungsreihe wurden von den Beschäftigten auch 7 organisatorisch-psychische Belastungen angesprochen. Hier wurden neben schlechtem Betriebsklima, mangelndem Einbezug von Mitarbeitern bei Änderungen auch Personalknappheit als Probleme benannt. Dieser Teil an organisatorischen Defiziten machte eine vertiefende Diskussion im zweiten Block notwendig.

Die in der zweiten Blockhälfte erstellte Prioritätenliste zeigte, daß Umgebungsbelastungen (Staubentwicklung beim Farbmischen) neben Defiziten in der Personaldecke hohen Diskussionsbedarf hatten. Es folgten körperliche Belastungen durch schweres Heben und Tragen. Aber auch arbeitsorganisatorische Belastungen wurden zum Thema.

Insgesamt wurde deutlich, daß die körperlichen Belastungen nicht die einzigen Probleme darstellten. Mit sechs Nennungen waren sie gleichauf mit den Umgebungsbelastungen.

Die psychisch-organisatorischen Probleme waren mit sieben Situationen ein weiterer Diskussionsschwerpunkt in beiden Blocksitzungen. Hinsichtlich der qualitativen Gewichtung sind bei den drei Belastungsbereichen keine eindeutigen Präferenzen zu erkennen. Diese gleichmäßige Verteilung von Problemen läßt sich in ähnlichem Maße bei den Ergebnissen der Mitarbeiterbefragung wiederfinden. 48% der Befragten gaben hohe körperliche Belastungen an, die durch die intensive Erörterung bspw. der großen Farbgebinde (schweres Heben und Tragen) im Zirkel behandelt wurden. Auch die Belastungen durch klimatische Bedingungen (42%) wurden im Zirkel hinreichend thematisiert. Überraschenderweise stehen der intensiven Diskussion um das allgemeine Betriebsklima, im speziellen den fehlenden Partizipationsmöglichkeiten von Mitarbeitern, in der Befragung keine Entsprechungen gegenüber.

Bei der quantitativen Auswertung der Verbesserungsvorschläge fällt zunächst auf, daß die körperlichen Belastungen mit knapp 30 Vorschlägen sowie die Umgebungseinflüsse mit 28 Verbesserungsansätzen vor dem Bereich der psychisch-organisatorischen

Lösungsvorschläge mit 23 Nennungen liegen. Insgesamt ist eine ausgesprochen hohe Anzahl von Verbesserungsvorschlägen im Verhältnis zu den Problempunkten in allen Bereichen entwickelt worden. Auch die Verbesserungsvorschläge entsprechen damit den Schwerpunkten der Zirkeldiskussionen und den Ergebnissen der Mitarbeiterbefragung. Sowohl zu den körperlichen Belastungen, den Umgebungseinflüssen als auch zu speziellen psychischen Punkten sind von den Mitarbeitern zahlreiche Vorschläge erarbeitet und diskutiert worden.

Zusammenfassend läßt sich festhalten, daß sich die Belastungs- und Beschwerdewahrnehmungen der Mitarbeiter aus den Befragungsergebnissen in den Diskussionen der Gesundheitszirkel widerspiegeln bzw. ihr Pendant bei den Gesprächen in der Zirkelrunde finden. Unter Zuhilfenahme der Sitzungsprotokolle wurde versucht, die jeweiligen Diskussionsschwerpunkte in den Sitzungen abzuschätzen, zum einen durch die Häufigkeit der zur Sprache gebrachten Problempunkte und Verbesserungsvorschläge, zum anderen über die Textlänge, um zeitliche Schwerpunkte identifizieren zu können. Entsprechend diesem Beurteilungsschema nahmen alle Projekte direkten Bezug auf die Ergebnisse der Mitarbeiterbefragung. Auf expliziten Wunsch der Teilnehmer wurden bestimmte Belastungspunkte nur angeschnitten. So wurden bspw. die psychischen Belastungen im Metallunternehmen oder die körperlichen und Umgebungsbelastungen im Krankenhaus kaum diskutiert. In keinem Projekt gibt es Anzeichen dafür, daß „unbeliebte" Themen bewußt ausgespart wurden. Die im Zusammenhang diskutierten ·Verbesserungsvorschläge orientierten sich entsprechend an den Schwerpunkten der Problemdiskussion. Die mehrheitlich als hoch belastend angesehenen Arbeitssituationen wurden in der Folge ausführlich diskutiert und mit Verbesserungsvorschlägen versehen.

Krankenhaus

Die Diskussionsschwerpunkte im Krankenhaus stellten sich demgegenüber völlig unterschiedlich dar. Hier waren die psychischen Belastungen über alle Sitzungen verteilt eindeutig dominant.

Die auf Grundlage der Mitarbeiterbefragung gesammelten belastenden Arbeitssituationen wurden nach psychischen und organisatorischen Belastungen eingeteilt. Durch den intensiven Kontakt mit den psychisch Kranken oder süchtigen Patienten standen gerade aggressive Verhaltensweisen oder Therapieresistenz des Klinikklientels im Vordergrund. An diese Problematik schlossen sich auch organisatorische Probleme an, wie etwa die Belegung mit „unpassenden Patienten", auf welche die betroffenen Stationen keinen Einfluß hatten. In mehreren Sitzungen wurden grundsätzliche Informationsdefizite zu Konzepten sowie Aufgaben festgestellt, und zwar innerhalb der einzelnen Situationen wie auch zwischen verschiedenen Stationen. Aber auch im gesamten Haus bestand nach Ansicht der Zirkelteilnehmer Informationsbedarf über die künftige Entwicklung der Einrichtung. Die Arbeitszeiten, der Rhythmus sowie die Pausenregelungen wurden in mindestens drei Sitzungen von den Teilnehmern problematisiert. In der fünften Sitzung wurde eine Liste mit belastenden Situationen aufgestellt, die neben den beschriebenen Informationsdefiziten auch die hohe Mitarbeiterfluktuation, das Fehlen von teamorientierter Supervision, aber auch Hierarchieprobleme zwischen Ärzten und Pflegern aufgriff.

Insgesamt waren im Krankenhauszirkel neben Belastungen, die durch den Umgang mit den Patienten entstehen, grundsätzliche Informationsdefizite in vielen Bereichen die Hauptthemen gewesen. Ergänzt wurde diese Problematik in drei Sitzungen durch die angesprochenen Hierarchieprobleme zwischen den Pflegekräften und Ärzten. Quantitativ gesehen lagen die psychischen Belastungen mit 7 Nennungen im Rahmen der Prioritätensetzung hinter den organisatorischen Belastungen.

Jedoch ist angesichts der Häufigkeit, mit der die verschiedenen Punkte in den einzelnen Zirkelsitzungen angesprochen wurden, qualitativ kein eindeutiger Unterschied zu erkennen. Deutlich hintenan stehen sowohl die körperlichen Belastungen (Umgang mit behinderten Patienten) und die Umgebungsbelastungen wie Zugluft und schlechte Lüftungsmöglichkeiten.

Wie die Diskussionsschwerpunkte konzentrieren sich auch die erarbeiteten Vorschläge auf den psychisch-organisatorischen Bereich. Für den psychischen Bereich mit 7 belastenden Arbeitssituationen sind 12 Verbesserungsvorschläge und für die organisatorischen Defizite mit 10 Nennungen sind insgesamt 23 Vorschläge erarbeitet worden. Rund 18 Vorschläge betrafen mehr oder weniger die Informationsprobleme im gesamten Krankenhausbereich. Insgesamt gesehen hatte dieser weitgefaßte Problembereich auch die meisten Verbesserungsvorschläge aufzuweisen.

Die wohl für die Zirkelteilnehmer dringendsten Probleme wie „Umgang mit Patienten" und Informationsdefizite bildeten demnach auch bei den Verbesserungsvorschlägen die stärksten Bereiche. Dabei sind bei einem reinen Informationsaustausch auch strukturelle und prozessuale Veränderungswünsche angedacht worden, wie die Veränderung von Ausbildungskonzepten oder die zentrale Steuerung der Patientenaufnahme.

Im Hinblick auf die Mitarbeiterbefragung decken sich die im Zirkel thematisierten Problemschwerpunkte und Verbesserungsvorschläge mit deren Ergebnissen. Der mit über 50% als hohe Belastung wahrgenommene Punkt „unvorhergesehene Situation" läßt sich sowohl durch den Umgang mit Patienten, aber auch durch die Informationsdefizite erklären. Arbeitszeiten sowie -rhythmus und Pausenregelungen wurden sowohl bei der Mitarbeiterbefragung als auch in den Zirkelsitzungen in den Vordergrund gestellt. Insofern sind auch in diesem Projekt die Zusammenhänge zwischen Ergebnissen aus der Mitarbeiterbefragung und den Diskussionsschwerpunkten sehr gut ersichtlich.

Handelsunternehmen

Die Diskussionsschwerpunkte in der Handelskette H drehten sich wiederum mehr um die körperlichen Belastungen sowie in etwas geringerem Umfang um Umgebungs- und psychische Belastungen. Die erste Sitzung wurde von dem Umgang und den Problemen mit den teilweisen defekten Warencontainern bestimmt. Verletzungsgefahren durch defekte Wagen sowie das Rangieren in den engen Gängen führen zu hohen Belastungen im Muskel- und Skelettbereich. Das Heben von sperrigen und schweren Artikeln ergänzt diesen Problembereich. Ergonomische Defizite im Kassen- und Thekenbereich, die zu Zwangskörperhaltungen oder schweren Hebetätigkeiten führen, ziehen sich von der zweiten bis zur achten Sitzung als roter Faden durch. Hierbei sind insbesondere die hohen Arbeitsflächen sowie beengte und ungünstige Anordnungen in Kassenboxen thematisiert worden. Gerade im Kassenbereich sind die meisten Umgebungsbelastungen, die in diesen Zusammenhängen mit diskutiert wurden, bemerkt worden. Zugluft und Kälte waren hierbei dominierend.

In der achten Sitzung wurden überwiegend psychische Belastungen von den Zirkelteilnehmern diskutiert. In diesem Rahmen bildeten Zeit- und Termindruck ein hohes Streßpotential. Betroffen sind hiervon fast alle Arbeitsbereiche.

In der quantitativen Bewertung der Diskussionsschwerpunkte liegen die körperlichen Belastungen mit 24 thematisierten Problemen vor den Umgebungsbelastungen mit 9 Nennungen und 6 angesprochenen psychischen Belastungen. Aber auch in der qualitativen Bewertung sind die einzelnen Sitzungen mehrheitlich von Diskussionen über Arbeitssituationen geprägt, die körperliche Belastungen nach sich ziehen.

Auch die Entwicklung von Verbesserungsvorschlägen orientierte sich an diesen Diskussionsschwerpunkten. Die körperlichen Belastungen zogen 43 Vorschläge auf sich. Die neuen Probleme durch Umgebungseinflüsse wurden mit insgesamt 24 Lösungsansätzen diskutiert, gefolgt von 8 Vorschlägen bei den psychisch-organisatorischen Belastungen.

Stellt man diesen Schwerpunkten die Ergebnisse der Mitarbeiterbefragung gegenüber, so wird ein enger Zusammenhang ersichtlich. Die „Körperhaltung" bezeichneten über 62% der Mitarbeiter als hohe Belastung. Die Problematisierung von ergonomischen Defiziten im Kassen- und Thekenbereich schließt sich nahtlos an. Die Auseinandersetzung mit psychisch-organisatorischen Belastungen wie Zeit- und Termindruck wird durch die sehr hohen Nennungen bei den Befragungsergebnissen gut gestützt. Umgebungsprobleme wie Zugluft und Kälte im Kassenbereich werden ebenfalls durch auffällige Befragungsergebnisse bestätigt. Insgesamt sind in diesem Projekt die Zusammenhänge zwischen Ergebnissen der Mitarbeiterbefragung und den angesprochenen Diskussionsschwerpunkten sehr gut nachzuvollziehen.

Automobilwerk

In dem Preßwerk zeigt sich ein ausgeglichenes Bild bei der Diskussion der drei Belastungsarten. Bildeten in der ersten Sitzung die Thematisierung von körperlichen Belastungen wie schwere körperliche Arbeiten und schwere Hebe- und Tragetätigkeiten sowie das Stehen auf unebenem Boden den Schwerpunkt, so wurden in der zweiten Sitzung die Umgebungsbelastungen (ölhaltige Luft, Ölleckaschen an den Pressen, Hallenklima) betont. Diese Themen zogen sich mit unterschiedlicher Betonung durch alle sechs Sitzungen. Die in der dritten Sitzung kurz angerissenen psychischen Belastungen durch Defizite in der Arbeitsorganisation bzw. der selektiven Verleihpraxis von Gruppenmitgliedern wurden in der fünften und sechsten Sitzung wieder aufgegriffen und besonders vertieft.

Monotone Arbeitsgänge sowie das kurzfristige Verleihen von Beschäftigten in andere Arbeitsgruppen wurde hier von den Zirkelteilnehmern intensiv diskutiert.

Die rein zahlenmäßige Verteilung der einzelnen Arbeitssituationen auf die Belastungsbereiche zeigt an, daß die körperlichen Belastungen mit 17 Nennungen fast gleichauf mit den Umgebungsthemen (20 Nennungen) liegen. Die psychisch-organisatorischen Defizite scheinen hier mit 2 Nennungen eine weniger wichtige Rolle zu spielen. Demgegenüber sind gerade diese 2 Punkte Bestandteil von 2 Zirkelsitzungen und dort vermehrt diskutiert worden.

Ähnlich sieht die Verteilung der Verbesserungsvorschläge auf die Diskussionsschwerpunkte aus. Rund 17 Problemnennungen wurden mit 15 Einzelvorschlägen im Bereich der körperlichen Belastungen diskutiert. 17 Lösungsvorschläge sind für die Umgebungseinflüsse entwickelt worden. Bei den 2 psychischen Belastungspunkten wurden ebenfalls 5 Lösungsvorschläge im Zirkel erörtert.

Die in der Mitarbeiterbefragung als äußerst belastend bewerteten Punkte Lärm in den Hallen bzw. von den Maschinen zogen sich neben klimatischen Problemen kontinuierlich durch die Zirkelsitzungen. Die hohen Belastungswerte bei den körperlichen Belastungen durch Stehen wurden in zwei Sitzungen von den Zirkelteilnehmern schwerpunktmäßig diskutiert. Betrachtet man die Ergebnisse der Mitarbeiterbefragung mit den besonders auffälligen Umgebungsbelastungen und diskutierten Schwerpunkten in den Zirkeln, so ist der thematische Zusammenhang beider Ergebnisse gut zu sehen. Alle von den Mitarbeitern im Interventionsbereich angeführten Probleme sind von den Kollegen im Zirkel aufgegriffen und ihre Auffälligkeit entsprechend erörtert worden.

5.2.1.4. Der Zusammenhang von Gesundheitszirkel und Umsetzung der Ergebnisse

In diesem Kapitel soll die letzte Phase des Gesundheitszirkelkonzepts untersucht werden. Hieran knüpft sich die Fragestellung:

„Inwieweit werden die im Zirkel entwickelten Vorschläge in den betrieblichen Arbeitsalltag umgesetzt?"

Ein bedeutender Einflußfaktor für die Höhe der Umsetzungsrate stellt sicherlich der mit den Vorschlägen verbundene organisatorische und finanzielle Aufwand dar.

Finden bei der Umsetzung nur Vorschläge mit geringem finanziellen Aufwand Berücksichtigung? Neben der rein quantitativen Umsetzungsrate nach Diskussionsschwerpunkten bzw. Belastungsarten wird daher auch eine qualitative Beurteilung der umgesetzten Vorschläge vorgenommen. Zu diesem Zweck wurde von uns eine Kategorisierung hinsichtlich des finanziellen Aufwands vorgenommen. Dabei handelt es sich um eine Skalierung auf drei Ebenen, die einen „kleinen Aufwand" bis 1.000,- DM umfaßt, eine mittlere Ebene von 1.000,- bis 10.000,- DM sowie einen großen Umsetzungsaufwand von über 10.000,- DM[10]. Unter diesen Prämissen sollen die Umsetzungsgrade der einzelnen Organisationen im folgenden untersucht werden.

Unternehmen der Metallverarbeitung

Bei dem Metallunternehmen wurde der Umsetzungsstand von dem Betriebsleiter ermittelt. Probleme im Hinblick auf den Umsetzungsstand sind hier nicht aufgezeichnet worden.

Insgesamt standen 40 Vorschläge zur Umsetzung an. Auffällig ist hier, daß zu drei Problemen (ständiges Stehen, Mitfahren auf den Planscheiben, Geruchsbelästigung bei der Zerspanung), die im Rahmen der Zirkelarbeit keine Vorschläge aufwiesen, der Betrieb in Eigenregie Verbesserungen durchführte (Stehhilfen, elektr. Hilfsmittel, Videosysteme zur Fernbeobachtung). Von den 40 Vor-

---

[10]) Diese Kategorisierung stellt lediglich eine Möglichkeit dar. Es handelt sich um ein pragmatisches Vorgehen, bei dem insbesondere die im Zentrum der Zirkelarbeit stehenden Vorschläge kleinerer und mittlerer Reichweite Beachtung finden.

schlägen sind 68% umgesetzt worden. Rund 10% wurden vom Firmenmanagement abgelehnt. Bei 22% der Verbesserungsvorschläge ist unklar, ob sie umgesetzt werden können bzw. die Entscheidung hierüber auf einen späteren Zeitpunkt verschoben worden ist.

Die Umsetzungsrate nach dem finanziellen Aufwand stellt sich wie folgt dar:

Tab. 26: Umsetzungsrate der Vorschläge im
Metallunternehmen nach finanziellem Aufwand

Umsetzungsstatus finanz. Aufwand	umgesetzt	offen	nicht umgesetzt	Vorschläge nach Aufwand
gering (bis 1000 DM)	8	3	---	11
mittel (1000-10.000DM)	7	3	3	13
hoch (ab 10.000 DM)	12	3	1	16
Umsetzungsstatus	27	9	4	**Gesamt: 40**

Die oben skizzierten drei zusätzlich entwickelten und umgesetzten Vorschläge bewegen sich in der Kategorie mit hohem Aufwand. Diese Kategorie weist bei den umgesetzten Verbesserungen eindeutig die meisten Vorschläge auf. Bei dem nicht umgesetzten Großprojekt handelt es sich um die Einführung von lärmmindernden Pressluftdüsen. Alternativ hierzu wurden nach Angaben der Betriebsleitung Schallschutzkabinen eingeführt.

Bei der Umsetzungsrate nach den Belastungsarten fiel bereits im Vorfeld die große Menge von Vorschlägen in der Kategorie der Umgebungsbelastungen auf. Hier wurden tatsächlich auch die meisten Vorschläge (21) umgesetzt. Rund acht Vorschläge blieben offen oder werden erst zu einem späteren Zeitpunkt umgesetzt. Im körperlichen Belastungsbereich wurden von den 10 Vorschlägen drei nicht umgesetzt.

Tab. 27: Umsetzungsrate der Vorschläge im Metallunternehmen nach Belastungsarten

Umsetzungsstatus Belastungsart	umgesetzt	offen	nicht umgesetzt	Vorschläge nach Belastungsart
körperliche Belastungen	6	1	3	10
Umgebungsbelastungen	21	8	1	30
Psychische Belastungen	---	---	---	---
Umsetzungsstatus	27	9	4	**Gesamt: 40**

Das Metallunternehmen weist bei der Umsetzungsrate nach Belastungskategorien eine stringente Linie auf. Die mit Abstand größte Anzahl von Verbesserungsvorschlägen im Bereich der Umgebungsbedingungen setzt sich bei dem Transfer in die Praxis fort. Rund 70% der Vorschläge dieser Kategorie sind umgesetzt worden. Die Vorschläge in der Kategorie „körperliche Belastungen" wurden zu 60% umgesetzt. Auffällig ist hier die Umsetzung von fünf Vorschlägen, die sich in der Kategorie mit dem höchsten Aufwand bewegen. Hierbei handelte es sich z.B. um Stützhilfen, kombiniert mit einem Arbeitsplatzprogramm, oder um die Anschaffung leichterer Werkzeuge.

Chemieunternehmen

In dem Chemieunternehmen wurde die Umsetzungsrate von den Zirkelteilnehmern ermittelt.

Insgesamt wurden in dem Betrieb 81 Vorschläge von den Zirkelmitarbeitern entwickelt. Von diesen Vorschlägen waren rund 45% umgesetzt oder in Arbeit. Rund 27% waren offen. Bei 28% der Vorschläge hatte die Betriebsleitung Änderungen vorgenommen oder sich gegen eine Umsetzung ausgesprochen. Problematisch waren bspw. Vorschläge, durch deren Veränderungen auch Auswirkungen auf Kunden befürchtet wurden. So wurden z.b. Abänderungen an Produkten (Vermeidung von Farbbeimischungen) oder Auflagen an Tanklastzügen (Behinderungen beseitigen, Sauberkeit der LKW's) oder Zeitenvorgaben abgelehnt oder in veränderter Form umgesetzt.

Der finanzielle und organisatorische Aufwand scheint keine Rolle für die nicht umgesetzten Vorschläge zu spielen, wie die folgende Tabelle zeigt.

Tab. 28: *Umsetzungsrate der Vorschläge in dem Chemieunternehmen nach finanziellem Aufwand*

Umsetzungsstatus --- finanz. Aufwand	umgesetzt	offen	nicht umgesetzt	Vorschläge nach Aufwand
gering (bis 1.000 DM)	14	5	12	31
mittel (1.000 - 10.000 DM)	8	7	3	18
groß (ab 10.000 DM)	14	10	8	32
Umsetzungsstatus	36	22	23	Gesamt: 81

Betrachtet man die Anzahl der bereits umgesetzten Vorschläge, so ist die Kategorie „hoher Aufwand" gleichauf mit der Reihe „geringer Aufwand" und höher als Vorschläge mit mittlerem Finanzvolumen. Die abgelehnten bzw. abgeänderten Vorschläge lassen, ebenfalls aufgrund ihrer Verteilung, keine ausschließlichen Präferenzen für einen niedrigen Aufwand erkennen.

Das Prüfkriterium „Umsetzungsrate der Vorschläge nach Belastungsart" stellt sich wie folgt dar:

Tab. 29: Umsetzungsrate der Vorschläge im Chemieunternehmen nach Belastungsarten

Umsetzungsstatus Belastungsart	umgesetzt	offen	nicht umgesetzt	Vorschläge nach Belastungsart
körperliche Belastungen	17	5	8	30
Umgebungsbelastungen	9	15	4	28
Psychische Belastungen	10	2	11	23
Umsetzungsstatus	36	22	23	Gesamt: 81

Betrachtet man die Kategorie „Umgebungsbelastungen", so ist deren Umsetzungsrate mit 25% die niedrigste der drei Kategorien, obwohl sie insgesamt vom Vorschlagsvolumen mit rund 36% an zweiter Stelle liegt. Als offen sind hier Vorschläge eingeordnet worden, die sich auf die Arbeits- und Produktveränderungen gegen die hohe Belastung durch Staubentwicklung bezogen. Von den Vorschlägen gegen körperliche Belastungen wurden 57% der entwickelten Lösungen umgesetzt. Hier wurden viele Vorschläge mit einem hohen Kostenvolumen in die Praxis umgesetzt, wie z.B. umfangreiche Installationen von Sprechanlagen oder Verlegung von Rohrleitungen. Von den Vorschlägen, die durch die Betriebsleitung abgelehnt bzw. verändert wurden, sind mit knapp 48% in hohem Maße die Vorschläge zur Verringerung psychischer Belastungen betroffen. Besonders waren hier die Verbesserungswünsche zur Organisation des Betrieblichen Vorschlagswesens betroffen, die keines großen finanziellen Aufwands bedurft hätten.

Insgesamt ist bei der Umsetzungsrate die absolut sehr hohe Anzahl entwickelter Lösungsansätze zu berücksichtigen. Die in Relation zur Gesamtumsetzung hohe Transferrate der Vorschläge gegen körperliche Belastungen ergibt hinsichtlich der Schwerpunktsetzung in der Gesamtdiskussion einen positiven Zusammenhang

Krankenhaus

Die Bewertung des Umsetzungsstandes im Krankenhaus ist durch eine Befragung der Zirkelteilnehmer im Zirkel erfolgt.

Insgesamt sind 40 Vorschläge entwickelt worden, die sich allesamt auf die Kategorie „psychisch-organisatorische Belastungen" beziehen. Von diesen 40 Vorschlägen sind 73% umgesetzt worden. Für 10% der Vorschläge sah die Krankenhausleitung keine Möglichkeit der Umsetzung, da sie nicht in ihrer Kompetenz lagen oder zu teuer seien. So wurden z.B. gewünschte Veränderungen in der Ausbildung, wie die Erweiterung um das Fach „Psychiatrie", außerhalb des Kompetenzbereichs des Krankenhauses gesehen. Ein gewünschter Kooperationsvertrag mit einer anderen Facheinrichtung wurde als zu teuer bewertet. Aus rein organisatorischen Gründen wurde ein ausgewogeneres Verhältnis von Vollzeit- und Teilzeitkräften für undurchführbar gehalten. Für die 17% offenen Vorschläge erfolgen noch Absprachen und Überlegungen zwischen verschiedenen Bereichen und Stationen.

Die rein monetäre Einordnung der psychisch-organisatorischen Vorschläge fällt naturgemäß schwer und ist daher mit einer gewissen Unschärfe behaftet. Zum einen sind diese Vorschläge relativ schwer zu quantifizieren und zum anderen sind die finanziellen Folgen, wie etwa bei dem Vorschlag „Ausgewogenheit von Teil- und Vollzeitkräften" nur grob abzuschätzen.

Tab. 30: Umsetzungsrate der Vorschläge im Krankenhaus nach finanziellem Aufwand

Umsetzungsstatus finanz. Aufwand	umgesetzt	offen	nicht umgesetzt	Vorschläge nach Aufwand
gering (bis 1000 DM)	12	3	—	15
mittel (1000-10.000 DM)	9	1	—	10
hoch (ab 10.000 DM)	8	3	4	15
Umsetzungsstatus	29	7	4	**Gesamt: 40**

Insgesamt betrachtet ist die Transferrate von Verbesserungsvorschlägen in die Praxis mit annähernd 73% relativ hoch. Hier überwiegen jedoch Lösungen, die eher mit geringerem und mittlerem finanziellen oder auch organisatorischen Aufwand durchzuführen sind. Informations- und Kompetenzgespräche zwischen Bereichen und Stationen, aber auch Umgestaltungen von bereits bestehenden Supervisionsgruppen bilden hier den größten Anteil. Bei den nicht umgesetzten Vorschlägen überwiegen solche mit hohem Aufwand.

Handelsunternehmen

Zur Bewertung des Umsetzungsstandes in der Handelskette wurden ebenfalls die Mitteilungen der Zirkelteilnehmer berücksichtigt.

Insgesamt sind in diesem Projekt 75 Vorschläge erarbeitet worden. Davon sind rund 55% nach mehrheitlicher Beurteilung der Mitarbeiter umgesetzt worden bzw. befinden sich in Arbeit. Rund 45% der Vorschläge sind nach Meinung der Mitarbeiter entweder noch offen oder abgelehnt worden. Nach finanziellem Aufwand gestaffelt, stellt sich die Transferrate wie folgt dar:

Tab. 31: *Umsetzungsrate der Vorschläge in der Handelskette nach finanziellem Aufwand*

Umsetzungsstatus	umgesetzt	offen	nicht umgesetzt	Vorschläge nach Aufwand
finanz. Aufwand				
gering (bis 1000 DM)	18	12	---	30
mittel (1000-10.000 DM)	14	10	---	24
hoch (ab 10.000 DM)	9	12	---	21
Umsetzungsstatus	41	34	---	Gesamt: 75

Bei der Einordnung nach finanziellem Aufwand fällt auf, daß die umgesetzten Lösungen mit geringem und mittlerem Aufwand klar überwiegen. Zu diesen Vorschlägen zählen bspw. der Informationsbedarf hinsichtlich der Bedienung von Klima- und Türanlagen oder Vorschläge, die sich auf kleinere Umgestaltungen im Kassenbereich (Verlängerung von Kabeln etc.) beziehen. Größere Vorschläge, die bereits nach Meinung der Beschäftigten aus dem Zirkel umgesetzt wurden, waren hier das Ausmustern und Ersetzen von defekten Warencontainern, die Anschaffung von ergonomischen Kassenstühlen oder komplette ergonomische Umbauten im Thekenbereich.

Bewertet man die Transferrate des Unternehmens nach den Belastungskategorien, so sind 49% der Vorschläge im Bereich der körperlichen Belastungen umgesetzt. Vorschläge, die zu den Umgebungsbelastungen entwickelt wurden, weisen mit rund 70% die höchste Umsetzungsrate auf. Hierzu zählen neben einigen aufwendigen Vorschlägen, wie z.B. die Installation von hochwertigen Türkoffern oder einer Luftwärmeheizung, auch sehr viele Vorschläge kleinerer und mittlerer Reichweite. Besonders die Reparatur von Einrichtungen, die das Klima bzw. die Zugluft günstig beeinflussen (Heizungen, Fenster, Installationen von Blenden etc.)

zählen hierzu. Bei den Vorschlägen im Bereich der psychischen Belastungen sind drei Vorschläge umgesetzt worden. Dies sind hauptsächlich Vorschläge, die die Information zur Bedienung von technischen Einrichtungen betreffen.

Tab. 32: *Umsetzungsrate der Vorschläge in der Handelskette nach Belastungsarten*

Umsetzungsstatus Belastungsart	umgesetzt	offen	nicht umgesetzt	Vorschläge nach Belastungsart
körperliche Belastungen	21	22	---	43
Umgebungsbelastungen	17	7	---	24
Psychische Belastungen	3	5	---	8
Umsetzungsstatus	41	34	---	**Gesamt: 75**

Betrachtet man zusammenfassend für die Handelskette die Situation der Vorschläge und deren Umsetzung, so sind insbesondere in den Kategorien „körperliche Belastungen" und „psychische Belastungen" Umsetzungs- und Verbesserungspotentiale zu erzielen. Die Umsetzungsrate von 55% betrifft in erster Linie Vorschläge mit geringem und mittlerem Aufwand.

Automobilwerk

Die Auswertung im Automobilwerk erfolgte auf Grundlage betrieblicher Dokumentationen im Rahmen des dort praktizierten Kontinuierlichen Verbesserungsprozesses (KVP). Die Zirkelvorschläge fanden hierin Eingang und wurden gleichsam mit abgearbeitet.

Insgesamt wurden in dem Preßwerk 38 Vorschläge entwickelt. Von diesen diskutierten Vorschlägen sind 21 (55%) bereits in Arbeit oder umgesetzt, 12 Vorschläge (32%) wurden noch hinsichtlich ihrer Umsetzung als offen eingestuft. Abgelehnt wurden 5 Ideen (13%), wobei ein Vorschlag aufgrund einer bereits entwickelten Änderung sich erübrigte. Betrachtet man die Transferrate nach dem finanziellen Aufwand, so ergeben sich folgende Verteilungen:

Tab. 33: Umsetzungsrate der Vorschläge im Automobilwerk nach finanziellem Aufwand

Umsetzungsstatus --- finanz. Aufwand	umgesetzt	offen	nicht umgesetzt	Vorschläge nach Aufwand
gering (bis 1000 DM)	4	5	---	9
mittel (1000-10.000 DM)	4	3	1	8
hoch (ab 10.000 DM)	13	4	4	21
Umsetzungsstatus	21	12	5	**Gesamt: 38**

Bei der Darstellung fällt besonders der hohe Anteil von Vorschlägen mit hohem finanziellen Aufwand (55%) auf, die auch in der Umsetzung mit 62% sehr hoch vertreten sind. Hierbei handelt es sich um Verbesserungen gegen ölhaltige Luft, wie Umbauarbeiten an den Maschinen und Werkzeugwechsel. Die abgelehnten Vorschläge in dieser Kategorie sind zum einen obsolet, weil sie durch bereits verwirklichte Ideen ersetzt worden sind, oder aber mit zusätzlichen gesundheitsrelevanten Belastungen verbunden sind. Insofern spielen finanzielle Gründe für die Ablehnung keine Rolle.

Betrachtet man die Verteilung der Vorschläge nach ihrer Belastungsrelevanz, so sind von 38 Vorschlägen 15 (39%) in der Kategorie „körperliche Belastungen", 17 Lösungen (45%) bei den Umgebungsbelastungen und 6 Vorschläge gegen psychisch-organisatorische Belastungen entwickelt worden.

Tab. 34: Umsetzungsrate der Vorschläge im Automobilwerk nach Belastungsarten

Umsetzungsstatus / Belastungsart	umgesetzt	offen	nicht umgesetzt	Vorschläge nach Belastungsart
körperliche Belastungen	9	4	2	15
Umgebungsbelastungen	10	4	3	17
Psychische Belastungen	2	4	—	6
Umsetzungsstatus	21	12	5	Gesamt: 38

Setzt man die umgesetzten Vorschläge der einzelnen Belastungskategorien in Relation zu den erarbeiteten Ideen, so sind auch hier die körperlichen Belastungen und Umgebungsbelastungen maßgeblich. Abgelehnt wurden bei den Vorschlägen in der Kategorie „körperliche Belastungen" bspw. Zugketten für Flurförderfahrzeuge, da die Umbauten den Arbeitsablauf erheblich behindert hätten. Hier bildete die Anschaffung von Zugameisen für den Arbeitsablauf eine störungsfreiere Alternative. Bei den offenen Vorschlägen in der Reihe „psychische Belastungen" handelt es sich um eine Reihe von Änderungen, welche die Verleihpraxis von Mitarbeitern betreffen. Zu diesem Thema wurden umfangreiche Überlegungen im Werk angestellt.

Zwischenresümee

Bei der Zuordnung von diskutierten Verbesserungsvorschlägen zu den Belastungskategorien und der Umsetzungsrate zeigt das **Metallunternehmen** eine stringente Linie. Die schwerpunktmäßig im Zirkel diskutierten „Umgebungsbelastungen" sind bei den Umsetzungen ebenfalls eindeutig der dominierende Bereich.

Hauptsächlich sind dies einfache Reparaturarbeiten, aber auch einige aufwendige Sanierungsarbeiten an den Hallendächern. Der finanzielle Aufwand scheint nicht das Hauptargument für Umsetzung oder Ablehnung zu sein. Betrachtet man die Umsetzungsrate nach dem finanziellen Aufwand, so sind von den 16 Vorschlägen mit hohem Aufwand immerhin 12 umgesetzt worden. Insgesamt ist hier der Zusammenhang zwischen eingeführten Verbesserungen und vorher diskutierten Ideen im Zirkel deutlich.

Das **Chemieunternehmen** fällt in erster Linie durch die hohe Rate von abgelehnten bzw. durch die Betriebsleitung veränderten Vorschlägen auf. Gerade die Vorschläge gegen psychische Belastungen sind hiervon stark betroffen. Die insgesamt sehr hohe Anzahl von entwickelten Vorschlägen wurde bis zum Erhebungszeitraum zu 45% in die betriebliche Praxis umgesetzt. Auch hier schien die Kostenfrage für die Realisierung nicht im Vordergrund zu stehen. Knapp 40% der umgesetzten Vorschläge bewegen sich in der Kategorie „hoher finanzieller Aufwand". Tendenziell entspricht der Schwerpunkt der Vorschläge bei den körperlichen Belastungen dem Schwerpunkt in der Zirkeldiskussion.

Insgesamt sind in der Organisation **Krankenhaus** 73% der entwickelten Ideen als Änderungen in die Praxis umgesetzt worden. Die Hauptpunkte waren hier die Informationsdefizite über die verschiedenen Stationskonzepte sowie Kompetenzen und Aufgabenverteilungen der verschiedenen Berufsgruppen. Die hierzu entwickelten Vorschläge sind über formalisierte Informationsverfahren und Gesprächsgruppen in die Praxis umgesetzt worden. Die Einordnung der Vorschläge nach finanziellem Aufwand zeigt, daß nur die teureren Lösungen von einer Ablehnung betroffen sind.

Insgesamt betrachtet sind die Hauptproblempunkte der Informationsdefizite und Probleme mit Patienten durch Änderungen angegangen worden, so daß auch hier der Zusammenhang zwischen Problemschwerpunkten und notwendigen praktischen Änderungen weitgehend ersichtlich ist.

Die **Handelskette** weist eine hohe Anzahl von Vorschlägen (75) auf, von denen 55% umgesetzt wurden.

Betrachtet man die Verteilung der Vorschläge nach ihrer jeweiligen Belastungsbezogenheit, so fällt die hohe Anzahl von 43 Vorschlägen im Bereich „körperliche Belastungen" auf. 21 davon sind umgesetzt worden. Dagegen war der Umsetzungsstand der 24 Vorschläge zu den Umgebungsbelastungen mit 17 Ideen weiter gediehen. Die Gründe für die insgesamt geringe Umsetzungsrate sind weniger bei den Kosten zu suchen. Insgesamt ist in der Handelskette ein Zusammenhang zwischen Zirkelschwerpunkten und Umsetzungsphase festzustellen.

Im **Automobilwerk** überwiegen die Vorschläge in der Belastungskategorie „Umgebungsbelastungen" leicht die Lösungen gegen körperliche Probleme, gefolgt von Änderungen im Bereich der psychischen Belastungssituation. Diese Relation zwischen den Kategorien läßt sich auch bei den bereits umgesetzten Vorschlägen feststellen. Die nicht umgesetzten Veränderungen verteilen sich gleichmäßig über alle Belastungskategorien.

Die Vorschläge gegen „körperliche Belastungen" und „Umgebungsbelastungen" sind von der Anzahl her kaum unterschiedlich. Insofern sind diese beiden Belastungskategorien wie bei der Zirkeldiskussion von gleicher Wichtigkeit. Für die Ablehnung von

Vorschlägen spielte die Kostenfrage nicht die Hauptrolle, obwohl vier von fünf abgelehnten Vorschläge in der Kategorie „hoher finanzieller Aufwand" zu finden sind. Die Lösungen wurden entweder aufgrund bereits eingeführter alternativer Veränderungen oder aufgrund einer Situationsverschlechterung obsolet.

5.2.1.5. Zusammenfassung

Zwischen Gesundheitsbericht und Mitarbeiterbefragung lassen sich folgende Verknüpfungen bzw. Verbindungslinien aufstellen:

Abb. 9: Synopsen von Gesundheitsbericht und Mitarbeiterbefragung

Variablen im Gesundheitsbericht	Bildet eine Synopse zu	Variablen in der Mitarbeiterbefragung
AU-Datenvergleich einzelner Abteilungen	<------->	gewählter Interventionsbereich und dessen Tätigkeitsgruppen
Krankheitsarten im Interventionsbereich	<------->	Belastungs- und Beschwerdesituation im Interventionsbereich

Anhand der Verbindungen zwischen den jeweiligen Datenpools wurde die Zusammenhangsanalyse von uns vorgenommen. Eine Kontinuität hinsichtlich auffälliger Abteilungen und ausgewählter Gruppen für die Intervention in jedem Projekt wurde überprüft und erfüllt. Neben der reinen Datenlage des Gesundheitsberichts spielen bei der Interpretation und der letztlichen Entscheidung über den Interventionsort aber auch ökonomische und betriebspolitische Gesichtspunkte eine Rolle.

Betrachtet man den möglichen Zusammenhang zwischen den AU-Daten und den im Interventionsbereich erhobenen Ergebnissen der Mitarbeiterbefragung, so sind ebenfalls hohe Übereinstimmungen zwischen den verschiedenen Datenpools festzustellen. Die subjektive Wahrnehmung der Mitarbeiter zu Belastungen und Beschwerden - interpretiert wurden hier die „hohen" bis „sehr hohen" Nennungen - deckte sich in allen Fällen mit den Ergebnissen des Gesundheitsberichtes. Die Hauptkrankheitsgruppe „Muskel/Skelett" spiegelt sich auch in den Beschwerdewahrnehmungen wider. Zum einen können hier die Ursachen z.T. in schweren körperlichen Tätigkeiten wie schwerem Heben, Tragen etc. liegen. Hiervon sind besonders das Metall- und Chemieunternehmen, die Handelskette und das Automobilwerk betroffen. Zum anderen können aber auch Verspannungszustände durch psychische Belastungen hierfür maßgebend sein. Dies zeigten die Ergebnisse im Krankenhaus. Gerade die Mitarbeiterbefragung kann die polykausalen Zusammenhänge von Krankheit, Belastungs- und Beschwerdewahrnehmung sowie Arbeitssituation konkretisieren und die eher abstrakten Daten des Gesundheitsberichts gut ergänzen.

Insofern boten die Berichtsdaten bei unseren Beispielen erste Anhaltspunkte und wurden von der Mitarbeiterbefragung gestützt bzw. vom Informationsgehalt forciert.

Der Gesundheitszirkel schließt an die Ergebnisse der Mitarbeiterbefragung unmittelbar an. Die gewonnenen Erkenntnisse aus der Befragung dienen als Diskussions- und Strukturierungsgrundlage. Zwischen Mitarbeiterbefragung und Gesundheitszirkel lassen sich folgende Verknüpfungen herstellen:

Evaluation eines integrierten Konzepts betrieblicher Gesundheitsförderung

Abb. 10: Synopsen von Mitarbeiterbefragung und Gesundheitszirkel

Variablen in der Mitarbeiterbefragung	Bildet eine Synopse zu	Variablen im Gesundheitszirkel
Subjektive Belastungs- und Beschwerdesituation der Mitarbeiter im Interventionsbereich	<--------->	Diskussionsschwerpunkte über Beschwerden und Tätigkeiten im Zirkel
Subjektive Belastungs- und Beschwerdesituation der Mitarbeiter im Interventionsbereich	<--------->	Schwerpunktbereich der erarbeiteten Verbesserungen im Zirkel

Sowohl bei der Schwerpunktlegung der Problemdiskussion als auch bei der Erörterung der dazugehörigen Verbesserungsvorschläge wurde aufgrund der durchgeführten Sekundäranalyse aller vorliegenden Zirkelprotokolle eine Anbindung an die Schwerpunkte der Befragungsergebnisse festgestellt. Hierbei legten die Schwerpunkte der Mitarbeiterbefragung nicht zwangsläufig die Bearbeitungsreihenfolge im Zirkel fest, jedoch wurden sowohl zeit- als auch mengenmäßig die hohen bis sehr hohen Nennungen aller Belastungsbereiche der Mitarbeiterbefragung umfangreich im Zirkel diskutiert. Hierbei setzten die Beteiligten eigene Prioritäten, die sich jedoch nur auf die Bearbeitungsreihenfolge bezogen. Zu jedem Problempunkt, der auch bei den Befragungen als hohe Belastung eingestuft wurde, sind auch Lösungen zur gesundheitsgerechten Arbeitsgestaltung erarbeitet worden. In allen Projekten ist eine breite Spanne von Verbesserungsvorschlägen diskutiert worden, die von einfachen Verhaltensänderungen bis zu aufwendigen Veränderungen von Strukturen und Prozessen im Arbeitsalltag reicht. Besonders deutlich wurde dies bei Belastungsarten im Muskel- und Skelettbereich. Hier wurden neben Verhaltensmodifikationen (z.B. Anleitungen zum „richtigen" Heben, Rückenschulen) über Kombinationen (Rückenstützen, Arbeitsplatzprogramme) auch die ursächlichen Probleme diskutiert und umgesetzt. Neben leichteren Werkzeugen helfen Transporthilfen (Kräne, Rollwagen etc.) sowie kürzere Transportwege die Belastungsursachen mildern oder sogar vermeiden. Keiner der Zirkel versuchte bestimmte Probleme von vornherein auszublenden.

Die zweite Aufgabe der Gesundheitszirkel lautet, Verbesserungsvorschläge zur gesundheitsgerechten Arbeitsgestaltung in technischer, organisatorischer und personenbezogener Hinsicht zu erarbeiten. Wenn die meist intensiven Diskussionen im Zirkel einen Sinn ergeben sollen, so ist in dieser Phase neben der raschen auch eine möglichst umfassende Umsetzung von Vorteil. Das bedeutet, daß auch Vorschläge, die größere Dimensionen aufweisen, nicht aus Kostengründen abgelehnt werden und nur kleinere Veränderungen (z.B. Verhaltensveränderungen) „zur Moralverbesserung" in die betriebliche Praxis umgesetzt werden.

Hinsichtlich dieser Prämissen lassen sich zwischen Gesundheitszirkel und der Umsetzungsphase folgende Zusammenhänge herstellen:

Abb. 11: *Synopsen von Gesundheitszirkel und Realisierung von Verbesserungsvorschlägen*

Variablen im Gesundheitszirkel	Bildet eine Synopse zu	Variablen in der Umsetzungsphase von Verbesserungsvorschlägen
Schwerpunktbereich der erarbeiteten Verbesserungen im Zirkel	<------->	Tatsächliche Umsetzung der einzelnen Verbesserungsvorschläge
Schwerpunktbereich der erarbeiteten Verbesserungen im Zirkel	<------->	Finanzieller und organisatorischer Umfang der Verbesserungsvorschläge

Bei allen untersuchten Projekten wurde deutlich, daß die Kosten der Vorschläge nicht das ausschlaggebende Argument für die Umsetzung oder Ablehnung waren. Bei der Auswertung wurde deutlich, daß von keinem Unternehmen signifikant die großen Vorschläge abgelehnt wurden.

Betrachtet man die Verteilung der Vorschläge auf die Belastungskategorien, so werden weitgehend die Problemschwerpunkte, die sich bereits in der Mitarbeiterbefragung und auch in der Zirkeldiskussion auftaten, abgedeckt. Bis auf das Krankenhaus waren hauptsächlich körperliche Belastungen und Umgebungsbelastungen die Schwerpunkte der Diskussion. Sie wurden auch in den einzelnen Organisationen angegangen. Nicht immer mit den gleichen Gewichtungen, wie das Beispiel „Chemieunternehmen" zeigt. Auch bei der Umsetzungsphase gab es demnach keinen Ausreißer. Alle Projekte lassen einen Zusammenhang zwischen den Diskussionsschwerpunkten und den umgesetzten Vorschlägen erkennen. Bei dieser letzten Projektphase sind die Zusammenhänge allerdings nicht ganz so eng wie bei den Zirkeldiskussionen, die sich alle sehr eng an der Mitarbeiterbefragung orientierten. Pragmatische Gründe bzw. Außeneinflüsse behindern häufig eine „Bilderbuch"-Umsetzung.

5.2.2. Befragung der Zirkelteilnehmer

Im folgenden Kapitel werden Ergebnisse des Projekts (Struktur- und Prozeßaspekte) aus Sicht der Zirkelteilnehmer dargestellt. In die Auswertung konnten 386 Fragebögen aus 41 Projekten einbezogen werden (vgl. Tabelle 35). Gemessen an der durchschnittlichen Teilnehmerzahl pro Zirkelsitzung mit rund 11 Personen (ausser dem zweiköpfigen Moderatorenteam) entspricht dies einer Rücklaufquote von 88%. Die folgende Tab. gibt die Anzahl der verteilten Fragebögen und den jeweiligen Rücklauf getrennt nach Funktion der Zirkelteilnehmer und der zugehörigen Branche an.

Tab. 35: Rücklauf der Fragebögen (Zirkelteilnehmer)

Branche --------- Zirkelgruppe	Metall (26 Projekte)	Chemie (9 Projekte)	Dienstleistung (5 Projekte)	Sonstige (1 Projekt)	Gesamt (41 Projekte)
Beschäftigte	80% (n=125)	89% (n=48)	97% (n=29)	100% (n=6)	87% (n=208)
Vorgesetzte	100% (n=40)	100% (n=9)	20% (n=1)	100% (n=1)	100% (n=50)
Betriebsrat	96% (n=25)	67% (n=6)	100% (n=5)	100% (n=1)	95% (n=38)
Leiter	100% (n=26)	78% (n=7)	100% (n=5)	100% (n=1)	100% (n=40)
Betriebsarzt	62% (n=16)	33% (n=3)	20% (n=1)	100% (n=1)	50% (n=20)
F. Arbeitssicherheit	85% (n=22)	56% (n=5)	40% (n=2)	100% (n=1)	75% (n=30)
Gesamt	89% (n=254)	79% (n=78)	78% (n=43)	100% (n=11)	88% (n=386)

Der Grund für die ausgezeichnete Rücklaufquote ist darin zu sehen, daß der Fragebogen in der Mehrzahl der Projekte während des Auswertungsworkshops ebenfalls mündlich besprochen und diskutiert wurde. In einigen Fällen gelang es sogar, die Fragebögen nach Abschluß des Treffens gleich wieder einzusammeln.

Die vergleichsweise geringe Rücklaufquote seitens der Betriebsärzte und Fachkräfte für Arbeitssicherheit liegt daran, daß diese Personengruppen häufig in arbeitsmedizinischen oder sicherheitstechnischen Zentren beschäftigt waren und zum Abschlußworkshop nicht zugegen sein konnten. Der im Unterschied zu den Vorgesetzten, Betriebsleitern und Betriebsräten niedrigere Rücklauf seitens der Beschäftigten hat seine Ursache darin, daß ein halbes Jahr nach regulärem Abschluß der Zirkelarbeit nicht mehr jeder Zirkelbeschäftigte im Interventionsbereich tätig war (Z.B. Ruhestand oder Arbeitsaufnahme in anderen Werksteilen oder Unternehmen). Diese natürliche Fluktuation war bei den anderen Zirkelteilnehmern in geringerem Maße zu verzeichnen.

Im Rahmen der Zirkelbefragung wurde eine Vielzahl von Variablen erhoben. Eine vollständige Darstellung der Ergebnisse würde den Rahmen dieser Arbeit übersteigen. Daher wird in den folgenden Ausführungen das Augenmerk auf die nachstehenden Themenkomplexe gelegt, die sich an den oben aufgeführten Zwischenzielen orientieren (vgl. Kapitel 4.2.1):

- Zusammensetzung des Gesundheitszirkels

- Beanspruchende Arbeitssituationen und Verbesserungsvorschläge

- Zusammenhang zwischen Arbeitsbelastungen und gesundheitlichen Beschwerden

- Moderation.

Dabei stehen die folgenden Annahmen im Mittelpunkt:

Evaluation eines integrierten Konzepts betrieblicher Gesundheitsförderung

- Die drei verschiedenen Befragungsgruppen des Gesundheitszirkels - Beschäftigte, Vorgesetzte und Arbeitsschutzexperten[11] - unterscheiden sich hinsichtlich ihrer Einschätzung zu den oben genannten Themen.

- Es sind branchenspezifische Unterschiede in den Beurteilungen des Verfahrens festzustellen.

Diese Annahmen gründen sich zum einen darauf, daß unterschiedliche Positionen im Betrieb auch deren interessenspezifische Perspektiven und Erwartungen beeinflussen, mit denen die Gesundheitsförderungsaktivitäten beurteilt werden. Zum anderen sind unterschiedliche Anforderungen und Voraussetzungen im Umgang mit dem Verfahren zwischen den Unternehmen zu erwarten. Allein die Verschiedenartigkeit der Themen, z.B. im Automobilwerk und im Krankenhaus, und die damit verbundenen, unterschiedlichen Anforderungen an die Umsetzungsprobleme in den Betriebsalltag bilden einen Einflußfaktor, unterschiedliche Erfahrungshintergründe mit Gruppenarbeit und Mitarbeiterbeteiligung einen anderen. Während z.B. Qualitätszirkel in der Chemischen Industrie und im Fahrzeugbau weit verbreitet sind, sind ähnliche Erfahrungen mit Mitarbeiterbeteiligungsmodellen im Dienstleistungsbereich kaum bzw. weit weniger vorhanden.

Die beiden genannten Zusammenhänge - Einfluß der Gruppen- und Branchenzugehörigkeit auf das Antwortverhalten bzw. die Befragungsergebnisse - werden für die Zirkelbefragung am statisti-

---

[11.)] Vorgesetzte = direkter Vorgesetzter und (Betriebs-/Abteilungs-) Leitung Arbeitsschutzexperten = Fachkraft für Arbeitssicherheit, Betriebsarzt und Betriebsrat. Der Betriebsrat war in sehr vielen Projekten gleichzeitig entweder Sicherheitsbeauftragter oder der fachzuständige Betriebsrat für Arbeitssicherheit. Daher ist er den Arbeitsschutzexperten zugerechnet worden.

schen Modell der Chi-Quadrat-Verteilung, dem Chi-Quadrat-Unabhängigkeitstest, überprüft.

Der Chi-Quadrat-Unabhängigkeitstest überprüft die Unabhängigkeit bzw. Abhängigkeit zweier Variablen, in unserem Fall zwischen Gruppenzugehörigkeit der befragten Zirkelteilnehmer und Antwortverhalten bzw. Branchenzugehörigkeit und Antwortverhalten. Im Falle der Branchenzugehörigkeit beispielsweise werden die in der vorliegenden Befragung erhobenen Ergebnisse (beobachtete Häufigkeiten in der Stichprobe) der drei unterschiedlichen Branchen „Metall", „Chemie" und „Dienstleistung" und die aufgrund der Unabhängigkeitshypothese zu erwartenden Ergebnisse (erwartete Häufigkeiten in der Grundgesamtheit) miteinander verglichen. Prüfkriterium ist ein Signifikanzniveau von maximal 5%. Im folgenden werden die Ergebnisse der Hypothesenüberprüfung unter den Tabellen oder im entsprechenden Zusammenhang ausgewiesen.

5.2.2.1. Zusammensetzung, Sitzungshäufigkeit und -dauer des Gesundheitszirkels

Eine Besonderheit des BKK-Gesundheitszirkels nach dem „Düsseldorfer Ansatz" gegenüber anderen Zirkelmodellen (z.B. dem Qualitätszirkel -oder dem „Berliner Modell" des Gesundheitszirkels) liegt in seiner Teilnehmerstruktur, die Personen aus unterschiedlich hierarchischen und fachlichen Ebenen direkt einbezieht (zum vgl. der verschiedenen Zirkelansätze siehe Johannes 1993). Es soll alle für den Arbeits- und Gesundheitsschutz im Betrieb relevanten Gruppen sowie weitere für den Verfahrenserfolg wichtige Gruppen von vornherein und unmittelbar berücksichtigen, weil - ausgehend von (negativen) Erfahrungen zur Humanisierungsforschung in den 70er Jahren - dadurch Problemen wie mangelnde Unterstützung bei der Umsetzung oder verdeckten Blockierungen und Angriffen gegen das Vorhaben von vornherein begegnet werden kann. Umgekehrt: Der BKK-Gesundheitszirkel nimmt für sich in Anspruch, durch seine interdisziplinäre Zusammensetzung unterschiedlicher Interessengruppen und unterschiedlicher Wissens- und Erfahrungsbestände möglichst effektiv Probleme des Arbeits- und Gesundheitsschutzes anzugehen und zu einer gesundheitsgerechten Arbeitsgestaltung beizutragen. Von daher ist es für das Konzept von Interesse zu erfahren, wie die Betroffenen die Zusammensetzung des Gesundheitszirkels beurteilen. Die hierzuerhobene Fragestellung lautet: Wie beurteilen Sie die Anzahl der (am Gesundheitszirkel) teilnehmenden Personen?

Tab. 36: Beurteilung der Zusammensetzung des Gesundheitszirkels (Anzahl ist gerade richtig)

Zirkelgruppe[1] Anzahl gerade richtig	Beschäftigte (n=198)	Vorgesetzte (n=87)	A-Experten (n=84)	Gesamt (n=369)
Beschäftigte	62%	77%	67%	67%
Vorgesetzte	81%	87%	88%	84%
Betriebsrat	86%	78%	94%	86%
Leiter	84%	84%	83%	84%
Betriebsarzt	89%	89%	98%	91%
F. Arbeitssicherheit	87%	93%	95%	90%

[1] Unterschiede zwischen Gruppen und Branchen nicht signifikant

Mehrheitlich wird die Zusammensetzung der durchgeführten Gesundheitszirkel als adäquat beurteilt (vgl. Tab. 36). Die Anzahl der teilnehmenden Beschäftigten wird von 32% aller Befragten als zu gering, insbesondere von den Beschäftigten selbst (37%) angesehen.

An diesem Punkt zeigte sich in den Gesprächen des Auswertungsworkshops allerdings ein Widerspruch zwischen einerseits der idealen, gewünschten Teilnehmerzahl und andererseits den tatsächlichen vorhandenen personellen Ressourcen. Um ein möglichst breites Spektrum an Meinungen oder auch genügend „Rückhalt" gegenüber den Vorgesetzten und Experten im Zirkel vertreten zu können, sollte die Anzahl der Beschäftigten erhöht werden. Zugleich wird aber deutlich, daß diesem Wunsch durch die Zahl der vorhandenen Mitarbeiter betriebliche bzw. produktionsspezifische Grenzen gesetzt sind; es kann vereinzelt aufgrund z.B. Personalausfällen nicht einmal sichergestellt werden, daß trotz Vertretungsregelungen an allen Sitzungen sämtliche Beschäftigten teilnehmen können. Demnach entscheiden manchmal nicht Wahlergebnisse über die Teilnahme an einer Zirkelsitzung, sondern die tagesaktuellen Produktionserfordernisse.

Auswertungen der Teilnehmerlisten anhand der Sitzungsprotokolle ergeben, daß eine kontinuierliche Teilnahme aller Zirkelgruppen am häufigsten im Dienstleistungsbereich, insbesondere in den Krankenhausprojekten, nicht gewährleistet werden konnte. Das wirkt sich z.T. negativ auf die Problembearbeitung und -auswahl aus, da Themen neu oder von vorne besprochen oder verschoben werden mußten. Ebenfalls wirkt sich eine diskontinuierliche Zusammensetzung der Zirkel negativ auf die Gruppendynamik aus (vgl. auch Müller, Münch, Badura 1997).

Interessant ist ferner in diesem Zusammenhang die - hierarchisch gesehen - umgekehrte Fragestellung nach der Teilnahme der Vorgesetzten. Immerhin halten zwischen 10% bis 11% aller Zirkelbeschäftigten die Beteiligung ihrer Vorgesetzen an der Zirkelarbeit für zu gering. Gespräche und Diskussionen in den Auswertungsworkshops zeigten, daß mit diesem Ergebnis dokumentiert wird, wie wichtig die Teilnahme der Vorgesetzten für die Umsetzung der Zirkelergebnisse aus Sicht der Beschäftigten beurteilt wird. Dies trifft insbesondere für die Teilnahme des (Betriebs-/Abteilungs-) Leiters zu.

Die Beteiligung der Arbeitsschutzexperten an der Zirkelarbeit wird von allen Teilnehmergruppen als sehr nützlich angesehen. Zwischen 87% und 98% der Befragten - unabhängig von der Branche - sehen die Anzahl als „gerade richtig" an. Die Gesundheitszirkel traten zu 6 - 8 ein- bis eineinhalbstündigen Sitzungen zusammen und trafen sich alle 2 - 3 Wochen. Rücksichtsnahme auf betriebsspezifische Gegebenheiten, wie Schichtdienst, Störungen des Produktionsablaufs, Verfügbarkeit der Teilnehmer und Entfernung (Zeitaufwand) zwischen BKK Bundesverband und Einsatzort führen zu den leichten Variationen bei der Anzahl und Dauer der Zirkeltreffen. Die Gesamtsitzungsdauer lag jedoch in jedem Projekt bei 8 - 9 Stunden.

In der schriftlichen Befragung äußern 2/3 aller Befragten, daß die Anzahl der Sitzungen ausreichend gewesen sei, und 70% beurteilten die Sitzungsdauer als „gerade richtig". In den Auswertungsworkshops mit den Teilnehmern wurde mehrfach der Wunsch geäußert, hier über mehr Flexibilität zu verfügen, um die jeweiligen Themen in einer Sitzung abzuschließen. Durch die relativ starre Zeitvorgabe mußten „heiße" Diskussionen manchmal zu einem ungünstigen Zeitpunkt abgebrochen werden. Dieser Wunsch steht jedoch in der Regel ebenfalls im Widerspruch zur betrieblichen Realität mit ihren (Produktions-)Notwendigkeiten.

5.2.2.2. Beanspruchende Arbeitssituationen und Verbesserungsvorschläge

Unter Einbeziehung des Erfahrungswissens der Beschäftigten sollten die beanspruchenden Arbeitsaspekte gesammelt und eine hinreichende Anzahl an Verbesserungsvorschlägen im Hinblick auf eine gesundheitsgerechte Arbeitsgestaltung erarbeitet werden.

Tab. 37: *Beanspruchende Arbeitssituationen nach Branchen und Belastungsarten*

Branche	Metall	Chemie	Dienstleist.	Gesamt
Belastungsart				
körperliche Belastungen	27% (n=251)	26% (n=105)	17% (n=26)	26% (n=382)
Umgebungs- belastungen	37% (n=336)	40% (n=161)	20% (n=31)	36% (n=528)
psycho soziale Belastungen	20% (n=182)	18% (n=71)	56% (n=84)	23% (n=337)
sonstige Belastungen	16% (n=144)	16% (n=67)	7% (n=10)	15% (n=221)
Gesamt	100% (n=913)	100% (n=404)	100% (n=151)	100% (n=1468)

Die Nennungen beanspruchender Arbeitssituationen und erarbeiteter Verbesserungsvorschläge für alle 41 Projekte zeigen die Tabellen 37 und 38, die auf einer Auswertung des ersten Teils des Fragebogens sowie der Abschlußprotokolle basieren.

Es zeigt sich, daß in den untersuchten Zirkelsitzungen körperliche Belastungen (z.B. schwer Heben und Tragen, Stehen etc.) und Umgebungsbelastungen (z.B. Lärm, Zugluft, Dämpfe und Gerüche etc.) den Schwerpunkt der Diskussion bildeten. Dies erklärt weitgehend, warum der große Teil der Verbesserungsvorschläge diesen beiden Belastungstypen zuzuordnen ist. Unter den „psycho sozialen Belastungen" ist zu unterscheiden zwischen Unfallrisiken (Verantwortung für die Sicherheit) und streßverursachenden Produktionsanforderungen wie z.B. Termindruck, Arbeitsintensität, Abhängigkeit vom Arbeitstempo etc. einerseits und Problemen der zwischenmenschlichen Beziehung andererseits, etwa bezüglich Anerkennung, Unterstützung, Information und Kommunikation. Die Kategorie „sonstige Belastungen" umfaßt im wesentlichen organisatorische Probleme zu den Arbeitsmitteln und zur Kleidung sowie Probleme mit dem Zustand der Sozialräume.

Tab. 38:   Verbesserungsvorschläge nach Branchen und Belastungsarten

Branche / Belastungsart	Metall	Chemie	Dienstleist.	Gesamt	davon umgesetzt oder in Arbeit
körperliche Belastungen	24% (n=290)	28% (n=152)	25% (n=74)	25% (n=516)	54% (n=281)
Umgebungsbelastungen	43% (n=529)	27% (n=146)	25% (n=76)	37% (n=751)	60% (n=448)
psycho soziale Belastungen	13% (n=155)	25% (n=135)	33% (n=97)	19% (n=387)	67% (n=261)
sonstige Belastungen	20% (n=241)	20% (n=105)	17% (n=52)	19% (n=398)	61% (n=242)
Gesamt	100% (n=1215)	100% (n=538)	100% (n=299)	100% (n=2052)	60% (n=1232)
davon umgesetzt oder in Arbeit	57% (n=693)	61% (n=330)	70% (n=209)	60% (n=1232)	

Zum Zeitpunkt der Befragung ca. 6 Monate nach Abschluß der regulären Zirkelarbeit waren 60% aller Verbesserungsvorschläge bereits umgesetzt oder in Arbeit. Insgesamt wurden 1.468 beanspruchende Arbeitsaspekte mit 2.052 Verbesserungsvorschlägen versehen. Auf einen Gesundheitszirkel entfallen damit im Schnitt 36 diskutierte Arbeitsbelastungen und 50 Verbesserungsvorschläge zur gesundheitsgerechten Arbeitsgestaltung.

Folglich gab es in der Regel pro Arbeitsbelastung mehrere Verbesserungsvorschläge. Betrachtet man die Themenschwerpunkte und Verbesserungsvorschläge aus der Perspektive der unterschiedenen Branchen, so kann ein wesentlicher Unterschied in der Diskussion psycho sozialer Belastungen zwischen der Dienstleistungsbranche einerseits und der Metall- und Chemieindustrie andererseits festgestellt werden. Insbesondere in den einbezogenen Krankenhäusern (Dienstleistungen) wurden nahezu ausschließlich psychisch-sozial beanspruchende Arbeitssituationen erörtert und darauf bezogen Verbesserungsideen entwickelt.

In den Projekten der Metall- und Chemieindustrie lag der Schwerpunkt dagegen eindeutig bei den Umgebungsbelastungen. In der Chemieindustrie wurden relativ wenige Änderungsvorschläge zu den Umgebungsbelastungen entwickelt. Dies hängt vermutlich mit den hoch technisierten bzw. automatisierten Produktionsstrukturen in dieser Branche zusammen, so daß Veränderungen der Umgebungsbedingungen in der Folge meist nur durch sehr gravierende und kostspielige Investitionen zu erreichen sind und von daher von den Zirkelteilnehmern aus realistischen Erwägungen heraus erst gar nicht in dem Maße wie in der Metallindustrie verfolgt wurden. Dafür wurden hier nahezu doppelt so viele Verbesserungsvorschläge zu den psycho sozialen Belastungen genannt wie an Situationen zuvor zu diesem Themenkomplex diskutiert wurden. Ein Viertel aller Verbesserungsvorschläge - gegenüber 13% in der Metallindustrie und 33% im Dienstleistungsgewerbe -

beziehen sich auf diese Belastungskategorie. Der höchste Anteil der Umsetzungen wurde im psycho sozialen Bereich erzielt (67%), gefolgt von den Vorschlägen, die sich auf die sonstigen Belastungen (61%), die Umgebungsbelastungen (60%) sowie schließlich die körperlichen Belastungen (54%) beziehen. In dieser Reihenfolge dürfte sich zum Teil der Einfluß des Zeitfaktors für Vorschläge insbesondere finanziell und organisatorisch größerer Reichweite widerspiegeln. Bis eine technisch aufwendige Veränderung der Umgebungsbedingungen umgesetzt wird, vergeht in der Regel ein längerer Zeitraum als bei den Vorschlägen geringerer und mittlerer Reichweite psycho sozialer und sonstiger (organisatorischer) Art.

Die Frage, ob die wichtigsten Arbeitsbelastungen in den Zirkelsitzungen thematisiert wurden, beantworteten 95% aller Zirkelteilnehmer positiv (ja, alle=25%; ja, viele=70%, nein, wenige=5%).

Tab. 39: *Thematisierung der wichtigsten Arbeitsbelastungen*

Branche[1]	Metall (n=249)		Chemie (n=84)		Dienstleist. (n=42)		Gesamt (n=375)	
Zirkelgruppe[1]	alle	viele	alle	viele	alle	viele	alle	viele
Beschäftigte (n=201)	32% (n=39)	63% (=77)	18% (n=9)	78% (n=39)	43% (n=12)	54% (n=15)	30% (n=60)	65% (n=131)
Vorgesetzte (n=89)	17% (n=11)	79% (n=51)	17% (n=3)	67% (n=12)	17% (n=1)	83% (n=5)	17% (n=15)	76% (n=68)
A-Experten (n=85)	23% (n=14)	77% (n=47)	31% (n=5)	63% (n=10)	13% (n=1)	87% (n=7)	24% (n=20)	75% (n=64)
Gesamt (n=375)	26% (n=64)	70% (n=175)	20% (n=17)	73% (n=61)	33% (n=14)	64% (n=27)	25% (n=95)	70% (n=263)

[1] Unterschiede zwischen Branchen und Gruppen nicht signifikant

Aus der Perspektive der Teilnehmergruppen sind es die Beschäftigten, die das Ergebnis am positivsten beurteilen. Der Anteil der Arbeitsschutzexperten, der alle wichtigen Arbeitsbelastungen zum Thema gesehen haben will, ist zwar nicht ganz so hoch wie der der Beschäftigten, aber einschließlich der „ja, viele"-Nennungen übertreffen sie sogar noch das Gesamturteil der Beschäftigten. Die Arbeitsschutzexperten scheinen durch die Themen der Zirkelarbeit viele Erkenntnisse über Arbeitsbelastungen hinzugewonnen zu haben. Die Vorgesetzten beurteilen die Behandlung wichtiger Arbeitsbelastungen im Zirkel etwas verhaltener, sehen aber unter dem Strich zu 93% ebenfalls das Wesentliche besprochen. Gestützt wird diese Aussage dadurch, daß 88% der Vorgesetzten den Mitteilungen ihrer Mitarbeiter zu den Arbeitsbelastungen zustimmen konnten. Eine Konsensbildung über beanspruchende Arbeitsaspekte ist danach möglich gewesen und als gelungen zu bezeichnen.

90% der Zirkelteilnehmer bejahte die Frage, ob eine hinreichende Anzahl an Verbesserungsvorschlägen erarbeitet wurde. Hier sind es insbesondere die Vorgesetzten und die Zirkelteilnehmer der Dienstleistungs- und Metallbetriebe, die diese Frage positiv beantworten (Unterschiede in der Gruppenzugehörigkeit signifikant mit p < 0,5%). Eine weitere Frage in diesem Zusammenhang lautete, ob speziell für den eigenen Arbeitsbereich wichtige Änderungsvorschläge erarbeitet wurden. Die folgende Tab. gibt eine Übersicht der Ja-Antworten nach den unterschiedenen Zirkelgruppen und Branchen.

*Tab. 40: Nennung wichtiger Änderungsvorschläge
(Ja-Antworten)*

Branche[1]	Metall (n=211)	Chemie (n=78)	Dienstleist. (n=34)	Gesamt (n=323)
Zirkelgruppe[2]				
Beschäftigte (n=196)	85% (n=102)	77% (n=39)	92% (n=23)	84% (n=164)
Vorgesetzte (n=80)	83% (n=49)	53% (n=9)	100% (n=4)	78% (n=62)
A-Experten (n=47)	84% (n=27)	40% (n=4)	60% (n=3)	72% (n=34)
Gesamt (n=323)	84% (n=178)	67% (n=52)	88% (n=30)	81% (n=260)

[1] Unterschiede zwischen Branchen signifikant ($p < 0,05$)
[2] Unterschiede zwischen Gruppen nicht signifikant

81% der Zirkelteilnehmer geben an, daß für ihren Arbeitsbereich wichtige Änderungsvorschläge genannt wurden. Gemessen an der Thematisierung wichtiger Arbeitsbelastungen (95%), scheint die Entwicklung wichtiger Änderungsvorschläge nicht in gleichem Maße gelungen zu sein. Insbesondere die Teilnehmer der Chemieindustrie beantworten diese Frage negativer als die der beiden anderen Branchen. Bei einem Vergleich der untersuchten Zirkelgruppen ergeben sich keine nennenswerten Unterschiede.

Für Vorgesetzte und Arbeitsschutzexperten war es gleichermassen wie für die Beschäftigten möglich, in die Diskussion ihre eigenen Verbesserungsideen einzubringen. 70% der Beschäftigten und jeweils ca. 80% der Vorgesetzten und Experten sehen diese Möglichkeit uneingeschränkt als gegeben an. Auch beurteilen die Zirkelteilnehmer es als positiv, in der fachlich und hierarchisch übergreifenden Gruppenzusammensetzung Änderungsideen zu entwickeln. Zwischen 93% und 96% der Teilnehmergruppen - unabhängig von der Branche - bejahen die Frage, ob sie in der Gruppe leichter auf Änderungsideen kamen, als wenn sie allein überlegt hätten.

Eine weitere wichtige Frage an die Beschäftigten zu diesem Themenkomplex lautet, ob die Anwesenheit von Vorgesetzten und Experten bei der Diskussion von Arbeitsbelastungen und der Entwicklung von Verbesserungsvorschlägen nützlich ist.

Von den 192 Beschäftigten, die diese Frage beantworteten, geben 90% an, die Anwesenheit ihrer Vorgesetzten und Arbeitsschutzexperten habe sie bei der Zirkelarbeit unterstützt. Dieses über alle Branchen hinweg sehr positive Ergebnis gibt uns indirekt auch wieder einen Hinweis auf den Vorteil bzw. die Nützlichkeit der gemischten Teamzusammensetzung, wie sie nach dem „Düsseldorfer Modell" gegenüber z.B. dem Qualitätszirkelan-satz von uns in der Regel praktiziert wird. Das Ergebnis der Frage „Wie beurteilen Sie die Umsetzungschancen für die noch nicht umgesetzten Änderungsvorschläge?" streut über alle Ausprägungen (vgl. Tab.: 41). 21% schätzen die Umsetzungschancen als „hoch", 56% als „teils-teils" und 23% als „weniger gut" ein. 4% sehen „sehr hohe" und 11% „geringe" Umsetzungschancen.

Dieses Ergebnis kann dahingehend interpretiert werden, daß seitens der Zirkelteilnehmer Unsicherheit bei der Einschätzung der Umsetzungschancen besteht und deshalb 56% aller Befragten auf die Neutralkategorie „teils-teils" ausweichen. Auffällig ist, daß die Vorgesetzten und die Befragten der Chemieindustrie die Realisierungschancen am höchsten einschätzen.

Evaluation eines integrierten Konzepts betrieblicher Gesundheitsförderung

Tab. 41: Einschätzung der Umsetzungschancen

Branche[1]	Metall (n=242)			Chemie (n=87)		
Zirkelgruppe[2]	hoch	teils-teils	gering	hoch	teils-teils	gering
Beschäftigte (n=198)	17% (n=20)	52% (n=62)	31% (n=38)	27% (n=14)	42% (n=22)	31% (n=16)
Vorgesetzte (n=88)	31% (n=20)	61% (n=39)	8% (n=5)	28% (n=5)	67% (n=12)	5% (n=1)
A.-Experten (n=83)	9% (n=5)	62% (n=36)	29% (n=17)	35% (n=6)	65% (n=11)	---- (---)
Gesamt (n=369)	19% (n=45)	57% (n=17)	24% (n=60)	29% (n=25)	52% (n=45)	19% (n=17)
Branche[1]	Dienstleist. (n=40)			Gesamt (n=369)		
Zirkelgruppe[2]	hoch	teils-teils	gering	hoch	teils-teils	gering
Beschäftigte (n=198)	27% (n=7)	54% (n=14)	19% (n=5)	21% (n=41)	49% (n=98)	30% (n=59)
Vorgesetzte (n=88)	17% (n=1)	83% (n=5)	---- (---)	30% (n=26)	64% (n=56)	65% (n=6)
A.-Experten (n=83)	---- (---)	63% (n=5)	37% (n=3)	13% (n=11)	63% (n=52)	24% (n=20)
Gesamt (n=369)	20% (n=8)	60% (n=24)	20% (n=8)	21% (n=78)	56% (n=206)	23% (n=85)

[1] Unterschiede zwischen Branchen signifikant (p < 0,05)
[2] Unterschiede zwischen Gruppen signifikant (p < 0,05)

Der Vergleich der Umsetzungschancen für die noch nicht umgesetzten Vorschläge, der die Nullhypothese über die Unabhängigkeit der Zirkelgruppen und Branchen auf die Einschätzung testet, zeigt statistisch signifikante Unterschiede.

Zusammenfassend erlaubt das positive Bild zum Themenkomplex „Arbeitsbelastungen und Verbesserungsvorschläge" die Aussage, daß die Zirkelarbeit die Aufarbeitung wahrgenommener Belastungen der Beschäftigten und die Entwicklung von Verbesserungsvorschlägen ermöglichte und förderte.

5.2.2.3. Beanspruchende Arbeitssituationen und gesundheitliche Beschwerden

Eine weitere Aufgabe der Zirkelarbeit ist es, anhand des Erfahrungswissens der Beschäftigten Zusammenhänge zwischen Arbeitsbelastungen und gesundheitlichen Beschwerden zu rekonstruieren.

Die erste Frage an die Teilnehmer in diesem Kontext lautete, ob im Zirkel genug über die gesundheitlichen Auswirkungen von Arbeitsbelastungen gesprochen wurde.

Tab. 42: Aussprache über gesundheitliche Beschwerden (Ja-Antworten)

Branche[1]	Metall	Chemie	Dienstleist.	Gesamt
	(n=236)	(n=86)	(n=40)	(n=362)
Zirkelgruppen[2]				
Beschäftigte (n=200)	70%	63%	92%	76%
	(n=94)	(n=34)	(n=24)	(n=152)
Vorgesetzte (n=81)	93%	94%	100%	94%
	(n=55)	(n=15)	(n=6)	(n=76)
A-Experten (n=81)	77%	69%	88%	77%
	(n=44)	(n=11)	(n=7)	(n=62)
Gesamt (n=362)	82%	70%	93%	80%
	(n=193)	(n=60)	(n=37)	(n=290)

[1] Unterschiede zwischen Branchen signifikant (p < 0,05)
[2] Unterschiede zwischen Gruppen signifikant (p < 0,05)

Die überwiegende Mehrheit der Zirkelteilnehmer (80%) vertritt die Auffassung, es sei genügend über die gesundheitlichen Auswirkungen der Arbeitsbelastungen gesprochen worden. Die Gruppe der Vorgesetzten stuft diese Frage interessanterweise eindeutig positiver ein als die anderen beiden Zirkelgruppen. Auch zwischen den Branchen weichen die Ergebnisse signifikant voneinander ab. Die Dienstleistungsbranche begrüßt diese Frage, während die Teilnehmer der Chemieindustrie hier eine kritischere Haltung einnehmen.

Die nächste Tabelle veranschaulicht, daß es für 73% der Befragten kein Problem darstellt, Zusammenhänge zwischen Arbeitsbedingungen und gesundheitlichen Beschwerden zu erkennen bzw. zu thematisieren.

Tab. 43: *Schwierigkeiten beim Erkennen von Zusammenhängen und gesundheitlichen Beschwerden (Nein-Antworten)*

Branche[1] Zirkelgruppe[2]	Metall (n=232)	Chemie (n=87)	Dienstleist. (n=39)	Gesamt (n=358)
Beschäftigte (n=197)	58% (n=68)	83% (n=45)	84% (n=21)	68% (n=134)
Vorgesetzte (n=82)	85% (n=50)	71% (n=12)	67% (n=4)	81% (n=66)
A-Experten (n=79)	80% (n=44)	56% (n=9)	100% (n=8)	77% (n=61)
Gesamt (n=358)	70% (n=162)	76% (n=66)	85% (n=33)	73% (n=261)

[1] Unterschiede zwischen Branchen nicht signifikant
[2] Unterschiede zwischen Gruppen signifikant (p < 0,05)

Da seitens der Beschäftigten, insbesondere in der Metallindustrie, in diesem Zusammenhang offenbar eher Probleme bestehen - 32% bzw. 42% beantworten diese Frage mit „Ja" - kann angenommen werden, daß die Zirkelarbeit diese Funktion nicht vollkommen erfüllte. Die Vorgesetzten haben anscheinend weniger Schwierigkeiten, Zusammenhänge zwischen Arbeit und Gesundheit herzustellen oder zum Thema zu machen.

Bei der Suche nach möglichen Gründen für dieses Ergebnis kann die Annahme, daß die normale Zirkelsituation wegen der Teilnahme von direkten Vorgesetzten keine ausreichende Gewähr dafür bietet, aufgrund der z.B. mit der Arbeitsmarktlage verbundenen unsicheren Berufsperspektive sanktionsfrei seine körperlichen und nervlichen Beschwerden zu thematisieren, nicht ohne weiteres gestützt werden. Denn jeweils um die 90% aller Befragten, gleichermaßen Beschäftigte, Vorgesetzte und Arbeitsschutzexperten aller Branchen (Ausnahme: Arbeitsschutzexperten der Chemieindustrie) geben an, in den Zirkelsitzungen die Möglichkeit vorgefunden zu haben, offen über gesundheitliche Beschwerden sprechen zu können. Aber möglicherweise ist den Beschäftigten die Situation doch zu prekär, ihr offensichtlich vorhandenes Bedürfnis, die Zusammenhänge zwischen Arbeit und Gesundheit stärker zu thematisieren, in der „gemischten Runde" zur Geltung zu verhelfen, bringen es aber aus persönlichen Gründen nicht offen zum Ausdruck.

Wegen dieses widersprüchlichen Ergebnisses - offen über gesundheitliche Beschwerden sprechen zu können und gleichzeitig Schwierigkeiten bei ihrer Thematisierung zu haben - ist in Erwägung zu ziehen, gemeinsam mit den Zirkelteilnehmern zu einem relativ frühen Zeitpunkt des Projekts zu überlegen, eine spezielle Sitzung für die gesundheitlichen Beschwerden unter Ausschluß der Vorgesetzten und Experten anzuberaumen, um ein vertrauliches und informationsreiches Gespräch zu diesem Thema zu ermöglichen. Diese Idee wurde jedenfalls im ursprünglichen Düsseldorfer Modell erfolgreich umgesetzt. Die dargestellten Umfrageergebnisse legen es nahe, im Einzelfall diese Änderung im Verfahrensablauf wieder aufzugreifen.

5.2.2.4. Moderation und Gesprächsklima

Wie oben bereits dargestellt (vgl. Kapitel 3.1.2), ist der Versuch, das Erfahrungswissen der Beschäftigten für den betrieblichen Arbeits- und Gesundheitsschutz nutzbar zu machen, mit Handlungsunsicherheiten verbunden. In ihm wird die Situation aller Beteiligten verändert - die der Beschäftigten, der Vorgesetzten genauso wie die der Arbeitsschutzexperten. Sie alle machen einen Lernprozeß durch, in dem Schwierigkeiten und Widerstände ständig neu zu reflektieren sind. Der Beitrag des Moderators besteht darin, die Voraussetzungen und sozialen Rahmenbedingungen für diesen gemeinsamen Lernprozeß zu schaffen.

Unter anderem sind dem Moderator hierzu Regeln der Zusammenarbeit an die Hand gegeben, um eine angstfreie und gleichberechtigte Aussprache zu garantieren. Ist dies gelungen (vgl. Tab. 44)?

Tab. 44: Einhaltung der Regeln der Zusammenarbeit (Ja-Antworten)

Branche[1] Zirkelgruppe[1]	Metall (n=208)	Chemie (n=68)	Dienstleist. (n=34)	Gesamt (n=310)
Beschäftigte (n=163)	98% (n=103)	95% (n=35)	95% (n=20)	97% (n=158)
Vorgesetzte (n=72)	98% (n=49)	94% (n=15)	100% (n=6)	97% (n=70)
A-Experten (n=75)	100% (n=53)	87% (n=13)	100% (n=7)	97% (n=73)
Gesamt (n=310)	99% (n=205)	93% (n=63)	97% (n=33)	97% (n=301)

[1] Unterschiede zwischen Branchen und Gruppen nicht signifikant

Insgesamt kann das Gesprächsklima in den Zirkeln als ausgewogen beurteilt werden. 97% aller Befragten - unabhängig von Gruppen- und Branchenzugehörigkeit - bejahen die Frage zur Einhaltung der Gesprächsregeln. In gleichem Maße sehen es die Beschäftigten als gegeben an, daß die Regeln der Zusammenarbeit ihren Zweck erfüllten, sie vor Nachteilen zu schützen.

Die Zirkelteilnehmer wurden weiterhin gefragt, ob sie das Gefühl hatten, alles sagen und sich unbefangen äußern zu können (vgl. Tab. 45).

Tab. 45: *Offene und unbefangene Gespächsatmosphäre*

Branche [1]	Metall (n=235)		Chemie (n=85)		Dienstleist. (n=42)		Gesamt (n=362)	
Zirkelgruppe[2]	ja	teils/teils	ja	teils/teils	ja	teils/teils	ja	teils/teils
Beschäftigte (n=198)	77% (n=92)	21% (n=25)	35% (n=18)	55% (n=28)	61% (n=17)	39% (n=11)	64% (n=127)	32% (n=64)
Vorgesetzte (n=82)	93% (n=54)	7% (n=4)	83% (n=15)	17% (n=3)	100% (n=6)	---- (---)	92% (n=75)	8% (n=7)
A.-Experten (n=82)	86% (n=50)	14% (n=8)	69% (n=11)	31% (n=5)	88% (n=7)	---- (---)	83% (n=68)	16% (n=13)
Gesamt (n=362)	83% (n=196)	16% (n=37)	52% (n=44)	42% (n=36)	71% (n=30)	26% (n=11)	75% (n=270)	23% (n=84)

[1] Unterschiede zwischen Branchen signifikant (p < 0,05)
[2] Unterschiede zwischen Gruppen signifikant (p < 0,05)

75% haben das Gefühl, im Gesundheitszirkel uneingeschränkt alles sagen und sich unbefangen äußern zu können, 23% antworten auf diese Frage mit „teils-teils" und 2% mit „nein".

Im Gegensatz zur vorangegangenen Frage fällt auf, daß hier zum Teil erhebliche Differenzen zwischen den Befragungsgruppen und der Branchenzugehörigkeit und die Positiv-Antworten zudem auf geringerem Niveau vorliegen. Die Gruppe der Beschäftigten weicht mit ihrer Einschätzung zu 32% und in der Chemiebranche sogar zu 55% auf die Neutralkategorie „teils-teils" aus. Erwartungsgemäß geben demgegenüber die Vorgesetzten zu über 90% an, sich offen und unbefangen zu Wort gemeldet zu haben.

Dieses Ergebnis kann dahin bewertet werden, daß auf Seiten der Zirkelbeschäftigten Ängste und Unsicherheiten nicht vollständig ausgeräumt werden konnten, auch bei sogenannten „heißen Themen" vorbehaltlos und offen ihre Meinung zu sagen. Dies gilt in etwas geringerem Umfang für die Metallbeschäftigten, die sich nur zu 21% teilweise in ihrer Meinungsäußerung eingeschränkt sahen.

Weiteren Aufschluß über das Gesprächsklima bzw. -kultur in den Gesundheitszirkeln gibt uns die Frage an die Beteiligten, ob sie sich mitunter im Zirkel von anderen Zirkelteilnehmern angegriffen fühlten (vgl. Tab. 46).

Tab. 46:   Angriffe von anderen Teilnehmern

Branche[1]	Metall (n=236)		Chemie (n=82)		Dienstleist. (n=43)		Gesamt (n=361)	
Zirkelgruppe[2]	nie	manchmal	nie	manchmal	nie	manchmal	nie	manchmal
Beschäftigte (n=200)	84% (n=103)	16% (n=19)	63% (n=31)	25% (n=12)	59% (n=17)	38% (n=11)	76% (n=151)	21% (n=42)
Vorgesetzte (n=79)	63% (n=35)	37% (n=21)	71% (n=12)	18% (n=3)	83% (n=5)	17% (n=1)	66% (n=52)	32% (n=25)
A.-Experten (n=82)	85% (n=49)	16% (n=9)	56% (n=9)	25% (n=4)	100% (n=8)	--- (---)	81% (n=66)	16% (n=13)
Gesamt (n=361)	79% (n=187)	21% (n=49)	63% (n=52)	23% (n=19)	70% (n=30)	28% (n=12)	75% (n=269)	22% (n=80)

[1] Unterschiede zwischen Branchen signifikant (p < 0,05)
[2] Unterschiede zwischen Gruppen nicht signifikant

Insgesamt fühlen sich 75% der Befragten „nie", 22% „manchmal" und 3% „öfter" von anderen Teilnehmern angegriffen. Damit gestaltet sich das Gesamtergebnis dieses Items nahezu identisch mit dem vorherigen. Auch die Branchenunterschiede folgen dem vorherigen Muster bei der offenen und unbefangenen Meinungsäußerung. Ein wesentlicher Unterschied besteht demgegenüber zwischen der Gruppe der Beschäftigten und der der Vorgesetzten. Überraschenderweise fühlen sich mehr Vorgesetzte von anderen Zirkelteilnehmern angegriffen als Beschäftigte. Dieses Urteil gilt in erster Linie für die Metallbetriebe, in denen die Beschäftigten sich im Vergleich zu ihren Kollegen aus den anderen Branchen am ehesten offen und vorbehaltlos artikulieren konnten (vgl. Tab. 45).

Die Gespräche in den Gesundheitszirkeln führten dazu, daß 13% aller 176 antwortenden Beschäftigten - bei den Chemie- und Dienstleistungsmitarbeitern sogar knapp 20% - an ihrem Arbeitsplatz **außerhalb** der Zirkelsitzungen wegen bestimmter, offensichtlich mißliebiger Äußerungen (wahrscheinlich von ihren Vorgesetzten) angegriffen wurden (Unterschiede zwischen Branchen nicht signifikant).

Der offensichtlich nur zum Teil garantierte Schutz vor persönlichen Angriffen sowie die nicht vollständig gelungene Meinungsoffenheit liegt jedoch kaum in der Person des Moderators begründet, da jeweils über 90% aller Befragten unabhängig von der Gruppen- und Branchenzugehörigkeit ihm hinreichende Kompetenzen für die Moderation, genügend Gespür für das Eingehen auf ihre Hinweise und Äußerungen sowie eine ausgewogene und neutrale Gesprächsführung bescheinigen (vgl. Tab. 47).

Vielmehr zeigt dieses Ergebnis, daß ernst genommene Mitarbeiterbeteiligung, insbesondere zu Fragen von Arbeit und Gesundheit, nicht konfliktfrei verläuft und eingeübt werden muß. Dieser Lernprozeß scheint bei vielen Unternehmen trotz zum Teil gegenteiliger Aussagen, die sich auf langjährige Erfahrungen mit partizipativen Strategien gründen, noch nicht abgeschlossen bzw. noch nicht intensiv genug erfolgt. Dies gilt insbesondere für das mittlere Management.

Evaluation eines integrierten Konzepts betrieblicher Gesundheitsförderung

Tab. 47: Hinreichende Kompetenzen des Moderators
(Ja-Antworten)

Branche[1]	Metall	Chemie	Dienstleist.	Gesamt
-----------	(n=224)	(n=81)	(n=42)	(n=347)
Zirkelgruppe[1]				
Beschäftigte	97%	94%	100%	97%
(n=188)	(n=109)	(n=45)	(n=28)	(n=182)
Vorgesetzte	98%	94%	100%	97%
(n=78)	(n=54)	(n=16)	(n=6)	(n=76)
A-Experten	97%	100%	100%	98%
(n=81)	(n=55)	(n=16)	(n=8)	(n=71)
Gesamt	97%	95%	100%	97%
(n=347)	(n=218)	(n=77)	(n=42)	(n=337)

[1] Unterschiede zwischen Branchen und Gruppen nicht signifikant

5.2.2.5. Zusammenfassung und Erkenntnisgewinn

Aus den Befragungsergebnissen der Zirkelteilnehmer zu den dargestellten Struktur- und Prozeßaspekten lassen sich resümierend folgende Erkenntnisse zur Durchführung von Gesundheitszirkeln gewinnen:

- Hinsichtlich der Zusammensetzung und Gruppengröße zeigt sich eine Kluft zwischen Wunschdenken und betrieblicher Realität. Dem geäußerten Wunsch seitens der Beschäftigten nach einer höheren Teilnehmeranzahl stehen innerbetriebliche Anforderungen entgegen. Die interdisziplinäre Zusammensetzung wird durchweg als positiv beurteilt.

- Die Projekte haben zur Aufdeckung aller wichtigen Belastungen und Probleme geführt. Die hierzu wichtigen Änderungsvorschläge sind diskutiert worden. Während der Schwerpunkt in der Metall- und Chemieindustrie bei den körperlichen und umgebungsbedingten Belastungen und Verbesserungsvorschlägen liegt, ist im Dienstleistungssektor ein eindeutiges Übergewicht bei den psycho sozialen Arbeitsaspekten erkennbar.

- 60% aller Verbesserungsvorschläge sind ein halbes Jahr nach Beendigung der regulären Zirkelarbeit in die betriebliche Praxis umgesetzt worden. (Aufwendigere) körperlich bezogene Verbesserungsvorschläge besitzen eine geringere Umsetzungsrate, psycho soziale und organisationsbezogene Vorschläge mit tendenziell geringerer und mittlerer Reichweite werden bevorzugt umgesetzt. In der Dienstleistungsbranche besteht daher eine höhere Umsetzungsquote als in den beiden anderen untersuchten Branchen.

- Bezüglich der eingeschätzten Umsetzungschancen noch nicht realisierter Vorschläge besteht Unsicherheit und zum Teil Unwissenheit. Zu diesem Punkt ist eine verbesserte Informationspolitik und mehr Transparenz seitens der Betriebe wünschenswert.

- Die Thematisierung und Aufarbeitung gesundheitlicher Beschwerden im Zusammenhang mit Arbeitsbelastungen ist nicht ganz so gut gelungen wie die der Belastungen und Verbesserungsvorschläge. Es ist im Einzelfall in Erwägung zu ziehen, Sitzungen ausschließlich mit Beschäftigten durchzuführen, wie es ursprünglich beim Düsseldorfer Modell erfolgreich praktiziert wurde.

- Eine meinungsoffene und konfliktfreie Gesprächsatmosphäre ist aus Sicht der Beschäftigten nicht vollständig gelungen. Teilweise sind die Zirkelgespräche mit Angriffen im und außerhalb des Zirkels am Arbeitsplatz verbunden. Dies trifft eher im Chemie- und Dienstleistungsbereich zu, also dort, wo psycho soziale Aspekte einen höheren Stellenwert im Zirkelgeschehen besitzen. Ein gesondertes Einüben im Umgang mit Konfliktsituationen scheint in solchen Fällen ratsam. Empfohlen und bewährt hat sich hierbei, die Zirkelarbeit zweiphasig zu gestalten. Mitarbeiter und Vorgesetzte arbeiten für einen begrenzten Zeitraum (ca. 1-3 Sitzungen) parallel an ausgewählten, konfliktbehafteten, in der Regel psycho sozialen Aspekten der Zusammenarbeit. Anschließend setzt man sich gemeinsam zusammen, um die Sichtweisen bzw. Konfliktsituationen zu besprechen und Lösungsvorschläge zu erarbeiten (vgl. Kap. 6.2.).

- Es wird deutlich, daß dem Moderator eine Schlüsselrolle bei der Zirkelarbeit zukommt. Hohe soziale und fachliche Kompetenz sowie eine absolute Neutralität sind für den Erfolg der Zirkelarbeit von großer Bedeutung. Daher sollte an diesem kostenintensiven Teilbereich des Konzepts nicht gespart werden, sei es durch Inanspruchnahme eines qualifizierten externen Moderators oder durch sorgfältige Auswahl und Qualifizierung eines internen Moderators.

5.3. Ergebnis-/Wirkungsindikatoren

Die Analyse der Wirkungen, die von den direkt beteiligten Zirkelteilnehmern und den indirekt beteiligten Mitarbeitern des Interventionsbereichs mit dem Konzept Gesundheitsbericht und Gesund-

Gesundheitsbericht und Gesundheitszirkel

Evaluation eines integrierten Konzepts betrieblicher Gesundheitsförderung

heitszirkel verbunden werden, stellt für die vorliegende Untersuchung die zentrale Frage im Hinblick auf die Evaluation dar. Hier werden aus der subjektiven Sicht der betroffenen (Produktions-) Mitarbeiter die Effekte des Verfahrens Gesundheitsbericht und Gesundheitszirkel untersucht und den oben genannten Haupt- und Nebenzielen zugeordnet. Die Veränderungen in den eigentlichen Zielgrößen, d. h. die Zielerreichungsgrade, werden ermittelt.

Zu Beginn dieses Kapitels wird dabei zunächst noch einmal die Einschätzung der Zirkelteilnehmer dargestellt. Das Augenmerk wird auf die nachfolgenden Themenkomplexe gelegt:

- Verbesserung der Arbeitsbelastungen
- Verbesserung der betrieblichen Information und Kommunikation
- Verbesserung der sozialen Unterstützung und Anerkennung (Betriebsklima)
- Stimulierung des betrieblichen Vorschlagswesens
- Gesamtbewertung der Ergebnisse.

Anschließend werden dann die nicht direkt beteiligten Mitarbeiter (einschließlich der Zirkelbeschäftigten) gefragt, ob und in welchem Ausmaß sich durch die Zirkelaktivitäten Arbeitsbedingungen verbessert haben.

Gesundheitsbericht und Gesundheitszirkel 223

Evaluation eines integrierten Konzepts betrieblicher Gesundheitsförderung

5.3.1. Ergebnisindikatoren auf Basis der Zirkelbefragung

5.3.1.1. Beanspruchende Arbeitssituationen

Von zentralem Stellenwert ist die Frage, ob sich aufgrund der Realisierung von Änderungsvorschlägen die Arbeitsbedingungen verbessert haben. Hierzu sind die Zirkelteilnehmer aufgefordert worden, zwei Beurteilungen abzugeben. Zunächst sind sie gebeten worden, die Frage summarisch zu beantworten.

Wenn man einmal die verwirklichten Verbesserungsvorschläge betrachtet: Haben sich dadurch einzelne Arbeitsbelastungen verbessert? Die Tabelle 48 gibt einen Überblick über die relativen Häufigkeiten der Ja-Antworten auf diese Frage, differenziert nach Zirkelgruppen und Branchenzugehörigkeit.

Tab. 48: *Verbesserung von Arbeitsbelastungen durch umgesetzte Vorschläge (Ja-Antworten)*

Branche[1]	Metall	Chemie	Dienstleist.	Gesamt
-----------	(n=214)	(n=76)	(n=35)	(n=325)
Zirkelgruppe[2]				
Beschäftigte	71%	66%	79%	68%
(n=190)	(n=82)	(n=28)	(n=19)	(n=129)
Vorgesetzte	89%	61%	100%	83%
(n=84)	(n=55)	(n=11)	(n=4)	(n=70)
A-Experten	86%	100%	71%	86%
(n=51)	(n=31)	(n=8)	(n=5)	(n=44)
Gesamt	79%	62%	80%	75%
(n=325)	(n=168)	(n=47)	(n=28)	(n=243)

[1] Unterschiede zwischen Branchen signifikant ($p < 0,05$)
[2] Unterschiede zwischen Gruppen signifikant ($P < 0,05$)

Vorab ist darauf hinzuweisen, daß nur die Hälfte der Arbeitsschutzexperten diese Frage beantwortet hat. Die geringe Zahl an Beantwortern kann wie folgt erklärt werden:

- Sie haben möglicherweise keine Verbesserungen feststellen können, wollen dies aber nicht artikulieren.
- Ihnen ist eine Einschätzung der Verbesserungen nicht möglich, weil sie die Arbeitsbedingungen der Beschäftigten nicht so gut kennen.

Zunächst wird deutlich, daß die Gruppe der Beschäftigten in geringerem Maße eine Verbesserung der Arbeitsbedingungen konstatiert als die beiden anderen Zirkelgruppen. Nach Auffassung von 68% der Beschäftigten - gegenüber ¾ aller Befragten - haben sich durch die Realisierung von Verbesserungsvorschlägen Arbeitsbelastungen verringert. Vorgesetzte und Arbeitsschutzexperten sehen Verbesserungen sogar zu 83% bzw. 86% erreicht.

Aus der Perspektive der Branchenzugehörigkeit beurteilen die Teilnehmer der chemischen Industrie mit 62% die Effekte der Vorschläge auf die Arbeitsbedingungen weniger positiv als Beteiligte der Metall- und der Dienstleistungsbranche (ca. 80%).

Die zweite Frage in diesem Zusammenhang ermittelt für den **einzelnen** Verbesserungsvorschlag sowohl den Umsetzungsstand als auch den damit verbundenen (potentiellen) Verbesserungsgrad, bei der das Antwortkontinuum sich von „sehr stark" bis „gar nicht verbessert" erstreckt. Jeder Zirkelteilnehmer wurde also gefragt, welche der im Zirkel erarbeiteten Vorschläge umgesetzt oder in Arbeit sind und in welchem Ausmaß sich dadurch Arbeitsbedingungen der Mitarbeiter verbessert haben bzw. bei den noch

Evaluation eines integrierten Konzepts betrieblicher Gesundheitsförderung

nicht umgesetzten Vorschlägen bei Realisierung verbessern würden.

Mit Hilfe der Antworten zu dieser Frage lassen sich die in den Zirkeln verwirklichten Vorschläge wie in der Tabelle 49 kategorisieren. Hierzu wurde die Methode angewandt, Durchschnittspunktzahlen (Skalenmittelwerte) für jeden einzelnen Verbesserungsvorschlag zu berechnen. Die Durchschnittspunktzahlen wurden anschließend den Intervallen „< 0,5" (sehr stark), „< 1,5" (stark), „< 2,5" (etwas), „ < 3,5" (kaum), „< 4" (gar nicht) zugeordnet[13]. Die Kategorisierung durch Skalenmittelwerte (durchschnittliche Beurteilungen) hat den Vorteil, daß dadurch die Charakterisierung von Urteilsobjekten (Ver-besserungsvorschläge) reliabler und valider als Individualurteile ausfällt (vgl. Bortz; Döring 1995, S. 171). Ferner kann durch die Berechnung der Skalenmittelwerte nicht nur die gesamte Information ausgeschöpft, sondern auch die fehlenden Werte (Missings) können kompensiert werden. Dies ist deshalb besonders wichtig, weil bei Durchsicht der Daten zu den Einschätzungen der Verbesserungsvorschläge auffällt, daß z. T. über 50% der Befragten sich zu verschiedenen Items nicht geäußert haben. Trotz dieser Einschränkung im Hinblick auf die Datenqualität liegt kein systematische Datenausfall vor. Jeder der in den Zirkeln erarbeiteten Verbesserungsvorschläge konnte jeweils mindestens eine Bewertung eines Teilnehmers auf sich ziehen.

---

[13] Skalierung der Verbesserungsintensität: 0 = sehr stark, 1 = stark, 2 = etwas, 3 = kaum, 4 = gar nicht.

Tab. 49: Verbesserung von Arbeitsbelastungen durch umgesetzte Vorschläge, differenziert nach Art und Intensität

Branche	Metall					Chemie				
Intensität	Körp.	Umg.	Psych.	Sonst.	Gesamt	Körp.	Umg.	Psych.	Sonst.	Gesamt
sehr stark	11%	7%	3%	7%	7%	9%	8%	6%	4%	7%
stark	44%	50%	52%	50%	49%	53%	54%	58%	49%	54%
etwas	37%	35%	40%	38%	37%	37%	35%	29%	35%	34%
kaum	6%	7%	5%	4%	6%	---	3%	7%	12%	5%
gar nicht	29%	1%	---	1%	1%	1%	---	---	---	---
Gesamt	100%	100%	100%	100%	100%	100%	100%	100%	100%	100%
	(n=145)	(n=300)	(n=87)	(n=148)	(n=680)	(n=89)	(n=84)	(n=95)	(n=51)	(n=319)
Branche	Dienstleistung					Gesamt				
Intensität	Körp.	Umg.	Psych.	Sonst.	Gesamt	Körp.	Umg.	Psych.	Sonst.	Gesamt
sehr stark	16%	6%	3%	2%	6%	11%	7%	4%	5%	7%
stark	61%	61%	58%	30%	54%	50%	52%	56%	47%	51%
etwas	21%	23%	36%	55%	33%	34%	33%	35%	40%	35%
kaum	2%	8%	3%	10%	5%	4%	7%	5%	7%	6%
gar nicht	---	2%	---	2%	1%	1%	1%	---	1%	1%
Gesamt	100%	100%	100%	100%	100%	100%	100%	100%	100%	100%
	(n=44)	(n=49)	(n=74)	(n=40)	(n=207)	(n=278)	(n=433)	(n=256)	(n=239)	(n=1206)

Tabelle 49 veranschaulicht, daß aus Sicht der Zirkelteilnehmer 58% der insgesamt 1206 beurteilten Verbesserungsvorschläge, die zum Zeitpunkt der Befragung zur Umsetzungsreife gelangten, zu „sehr starken" bis „starken" arbeitsbedingten Verbesserungen führte (vgl. gesamt, rechte Spalte). „Gar keine" Verbesserungen werden nur 10 Vorschlägen (= 1%) attestiert.

Die Differenzierung nach Belastungsart ergibt größere Unterschiede bei den Verbesserungsvorschlägen, die sich auf sonstige (organisatorische) Belastungen beziehen. Das Ergebnis dieser Belastungskategorie liegt mit 52% „sehr starken" und „starken" Verbesserungen wegen der häufig geringeren Reichweite erwartungsgemäß auf etwas niedrigerem Niveau als die anderen Verbesserungsvorschläge körperlicher, umgebungsbedingter oder psycho sozialer Art (jeweils ca. 60%).

Die branchenspezifische Auswertung läßt ebenfalls wenig interessante Unterschiede erkennen. Lediglich die Verbesserungsvorschläge in der Dienstleistungsbranche, die auf körperliche und umgebungsbedingte Entlastungsmöglichkeiten abzielen, erreichen mit (über) 70% „sehr starken" und „starken" Verbesserungsanteilen einen erwähnenswert überdurchschnittlichen Wert. Offensichtlich sind hier wenige, aber wirkungsvolle Verbesserungen erzielt worden.

Die weitergehende Kategorisierung der Verbesserungsvorschläge, die ebenfalls die noch nicht umgesetzten Vorschläge in die Betrachtung mit einbezieht, läßt die Tendenz erkennen, daß bis zum Zeitpunkt der Befragung die wichtigeren und in den Augen der Zirkelteilnehmer prioritären Verbesserungsvorschläge in Angriff genommen wurden.

Tab. 50: Potentielle Verbesserung von Arbeitsbelastungen durch nicht umgesetzte Vorschläge, differenziert nach Intensität

	körperlich	Umgebung	psycho sozial	sonstige	Gesamt
sehr stark	11%	7%	10%	3%	8%
stark	39%	27%	46%	36%	35%
etwas	26%	37%	31%	45%	34%
kaum	15%	18%	10%	12%	15%
gar nicht	9%	11%	3%	4%	8%
Gesamt	100%	100%	100%	100%	100%
	(n=216)	(n=297)	(n=109)	(n=143)	(n=765)

Den noch nicht umgesetzten Verbesserungsvorschlägen wird nur zu 43% ein „sehr starkes" oder „starkes" Verbesserungspotential bescheinigt - gegenüber 58% bei den in der Praxis realisierten Vorschlägen. Entsprechend entfallen „gar keine" oder höchstens „geringe" Verbesserungen auf 23% der Vorschläge (gegenüber 7%). Am ehesten schätzen die Befragten noch die nicht umgesetzten psycho sozial bezogenen Verbesserungsüberlegungen als stark entlastend und umgebungsbezogene am wenigsten entlastend ein. Hieraus läßt sich die Konsequenz ableiten, daß entgegen dem allgemeinen Trend offensichtlich wichtige Vorschläge psycho sozialer Art zum Zeitpunkt der Befragung noch nicht umgesetzt waren. Insgesamt betrachtet belegen diese Zahlen jedoch, daß die Gesundheitszirkel realistische Verbesserungsvorschläge entwickelt und insgesamt zielgerichtet gearbeitet haben.

5.3.1.2. Betriebliche Information und Kommunikation

Mit dem Konzept Gesundheitsbericht und Gesundheitszirkel wird indirekt eine verbesserte Entwicklung von Kommunikationsverhalten/-fähigkeiten der Mitarbeiter in hierarchie- und fachlich übergreifender Hinsicht angestrebt. Daher stellt sich hier die Frage: Wird dieses Ziel auch von den Befragungsgruppen anerkannt und wie wird die Zielerreichung beurteilt?

Bereits die Gespräche während der Zirkelarbeit und in den Auswertungsworkshops zeigten, daß die direkte Kommunikation zwischen Beschäftigten, Vorgesetzten und Arbeitsschutzexperten von allen Seiten als sehr wertvoll betrachtet wurde. Im Betriebsalltag fehle häufig die Zeit für ein Gespräch. Indem die Vorgesetzten und Arbeitsschutzexperten im Gesundheitszirkel die Belastungsschilderungen der Beschäftigten anhörten und darauf eingingen, sei etwas in Bewegung gekommen.

Tab.51: *Gespräche außerhalb des Gesundheitszirkels (Ja-Antworten)*

Branche[1] ---------- Zirkelgruppe[2]	Metall (n=243)	Chemie (n=87)	Dienstleist. (n=41)	Gesamt (n=371)
Beschäftigte (n=201)	93% (n=113)	81% (n=43)	85% (n=23)	89% (n=179)
Vorgesetzte (n=86)	97% (n=60)	83% (n=15)	100% (n=6)	94% (n=81)
A-Experten (n=84)	100% (n=60)	100% (n=16)	100% (n=8)	100% (n=84)
Gesamt (n=371)	96% (n=233)	85% (n=74)	90% (n=37)	93% (n=344)

[1] Unterschiede zwischen Branchen (Chemie und Metall) signifikant ($p < 0,05$)
[2] Unterschiede zwischen Gruppen signifikant ($p < 0,05$)

So setzte die Zirkelarbeit außerhalb der Sitzungen einen Kommunikationsprozeß über die besprochenen Arbeitsbelastungen und Verbesserungsmöglichkeiten in Gang. 93% der Teilnehmer bestätigten, während der normalen Arbeitszeit mit anderen Betriebsmitgliedern über die Zirkelarbeit gesprochen zu haben (vgl. Tab. 51). In der Chemieindustrie fällt das Ergebnis etwas geringer aus. Die Arbeitsschutzexperten fanden die Themen in den Zirkeln offen sichtlich so interessant, daß jeder von ihnen außerhalb der Sitzungszeit darüber Gespräche mit Betriebsangehörigen führte. Aber auch die Vorgesetzten und Beschäftigten wurden offensichtlich sehr häufig durch die Zirkelarbeit angeregt, außerhalb der Sitzungen über die dort besprochenen Themen mit anderen zu kommunizieren.

Die nächste Tabelle (vgl. Tab. 52) enthält die Antwort auf die Frage, ob und in welchem Ausmaß die Beteiligten jetzt, ca. 6 Monate nach Beendigung der Zirkelarbeit, Probleme bei der Arbeit eher wahrnehmen und miteinander eher darüber sprechen als vor der Zirkelarbeit.

Tab.52: *Mehr Gespräche über Arbeitsprobleme mit Kollegen, Vorgesetzten und Experten (Ja-Antworten)*

Branche[1] ――――― Zirkelgruppe[1]	Metall (n=235)	Chemie (n=78)	Dienstleist. (n=35)	Gesamt (n=348)
Beschäftigte (n=194)	87% (n=103)	75% (n=38)	96% (n=23)	85% (n=164)
Vorgesetzte (n=83)	77% (n=47)	75% (n=12)	83% (n=5)	77% (n=64)
A-Experten (n=71)	84% (n=46)	73% (n=8)	80% (n=4)	82% (n=58)
Gesamt (n=348)	83% (n=196)	74% (n=58)	91% (n=32)	82% (n=286)

[1] Unterschiede zwischen Branchen und Gruppen nicht signifikant

Auch hier ergibt sich ein ziemlich eindeutiges Bild. Die Zirkelarbeit hat die Wahrnehmungsfähigkeit und Sensibilität aller Beteiligten erhöht, miteinander über arbeitsbezogene Aufgaben und Abläufe ins Gespräch zu kommen. Beschäftigte und Arbeitsschutzexperten und Teilnehmer der Metall- und Dienstleistungsbranche etwas mehr als Vorgesetzte und Befragte der Chemieindustrie.

Ferner wurde nur an die Gruppe der Beschäftigten die Frage gerichtet, ob die Vorgesetzten ihre Probleme bei der Arbeit, jetzt nach der Zirkelarbeit eher wahrnehmen als vorher und mit ihnen darüber sprechen. Diese Frage ist auch im Hinblick auf einen Vergleich mit der Frage vorher nach der Selbsteinschätzung zur veränderten Kommunikation (vgl. Tab. 52) gleichsam als Kontrollfrage zu verstehen. Die Einschätzung der Beschäftigten über das veränderte Kommunikationsverhalten ihrer Vorgesetzten stellt sich wie folgt dar:

Tab. 53: Mehr Gespräche seitens der Vorgesetzten mit ihren Mitarbeitern über Arbeitsprobleme (Ja-Antworten)

Metall[1] (n=115)	Chemie (n=14)	Dienstleist. (n=21)	Gesamt (n=150)
57% (n=66)	43% (n=6)	67% (n=14)	57% (n=86)

[1)] Unterschiede zwischen den Branchen nicht signifikant

57% der Befragten - wiederum in der chemischen Industrie weniger und in der Dienstleistungsbranche mehr - kommen jetzt auf Initiative ihrer Vorgesetzten häufiger mit ihnen ins Gespräch als vor der Zirkelarbeit.

Diese Zahlen zeigen, daß die Gespräche in den Gesundheitszirkeln sich auch in der normalen Arbeitszeit kommunikationsfördernd für die unmittelbar Beteiligten auswirken.

5.3.1.3. Soziale Unterstützung am Arbeitsplatz

Mit der Durchführung des Gesundheitsförderungsprojekts ist nicht zuletzt die (indirekte) Wirkung angezielt, Verbesserungen im Bereich der sozialen Unterstützung und Anerkennung zwischen den hierarchie- und fachlich übergreifenden Teilnehmergruppen zu erreichen.

Die Veränderungen im Bereich der sozialen Unterstützung und Anerkennung umfassen hier die Verbesserungen beim Verhältnis zwischen den Beteiligten, bei der Anerkennung der Arbeit durch Vorgesetzte und beim Betriebsklima.

Tab. 54: Besseres Verhältnis zwischen den Beteiligten (Ja-Antworten)

Branche[1]	Metall	Chemie	Dienstleist.	Gesamt
	(n=189)	(n=63)	(n=25)	(n=277)
Zirkelgruppe[2]				
Beschäftigte	40%	39%	56%	42%
(n=166)	(n=44)	(n=16)	(n=9)	(n=69)
Vorgesetzte	75%	36%	80%	67%
(n=52)	(n=27)	(n=4)	(n=4)	(n=35)
A-Experten	66%	46%	75%	63%
(n=59)	(n=29)	(n=5)	(n=3)	(n=37)
Gesamt	53%	40%	64%	51%
(n=277)	(n=100)	(n=25)	(n=16)	(n=141)

[1] Unterschiede zwischen Branchen signifikant ($p < 0,05$)
[2] Unterschiede zwischen Gruppen (Beschäftigte und andere) signifikant ($p < 0,05$)

Verbesserungen beim Verhältnis und Umgang miteinander werden insbesondere von den Gruppen der Vorgesetzten und Arbeitsschutzexperten wahrgenommen. 67% bzw. 63% dieser Befragten geben an, mit Mitarbeitern (Arbeitsschutzexperten mit Mitarbeitern **und** Vorgesetzten) ein besseres Verhältnis durch die Zirkelarbeit aufgebaut zu haben. Dies ist sicher auch eine Folge der häufigeren Gesprächskontakte (vgl. Tab. 53). Im Dienstleistungs- und Metallbereich wird dieses Teilziel eher als in der Chemieindustrie erreicht.

Mehr Anerkennung bei der Arbeit durch ihre Vorgesetzten nehmen 41% der befragten Beschäftigten wahr (vgl. Tab. 55).

Tab. 55: Mehr Anerkennung der Arbeit durch Vorgesetzte (Ja-Antworten)

Metall[1]	Chemie	Dienstleist.	Gesamt
(n=114)	(n=18)	(n=20)	(n=152)
40%	33%	55%	41%
(n=45)	(n=6)	(n=11)	(n=62)

[1] Unterschiede zwischen Branchen nicht signifikant

Die Beteiligten aus dem Dienstleistungssektor urteilen auch hier wieder am positivsten, die der Chemieindustrie am negativsten. Die weitreichendste Veränderung in diesem Zusammenhang, eine Verbesserung des Betriebsklimas sehen immerhin noch 43% der Befragten.

Tab. 56: Besseres Betriebsklima (Ja-Antworten)

Branche[1] ——— Zirkelgruppe[2]	Metall (n=196)	Chemie (n=63)	Dienstleist. (n=30)	Gesamt (n=289)
Beschäftigte (n=178)	37% (n=42)	29% (n=13)	60% (n=12)	38% (n=67)
Vorgesetzte (n=62)	61% (n=28)	17% (n=2)	100% (n=4)	55% (n=34)
A-Experten (n=49)	54% (n=20)	33% (n=2)	17% (n=1)	47% (n=23)
Gesamt (n=289)	46% (n=90)	27% (n=17)	57% (n=17)	43% (n=124)

[1] Unterschiede zwischen Branchen signifikant (p < 0,05)
[2] Unterschiede zwischen Gruppen (Beschäftigte und andere) signifikant (p < 0,05)

Vorgesetzte und Arbeitsschutzexperten führen diese Veränderung eher als die Beschäftigten auf die Zirkelaktivitäten zurück. Es fällt auf, daß die Fragen nach der sozialen Unterstützung und Anerkennung nur jeweils 70% bis 75% der Befragten beantwortet haben. Dies ist niedriger als die Antwortbeteiligung zu den bisherigen Themenbereichen. Eine mögliche Erklärung wäre in mangelnder Urteilsfähigkeit oder einer Antworthemmung der Befragten aufgrund der sensiblen Fragestellung zu sehen.

5.3.1.4. Betriebliches Vorschlagswesen

In fast allen einbezogenen Unternehmen ist das betriebliche Vorschlagswesen fest verankert. Diese Institution wird aber von Unternehmen zu Unternehmen unterschiedlich intensiv gefördert und genutzt. Um Konflikte zwischen der Zirkelarbeit und dem betrieblichen Vorschlagswesen zu vermeiden, wurden jeweils zu Beginn der Projekte Absprachen mit Unternehmensleitung und Betriebsrat getroffen, etwa die, daß Ideen des Gesundheitszirkels von Außenstehenden für die Zeit der Zirkelarbeit nicht an das betriebliche Vorschlagswesen weitergereicht werden durften. Vorschläge aus den Gesundheitszirkeln sollten bei Bedarf als Gruppenvorschläge eingereicht werden. Tatsächlich erreichen die Änderungsideen der Zirkel häufig entweder nicht das Konkretions- bzw. Ausarbeitungsniveau, das für das betriebliche Vorschlagswesen notwendig gewesen wäre oder aber sie fielen von vornherein durch das Raster der Bewertungskriterien, wie z.B. sämtliche Vorschläge zur sozialen Unterstützung und Anerkennung und Kommunikation bei der Arbeit (z.B. Lob, Umgang miteinander etc.). D.h. eine ganze Reihe der im Zirkel erarbeiteten Veränderungsideen zur gesundheitsgerechten Arbeitsgestaltung sind für das traditionelle Vor-

Evaluation eines integrierten Konzepts betrieblicher Gesundheitsförderung

schlagswesen nicht geeignet und werden von daher erst gar nicht weitergereicht. So können die Zirkelarbeit und das Vorschlagswesen offensichtlich nebeneinander existieren, ohne daß sich dadurch wesentliche Probleme ergeben würden. Umgekehrt bedeutet dies aber auch, daß Verbesserungen sozialer Ziele, wie im Informations- und Kommunikationsbereich und im Bereich der zwischenmenschlichen Beziehungen nur durch die Zirkelarbeit erreicht werden, während das betriebliche Vorschlagswesen eher die ökonomisch orientierte Einzelleistung anspricht und honoriert.

Nach Angaben der entsprechenden Fachabteilung von drei am Projekt direkt beteiligten Unternehmen (8 Gesundheitszirkel) wurden dennoch bis zu 60% der Zirkelvorschläge an das betriebliche Vorschlagswesen weitergeleitet. Dadurch konnte in den Jahren der Zirkeldurchführung eine Steigerung der Vorschlagsrate im Unternehmen (Werk) bis zu 10% erzielt werden.

Die Beschäftigten der Gesundheitszirkel wurden befragt, ob sie jetzt, nach der Zirkelarbeit häufiger Verbesserungsvorschläge machen als vorher. Für Vorgesetzte und Arbeitsschutzexperten lautete die entsprechende Frage, ob sie jetzt häufiger Verbesserungsvorschläge seitens der Mitarbeiter bemerkten als vorher (vgl. Tab. 57).

Die Umsetzungsergebnisse zeigen, daß mehr als die Hälfte der befragten Beschäftigten (54%) ihre eigenen Aktivitäten im Hinblick auf Optimierungsmöglichkeiten am Arbeitsplatz durch die Beteiligung am Projekt gesteigert haben. Im Grundsatz wird das auch von den beiden anderen Befragungsgruppen, wenn auch nicht in gleichem Ausmaß, bestätigt.

Tab. 57: Mehr Verbesserungsvorschläge (Ja-Antworten)

Branche[1] ——————— Zirkelgruppe[2]	Metall (n=232)	Chemie (n=73)	Dienstleist. (n=34)	Gesamt (n=339)
Beschäftigte (n=190)	54% (n=64)	44% (n=22)	73% (n=16)	54% (n=102)
Vorgesetzte (n=83)	46% (n=29)	43% (n=6)	17% (n=1)	43% (n=36)
A-Experten (n=66)	37% (n=19)	67% (n=6)	67% (n=4)	44% (n=29)
Gesamt (n=339)	48% (n=112)	47% (n=34)	62% (n=21)	49% (n=167)

[1] Unterschiede zwischen Branchen nicht signifikant
[2] Unterschiede zwischen Gruppen (Beschäftigte und andere) signifikant (p < 0,05)

Die branchenspezifische Auswertung dieser Frage zeigt, daß die Befragten der Dienstleistungsbranche zu 62% der Meinung sind, mehr Verbesserungsvorschläge selbst zu machen (Beschäftigte) oder aber auf Seiten der Beschäftigten wahrzunehmen. In der Metall- und Chemieindustrie wird dies von 47% bis 48% ebenso gesehen.

Die Daten zu diesem Themenkomplex belegen, daß Gesundheitszirkel in der Lage sind, die Beteiligung der Mitarbeiter an einer verbesserten Gestaltung ihres Arbeitsbereichs während und sogar über die Laufzeit des Projekts hinaus dauerhaft zu aktivieren und auf diese Weise auch das betriebliche Vorschlagswesen zu stimulieren.

5.3.1.5. Persönliche Gesamtbewertung

Um Unterschiede oder Übereinstimmungen bei der persönlichen Beurteilung der Zirkelarbeit herauszufinden, wurden alle Befragten gebeten, auf einer dreistufigen Skala (ja/teils-teils/nein) ihre Zufriedenheit mit dem Gesamtergebnis des Projekts abzugeben (vgl. Tab. 58).

Tab. 58: Zufriedenheit mit dem Gesamtergebnis

Branche[1]	Metall (n=240)		Chemie (n=86)		Dienstleist. (n=42)		Gesamt (n=368)	
Zirkelgruppe[1]	ja	teils/teils	ja	teils/teils	ja	teils/teils	ja	teils/teils
Beschäftigte (n=203)	45% (n=55)	48% (n=58)	45% (n=24)	47% (n=25)	50% (n=14)	46% (n=13)	46% (n=93)	47% (n=96)
Vorgesetzte (n=87)	39% (n=25)	47% (n=30)	35% (n=6)	59% (n=10)	50% (n=3)	50% (n=3)	39% (n=34)	49% (n=43)
A.-Experten (n=78)	35% (n=19)	54% (n=29)	56% (n=9)	44% (n=7)	50% (n=4)	50% (n=4)	41% (n=32)	51% (n=40)
Gesamt (n=368)	41% (n=99)	49% (n=117)	45% (n=39)	49% (n=42)	50% (n=21)	48% (n=20)	43% (n=159)	49% (n=179)

[1] Unterschiede zwischen Branchen und Gruppen nicht signifikant

Die Vorgesetzten bewerten das Projekt erwartungsgemäß etwas kritischer. 39% der Beantworter geben ein uneingeschränktes positives Votum ab, knapp die Hälfte kreuzt die neutrale Alternative „teils-teils" an und 12% sind mit dem Gesamtergebnis nicht zufrieden. Positiver sehen die Ergebnisse der Beschäftigten und Arbeitsschutzexperten aus. Hier bewerten nur 7% bzw. 8% ihre Zufriedenheit mit dem Arbeitsergebnis negativ.

Eine branchenspezifische Differenzierung dieser Frage läßt auf nicht signifikantem Niveau erkennen, daß die Teilnehmer der

Dienstleistungsindustrie etwas zufriedener sind als die anderen Befragten.

Nach Einschätzung der Zirkelteilnehmer wird das Projektergebnis von ihren Kollegen/innen in gleichem Maße positiv bewertet wie von ihnen selbst (vgl. Tab. 59). Die Gruppe der Beschäftigten sieht dieses Ergebnis etwas kritischer als ihre Vorgesetzten und die Arbeitsschutzexperten.

Tab. 59: Beurteilung des Ergebnisses der Nicht-Zirkelteilnehmer

Branche[1]	Metall (n=218)		Chemie (n=71)		Dienstleist. (n=38)		Gesamt (n=327)	
Zirkelgruppe[2]	positiv	teils/teils	positiv	teils/teils	positiv	teils/teils	positiv	teils/teils
Beschäftigte (n=194)	35% (n=42)	58% (n=70)	29% (n=14)	53% (n=26)	48% (n=12)	52% (n=13)	35% (n=68)	56% (n=109)
Vorgesetzte (n=79)	62% (n=37)	32% (n=19)	36% (n=5)	57% (n=8)	40% (n=2)	60% (n=3)	56% (n=44)	38% (n=30)
A-Experten (n=54)	58% (n=22)	40% (n=15)	25% (n=2)	63% (n=5)	25% (n=2)	75% (n=6)	48% (n=26)	48% (n=26)
Gesamt (n=327)	46% (n=101)	48% (n=104)	30% (n=21)	55% (n=39)	42% (n=16)	58% (n=22)	42% (n=138)	51% (n=165)

[1] Unterschiede zwischen Branchen nicht signifikant
[2] Unterschiede zwischen Gruppen (Beschäftigte und andere) signifikant (p <0,05)

87% aller Befragten stimmen ferner darin überein, daß eine solche Zirkelarbeit künftig öfter oder regelmäßig durchgeführt werden sollte (vgl. Tab.: 60).

Evaluation eines integrierten Konzepts betrieblicher Gesundheitsförderung

Tab. 60: *Häufigere oder regelmäßigere Durchführung von Gesundheitszirkeln (Ja-Antworten)*

Branche[1] ―――――― Zirkelgruppe[2]	Metall (n=239)	Chemie (n=83)	Dienstleist. (n=38)	Gesamt (n=360)
Beschäftigte (n=198)	88% (n=107)	87% (n=45)	96% (n=23)	88% (n=175)
Vorgesetzte (n=84)	87% (n=53)	53% (n=9)	100% (n=6)	81% (n=68)
A-Experten (n=78)	91% (n=51)	79% (n=11)	100% (n=8)	90% (n=70)
Gesamt (n=360)	88% (n=211)	78% (n=65)	97% (n=37)	87% (n=313)

[1)] Unterschiede zwischen Branchen (Dienstleistung und andere) signifikant (p < 0,05)
[2)] Unterschiede zwischen Gruppen nicht signifikant

Am ehesten votieren Beschäftigte und Arbeitsschutzexperten und Teilnehmer der Dienstleistungs- und Metallindustrie für eine Fortsetzung des Projekts. Diese Ausdifferenzierung der Frage nach Gruppen- und Branchenzugehörigkeit stimmt auch mit den vorherigen Einschätzungen überein.

Nur an die Vorgesetzten und Experten im Zirkel wurde die Frage gerichtet, ob ein Gesundheitszirkel ihre Tätigkeit unterstützen könne (vgl. Tab. 61).

Nahezu alle befragten Vorgesetzten und Arbeitsschutzexperten bekunden, daß ein Gesundheitszirkel ihnen in ihrer Funktionsausübung hilfreich und eine Unterstützung sein kann. Dieses Urteil gewinnt nochmals dadurch an Gewicht, weil sich für Vorgesetzte und Arbeitsschutzexperten in der Regel aus der Zirkelarbeit und der Umsetzung von Verbesserungsvorschlägen eine erhöhte Zeitbelastung ergibt.

Tab. 61: *Unterstützung der eigenen Tätigkeit durch Gesundheitszirkel (Ja-Antworten)*

Branche[1]	Metall	Chemie	Dienstleist.	Gesamt
Zirkelgruppe[2]	(n=117)	(n=31)	(n=12)	(n=160)
Vorgesetzte (n=76)	97% (n=55)	93% (n=13)	100% (n=5)	96% (n=73)
A-Experten (n=84)	97% (n=58)	94% (n=16)	100% (n=7)	96% (n=81)
Gesamt (n=160)	97% (n=113)	94% (n=29)	100% (n=12)	96% (n=154)

[1] Unterschiede zwischen Branchen signifikant (p < 0,05)
[2] Unterschiede zwischen Gruppen nicht signifikant

Zusammenfassend lassen die dargestellten Einschätzungen der Zirkelteilnehmer trotz kleinerer Unterschiede zwischen den befragten Gruppen und der Branchenzugehörigkeit auf eine generell positive Gesamtbewertung des Projekts schließen.

5.3.1.6. Zusammenfassung und Erkenntnisgewinn

- Mit Gesundheitszirkeln gelingt es, die aus Sicht der Mitarbeiter **prioritären** Arbeitsbelastungen durch Umsetzung entsprechender Vorschläge zu verringern. Die Beteiligten der chemischen Industrie beurteilen die Belastungsverbesserung skeptischer als die Teilnehmer des Metall- und Dienstleistungsbereichs. Dieses Ergebnis steht im Widerspruch zu den Befragungsergebnissen der nicht direkt Beteiligten im Interventionsbereich - es wird dort aufgegriffen und im Zusammenhang diskutiert (vgl. Kapitel 5.3.2.10.).

Evaluation eines integrierten Konzepts betrieblicher Gesundheitsförderung

- Über den unmittelbaren Abbau vorhandener Belastungen hinaus, liegt ein wesentlicher Erfolg des Verfahrens in der gesteigerten innerbetrieblichen Kommunikation sowie in der Sensibilisierung eines geschärften Problembewußtseins. Der überwiegende Teil der Befragten ist der Ansicht, daß sich die Kommunikation und der Informationsfluß sowohl innerhalb der Gruppe der Beschäftigten als auch hierarchie- und fachübergreifend zwischen Vorgesetzten, Arbeitsschutzexperten und Mitarbeitern verbessert haben.

- Inwieweit durch die Diskussion und Veränderungsprozesse des Gesundheitszirkels eine Verbesserung der Zusammenarbeit und der persönlichen Beziehung zwischen Vorgesetzten, Arbeitsschutzexperten und Beschäftigten und dem Betriebsklima erreicht werden kann, wird unterschiedlich eingeschätzt. Während die eine Hälfte der Befragten solchen Verbesserungen zustimmte, haben sich die aus diesem Bereich ergebenden Belastungen für die andere Hälfte der Zirkelteilnehmer nicht reduziert. Verbesserungen werden eher von den Vorgesetzten und Arbeitsschutzexperten aus dem Metall- und Dienstleistungsbereich, weniger von den Teilnehmern der Chemieindustrie gesehen.

- Mit dem Konzept lassen sich unmittelbar ökonomische Effekte der Organisationsentwicklung erzielen. Die Wahrnehmung der Mehrheit der Zirkelbeschäftigten, ihre Aktivitäten im Hinblick auf Optimierungsmöglichkeiten am Arbeitsplatz gesteigert zu haben, wird sowohl von den Vorgesetzten und Arbeitsschutzexperten - wenn auch nicht in gleich hohem Maße - als auch durch betriebliche Angaben („harte Daten") bestätigt.

- Schließlich ist eine relativ hohe Zufriedenheit der Befragten aller Gruppen und Unternehmen mit dem Gesamtergebnis der Projekte festzustellen. Knapp 90% aller Befragten votieren für eine Fortsetzung bzw. Institutionalisierung des Verfahrens im Unternehmen. Von nahezu allen Vorgesetzten und Arbeitsschutzexperten werden die Gesundheitszirkel als eine Unterstützung ihrer Tätigkeit betrachtet.

5.3.2. Ergebnisindikatoren auf Basis der Mitarbeiterbefragung im Interventionsbereich

Im folgenden werden die Ergebnisse der Mitarbeiterbefragung im Interventionsbereich dargestellt. Es handelt sich hierbei ausschließlich um die dort gewerblich tätigen (Produktions-) Beschäftigten. Hierzu zählen auch die Beschäftigten, die an den Gesundheitszirkeln teilnahmen und als Vertreter durch Protokoll über die Arbeit des Gesundheitszirkels informiert wurden.

Die Befragung wurde wie die Zirkelbefragung in der Regel ca. 6 Monate nach der letzten Zirkelsitzung durchgeführt. In der Mehrzahl sorgten vorher eingewiesene (Zirkel-)Vorgesetzte und/oder (Zirkel-)Betriebsräte für die Verteilung und das Einsammeln der Fragebögen. Es konnte festgestellt werden, daß diese Aufgabe unterschiedlich wahrgenommen wurde. In einigen Fällen wurde durch gezielte Aufforderung an die Mitarbeiter der Rücklauf der Fragebögen erhöht. In einigen wenigen Fällen erhielten die Moderatoren die Gelegenheit, im Rahmen einer Teilbelegschaftsversammlung die Befragung durchzuführen und die Fragebögen gleich einzusammeln.

Auf diese Weise konnten 2.244 Fragebögen in die Auswertung einbezogen werden. Dies entspricht einer gesamten Rücklaufquote von 55% (vgl. Tab. 62). Für empirische Untersuchungen mittels anonymer schriftlicher Befragung ist dies ein sehr zufriedenstellendes Ergebnis.

Tab. 62: Rücklauf der Fragebögen (Interventionsbereich)

Branche	Projekte		Rücklauf	
	n	%	n	%
Metall	26	63%	1526	65%
Chemie	10	24%	491	41%
Dienstleist	5	13%	227	45%
Gesamt	41	100%	2.244	55%

Es darf bei der Betrachtung der Ergebnisse jedoch nicht vernachlässigt werden, daß die Rücklaufquoten abhängig vom Unternehmen bzw. Interventionsbereich, sehr unterschiedlich ausgefallen sind. Sie bewegen sich zwischen 28% und 93%, verteilt nach den verschiedenen Branchen zwischen 41% und 65%.

Die Gründe für die differierenden Rücklaufquoten mögen zum einen an dem Interesse und Engagement der betrieblichen Organisatoren gelegen haben, zum anderen ist auch das Image des Projekts und die Bedeutung, die ihm von der Unternehmensleitung beigemessen wird, ein potentieller Einflußfaktor. Verweigerungen aufgrund mangelnden Interesses der Befragten sind sicher ebenfalls denkbar. Eine exakte Erklärung der Rücklaufergebnisse ist durch den Ablauf der Projekte nicht möglich. Eine unmittelbare Rückmeldung der Ergebnisse und Schwierigkeiten seitens der Betriebe erfolgte nicht.

Auch im Rahmen dieser Befragung würde die Darstellung aller Ergebnisse und denkbaren Zusammenhänge den Rahmen der Arbeit sprengen. Daher erfolgt eine Beschränkung auf folgende Inhalte:

- Soziodemographische Daten der Befragten
- Kenntnisstand der Befragten zum Projekt
- Verbesserung der Arbeitstätigkeit
- Verbesserung der Arbeitsbedingungen
- Verbesserung der Arbeitsmittel
- Verbesserung der sozialen Unterstützung und Anerkennung
- Verbesserung der Einflußnahme am Arbeitsplatz (Partizipation)
- Verbesserung der gesundheitlichen Beschwerden
- Verbesserung der Arbeitszufriedenheit

Bei der Ergebnispräsentation wird wieder davon ausgegangen, daß sich die untersuchten Branchen voneinander unterscheiden. Zusätzlich wird die Annahme überprüft, ob die Verbesserungseinschätzungen der Mitarbeiter je nach Kenntnisstand des Projekts voneinander abweichen.

Zur Überprüfung der Branchenunterschiede wird ein varianzanalytisches Verfahren gewählt. Zentrale Begriffe varianzanalytischer Verfahren sind „abhängige Variable", „unabhängige Variable", „Faktor" und „Treatment". Die Begriffe „unabhängige Variable" und „Faktor" werden überwiegend synonym verwendet. Als abhängige Variable wird dasjenige Merkmal eingestuft, dessen Varianz mittels einer Varianzanalyse untersucht wird. Klassifiziert werden Varianzanalysen nach der Zahl der unabhängigen Variablen (vgl. Bortz 1989, S. 300). Ein varianzanalytisches Verfahren, das den Einfluß nur einer unabhängigen Variablen auf die abhängige Variable überprüft, wird als einfaktorielle Varianzanalyse bezeichnet.

Für die Überprüfung der Annahme, daß zwischen den drei Branchen Unterschiede in den Einschätzungen zur Verbesserung der o. g. Verhältnisse vorliegen, wird demnach eine einfaktorielle Varianzanalyse ausgeführt. Sie überprüft die Auswirkung der unabhängigen Variablen „Branchenzugehörigkeit" auf die abhängige Variable „Verbesserung der Verhältnisse". Zur Überprüfung dieses Zusammenhangs testet die einfaktorielle Varianzanalyse eine Nullhypothese. Diese besagt, daß die durchschnittlichen Verbesserungen zwischen den drei Branchen gleich sind. Im Sinne der Nullhypothese sollte kein Unterschied zwischen der durchschnittlichen Verbesserung der Verhältnisse bestehen. Besteht dennoch ein Zusammenhang, dann treten auch statistisch signifikante Unterschiede zwischen den Mittelwerten der drei Branchen auf, die nicht mehr durch den Zufall zu erklären sind. Prüfkriterium für die Ablehnung bzw. Annahme der Nullhypothese ist diesmal um eine Wahrscheinlichkeit von nur 1%, da die beiden Voraussetzungen für eine Varianzanalyse - Normalverteilung der Untersuchungsvariable und Homogenitätsbedingung der Varianzen - nicht erfüllt sind.

Die Annahme, daß sich die Verbesserungseinschätzungen je nach Kenntnis des Projekts unterscheiden, wird mittels eines t-Tests überprüft. Der t-Test überprüft ebenso wie die Varianzanalyse, ob ein Mittelwertunterschied in der Stichprobe auf einen Unterschied in der Grundgesamtheit zurückgeführt werden kann. Hierbei werden jedoch Mittelwerte zwischen nur zwei Gruppen miteinander verglichen und auf Differenzen hin untersucht. Die beiden Gruppen, die sich im Kenntnisstand zum Projekt unterscheiden, werden gebildet aus denjenigen Befragten, die die Verbesserungsvorschläge des Gesundheitszirkels mindestens zum Teil kennen, und denen, die sie nicht kennen. Dem t-Test liegen die gleichen Annahmen zugrunde, wie der Varianzanalyse (vgl. oben). Es wird auch hier ein Signifikanzniveau von 1% angenommen.

5.3.2.1. Soziodemografische Daten

Die Altersverteilung der Befragten in den Interventionsbereichen ist der Abbildung 12 zu entnehmen.

Abb. 12: *Altersstruktur der Mitarbeiter in den Interventionsbereichen*

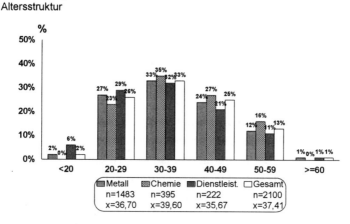

Die Abbildung zeigt deutlich, daß sich die befragten Mitarbeiter der unterschiedenen Branchen bis auf geringe Abweichungen in allen Altersklassen entsprechen und daher auch gut vergleichbar sind. Das Durchschnittsalter liegt bei 37,41 Jahren. Die Mittelwerte der

Branchen weichen von diesem Wert um höchstens 2,19 Jahre ab, im Dienstleistungssektor sind die Beschäftigten etwas jünger, in der Chemieindustrie etwas älter.

Die Geschlechtsstruktur des gesamten Samples zeigt, daß die Mitarbeiter in den Interventionsbereichen mit Ausnahme des Dienstleistungsbereichs überwiegend Männer sind.

Abb. 13: Geschlechtsstruktur der Mitarbeiter in den Interventionsbereichen

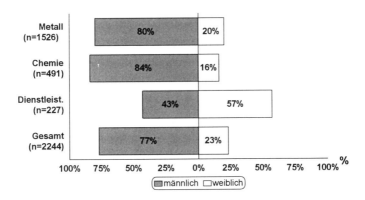

Dieses Ergebnis erklärt sich durch die Art der Interventionsbereiche und durch die dort zu leistende Arbeit. Lediglich in den untersuchten Unternehmen der Dienstleistungsbranche waren in der Mehrheit Frauen beschäftigt.

5.3.2.2. Kenntnisstand der Befragten zum Projekt

Ca. 10% der befragten Mitarbeiter in den Interventionsbereichen waren als ständiges Mitglied oder als Vertreter an einem Gesundheitszirkel unmittelbar beteiligt. Von ihnen kann erwartet werden, daß sie über das Projekt, insbesondere die Themen und Vorschläge des Gesundheitszirkels Informationen besitzen, da ihnen - auch wenn sie z.B. als Vertreter nicht am Zirkel teilnahmen - das Sitzungsprotokoll persönlich ausgehändigt wurde.

Von besonderem Interesse ist jedoch die Frage nach dem Informationsstand der nicht unmittelbar beteiligten Mitarbeiter, da Verbesserungseinschätzungen durch veränderte Arbeitsbedingungen nur bei ausreichenden Kenntnissen valide auf die Aktivitäten des Projekts zurückgeführt werden können. Eine solche gesicherte Zuordnung von Ursache und Wirkung ist für eine wissenschaftliche Evaluation unverzichtbar.

Im Rahmen der vorliegenden Untersuchung wurden die folgenden Fragen zum Bekanntheitsgrad und Informationsstand des Projekts gestellt:

- Kenntnis der Verbesserungsvorschläge des Gesundheitszirkels
- Kenntnis über den Umsetzungsstand
- Einschätzung der Umsetzungsperspektiven

Evaluation eines integrierten Konzepts betrieblicher Gesundheitsförderung

Abb. 14: Kenntnis der Verbesserungsvorschläge

Kenntnis des Projekts
Kenntnis der Verbesserungsvorschläge

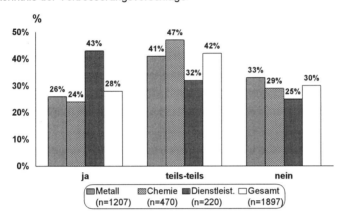

Alle Mitarbeiter in den Interventionsbereichen wurden gebeten mitzuteilen, ob sie die erarbeiteten Verbesserungsvorschläge des Gesundheitszirkels kennen (ja, teils-teils oder nein).

In allen Unternehmen zusammen besitzen zum Zeitpunkt der Nachbefragung 70% der Mitarbeiter in den Interventionsbereichen gute oder zumindest teilweise Kenntnisse über die Verbesserungsvorschläge aus den Gesundheitszirkeln. Die branchenspezifische Differenzierung dieser Frage läßt kaum Unterschiede erkennen. Einzige Ausnahme bildet der Dienstleistungssektor, dessen Anteil der Ja-Antworten mit 43% recht deutlich über dem entsprechenden Durchschnittswert liegt.

Die am Gesundheitszirkel beteiligten Beschäftigten urteilen hier erwartungsgemäß positiver als die anderen Mitarbeiter. Nur 5% geben an, die Vorschläge nicht zu kennen. Wahrscheinlich handelt es sich hier um die Vertreter, die niemals die Gelegenheit erhielten, an einem Gesundheitszirkel teilzunehmen.

Annähernd 40% der Befragten, die die Vorschläge des Zirkels kennen, meinen, daß die meisten und wichtigsten Vorschläge bereits umgesetzt wurden. Lediglich 12% geben an, daß sich bis dato durch den Gesundheitszirkel nichts verändert hat (vgl. Abb. 15).

Abb. 15: *Kenntnis über den Umsetzungsstand*

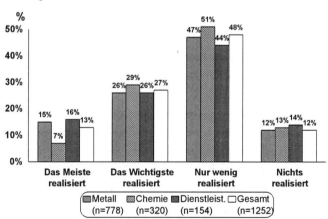

Auch hier lassen sich bei einer Vergleichsbetrachtung keine wesentlichen Unterschiede zwischen den Branchen erkennen.

Ferner wurden die nicht direkt beteiligten Mitarbeiter, die sich über die Vorschläge mindestens teilweise informiert zeigten, gefragt, wie sie die Umsetzungsperspektiven der Verbesserungsvorschläge einschätzen.

Abb. 16: Einschätzung der Umsetzungsperspektiven

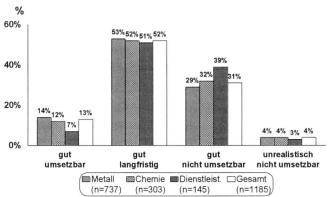

Bei allen Unternehmen sind etwas mehr als die Hälfte der Mitarbeiter der Meinung, daß die Vorschläge zwar gut seien, sich jedoch erst längerfristig realisieren ließen. Etwa 30% schätzen die Vorschläge als gut, aufgrund der derzeitigen wirtschaftlichen Situation aber nicht als realisierbar ein. Weitere 13% vertreten die Auffassung, die Vorschläge sind gut und lassen sich auch umsetzen. Lediglich 4% ordnen die Vorschläge als unrealistisch und nicht umsetzbar ein.

Insgesamt betrachtet spiegeln die Zahlen zum Kenntnisstand die positive Grundhaltung der Mitarbeiter gegenüber dem Projekt in den - mit leichten Abstufungen - verschiedenen Unternehmen wider. Erklärbar ist dies durch die Bekanntmachung der Themen und Ideen des Gesundheitszirkels im Rahmen einer betriebsinternen Öffentlichkeitsarbeit in Form von Protokollaushängen oder Veröffentlichungen in Betriebszeitungen etc. und persönlichen Gesprächen der Moderatoren sowie der Zirkelteilnehmer während der laufenden Arbeit.

Im folgenden werden die Einschätzungen der Verbesserungen, d. h. der Zielerreichungsgrade, der Befragten nach den verschiedenen Themenkomplexen vorgestellt. Dabei werden auch wieder die Unterschiede der Ergebnisse der Metall-, Chemie- und der Dienstleistungsbranche einander gegenübergestellt. Ferner wird bei der Präsentation das Augenmerk auf die Aussagen derjenigen Befragten gelenkt, die die Verbesserungsvorschläge der Zirkelarbeit kennen, um so die Veränderungen in den Arbeitsbedingungen und deren Auswirkung auf die Arbeitsbelastungen, gesundheitlichen Beschwerden und die Arbeitszufriedenheit tatsächlich bzw. mit hoher Validität auf die Zirkelarbeit zurückzuführen. Begonnen wird die Darstellung mit den Bereichen, die die größten Verbesserungen aufzuweisen haben.

Auf der Basis der 2.244 ausgewerteten Fragebögen zeigt sich, daß in den Bereichen „Soziale Unterstützung", „Arbeitsmittel" und „Einflußnahme am Arbeitsplatz" (Partizipation) die deutlichsten Verbesserungen erzielt werden konnten (vgl. Abb. 17).

Abb. 17: Überblick über die Verbesserungen im Interventionsbereich

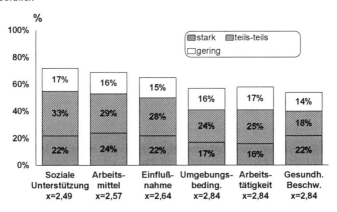

5.3.2.3. Soziale Unterstützung am Arbeitsplatz

Gesundheitszirkel bezwecken nicht nur eine Verbesserung in ergonomischer und arbeitsorganisatorischer Hinsicht, sondern zielen ebenso auf positive Veränderungen der zwischenmenschlichen Beziehungen und im Umgang miteinander.

Bei der sozialen Unterstützung am Arbeitsplatz werden folgende Items in die Betrachtung einbezogen und zu einem Index[13] zusammengefaßt:

- Bei Problemen mit Kollegen sprechen
- Bei Problemen Vorgesetzte fragen
- Bei Problemen Experten fragen
- Lob von Vorgesetzten
- Lob von Kollegen
- Unterstützung durch Vorgesetzte
- Unterstützung durch Kollegen
- Innerbetriebliche Information
- Die Möglichkeit, offen seine Meinung zu sagen
- Kontrolliert werden
- Die Art und Weise, wie Vorgesetzte mit mir reden
- Persönliche Rücksichtnahme
- Verständlichkeit der Arbeitsanweisungen
- Arbeit im Team
- Isolation während der Arbeit.

Es werden bei der Präsentation jeweils die Items explizit genannt, die die niedrigsten und die höchsten Mittelwerte aufweisen. Es ist dabei zu beachten, daß ein niedriger Mittelwert für einen höheren Grad an Verbesserung steht, da die Ausprägung „starke Verbesserung" mit 1, „teils-teils" mit 2, „geringe Verbesserung" mit 3 und „keine Verbesserung" mit 4 codiert wurde.

---

[13]) Ein Index ist eine Zusammenfassung mehrerer Items zu einem Gesamtwert, der die Ausprägungen eines komplexeren Merkmals repräsentieren soll. In der Literatur werden gewichtete und ungewichtete, additive sowie multiplikative Indizes unterschieden (vgl. Bortz; Döring 1995, S. 132-138). Die vorgenommene additive Indexbildung bezweckt, die annähernd 100 Belastungs- und Beschwerdeitems zu ordnen und die Ergebnispräsentation dadurch übersichtlicher zu gestalten.

Gesundheitsbericht und Gesundheitszirkel 255

Evaluation eines integrierten Konzepts betrieblicher Gesundheitsförderung

Abb. 18: Verbesserungen bei der sozialen Unterstützung [1,2]

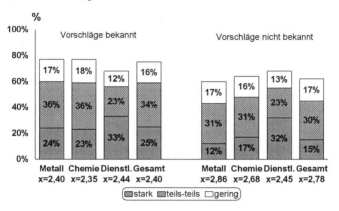

[1] Unterschiede zwischen Branchen signifikant (p< 0,01)
[2] Unterschiede zwischen Bekanntheitsgrad signifikant (p< 0,01)

Abbildung 18 zeigt uns zunächst, daß die Gruppe der Mitarbeiter, die die Verbesserungsvorschläge des Gesundheitszirkels kennen, den Erfolg des Projekts im Hinblick auf Verbesserungen bei der sozialen Unterstützung und Anerkennung am Arbeitsplatz deutlich positiver bewerten, als diejenigen, die die Vorschläge nicht kennen. Die über die Vorschläge informierten Chemiemitarbeiter nehmen im Durchschnitt die meisten Verbesserungen wahr (Mittelwert: 2,35). Obwohl mit 33% der Befragten aus dem Dienstleistungssektor die höchste Rate an starken Verbesserungen zu verzeichnen ist, bilden sie bezogen auf den Mittelwert, dennoch das Schlußlicht. Dies erklärt sich dadurch, daß 32% der Dienstleistungsbetroffenen überhaupt keine Verbesserung wahr-

Evaluation eines integrierten Konzepts betrieblicher Gesundheitsförderung

nehmen, diese Information aber aus Gründen der besseren Übersichtlichkeit in der Grafik nicht aufgeführt ist. D.h. der Teil der Antworten, der die Differenz zu 100% bildet, repräsentiert gleichsam die Befragten, die keine Verbesserung in den Arbeitsbedingungen sehen.

An erster Stelle steht die Verbesserung der Unterstützung bei der Arbeit durch Kollegen (Mittelwert: 2,21), gefolgt von der besseren Problembesprechung mit Vorgesetzten (Mittelwert: 2,26) und der Verbesserung der innerbetrieblichen Information (Mittelwert: 2,28). Aber auch die Verständlichkeit der Arbeitsanweisungen durch Vorgesetzte sowie die Möglichkeit, offen seine Meinung zu sagen (insbesondere im Dienstleistungsbereich), haben sich erheblich verbessert.

Die niedrigsten Werte in dem Bereich der sozialen Unterstützung erhalten die Verbesserungen „Lob von Vorgesetzen" (Mittelwert: 2,75) und „Die Art und Weise, wie Vorgesetzte mit mir reden" (Mittelwert: 2,60).

Diese Rangfolge in den Verbesserungseinschätzungen ergibt sich unabhängig von Branchenzugehörigkeit und Kenntnisstand der Vorschläge, wenngleich auf signifikant unterschiedlichem Niveau.

5.3.2.4. Arbeitsmittel

Besonders auffällige Verbesserungen ergeben sich in der Kategorie „Arbeitsmittel". Hierzu gehören Verbesserungen beim Einsatz schwerer Arbeitsgegenstände, bei den eingesetzten Arbeitsstoffen sowie beim Werkzeug und der Schutzausrüstung. Auch hier sind wieder die deutlichsten Verbesserungen bei den Befragten mit den besseren Projektkenntnissen zu verzeichnen (vgl. Abb. 19).

Über 80% der Mitarbeiter in der chemischen Industrie konstatieren eine positive Veränderung bei den Arbeitsmitteln. Auffallend ist, daß sich die Mittelwerte zwischen den Extremwerten 2,19 (Chemie) und 3,07 (Dienstleistung) bewegen. Dementsprechend nehmen die Beschäftigten des Dienstleistungsbereichs nur in geringem Maße Verbesserungen wahr. Dieses Ergebnis ist plausibel, bedenkt man, daß in der chemischen Industrie die Umsetzungsrate sonstiger, auf Arbeitsmittel bezogener Verbesserungsvorschläge, am höchsten war und im Dienstleistungsbereich am geringsten.

Abb. 19: Verbesserungen bei den Arbeitsmitteln [1,2]

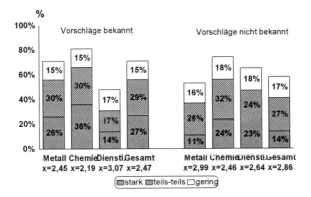

[1] Unterschiede zwischen Branchen signifikant (p< 0,01)
[2] Unterschiede zwischen Bekanntheitsgrad signifikant (p< 0,01)

Von allen Befragten werden die Verbesserungen in der Versorgung mit Schutzmitteln am positivsten (Mittelwerte zwischen 1,89 in der Chemieindustrie und 2,98 in der Dienstleistungsbranche) und die Belastungsreduzierungen durch den Einsatz schwerer Arbeitsgegenstände (Chemie und Dienstleistung) sowie der eingesetzten Arbeitsstoffe (Metall) am geringsten beurteilt.

5.3.2.5 Einflußnahme am Arbeitsplatz

Gesundheitszirkel stellen ein Verfahren zur Beteiligung von Mitarbeitern eines Unternehmens im Rahmen der betrieblichen Gesundheitsförderung dar. Das Erfahrungs- und Veränderungswissen der Betroffenen steht im Mittelpunkt des Verfahrens. Für die betroffenen Beschäftigten bedeutet dies in der Regel folgendes:

Hinter ihnen liegen eine langjährige betriebliche Geschichte und Erfahrungen mit der traditionellen Betriebsorganisation. Durch ihr spezielles arbeitsplatzbezogenes Wissen werden sie in den Gesundheitszirkeln selbst zu Experten. Das ansonsten im Betrieb für selbstverständlich erachtete (hierarchische) Organisationsprinzip wird für die Dauer der Zirkelsitzungen weitgehend aufgehoben.

Für die Beurteilung der Reichweite oder Beschränktheit der Zirkelarbeit auf eine punktuelle Maßnahme ist nun die Frage interessant, inwieweit die Ergebnisse der Zirkelarbeit in der Lage sind, den Handlungsspielraum der Mitarbeiter am Arbeitsplatz nachhaltig über den begrenzten Zeitraum der Zirkelarbeit hinaus positiv zu beeinflussen: Werden durch die Zirkelarbeit Arbeitsbedingungen verbessert, die die bisherigen Organisationsprinzipien der Betriebe betreffen? Können Gesundheitszirkel über ihre begrenzte Laufzeit hinaus einen Beitrag zur Organisationsentwicklung in den Betrieben leisten?

Hinweise auf die positive Beantwortung dieser Fragen geben uns die vorliegenden Ergebnisse: Gefragt wurde nach der - gemessen am Zustand vor Beginn der Zirkelarbeit - verbesserten Möglichkeit, sich am Arbeitsplatz einzubringen bzw. Einfluß auf die Gestaltung und Organisation des Arbeitsplatzes zu nehmen (vgl. Abb. 20)

Abb. 20: Verbesserungen bei der Einflußnahme am Arbeitsplatz [1,2]

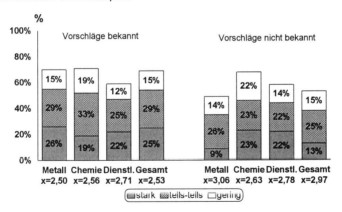

[1] Unterschiede zwischen Branchen nicht signifikant
[2] Unterschiede zwischen Bekanntheitsgrad signifikant (p< 0,01)

Die Einflußnahme am Arbeitsplatz setzt sich aus folgenden Einzeltems zusammen:

- Arbeitszeit selbst einteilen
- Arbeitsschritte selbst planen
- Arbeit selber prüfen
- Arbeitsplatz selbst gestalten
- Ideen oder Vorschläge einbringen
- Abhängigkeit vom Arbeitstakt der Maschinen
- Abhängigkeit vom Arbeitstakt der Kollegen/Innen.

Insgesamt 25% der 1313 Befragten, die die Vorschläge kennen, geben an, daß sich durch den Gesundheitszirkel ihre Dispositionsspielräume stark verbessert haben. Nimmt man die Personen hinzu, die bei den genannten Punkten für eine mittlere oder geringe positive Veränderung votieren, so sehen bei den Einflußnahmemöglichkeiten am Arbeitsplatz mehr als 2/3 aller Mitarbeiter in den Interventionsbereichen mit Gesundheitszirkeln eine positive Veränderung.

An der Spitze der Items stehen die Möglichkeiten, eigene Ideen oder Vorschläge einzubringen (Mittelwert 2,34) und die Arbeitsschritte selber zu planen (Mittelwert 2,35).

In der branchenspezifischen Auswertung werden diese beiden Gestaltungsmöglichkeiten ebenfalls von den Befragten aller drei Branchen als stärkste Verbesserung angegeben, allerdings der Gesamteinschätzung folgend in der Metallindustrie auf höherem Niveau als in der chemischen Industrie und dem Dienstleistungsektor. Die Abhängigkeit vom Tempo der Maschinen und die Möglichkeit, sich die Arbeitszeit selber einzuteilen, zogen die geringsten Verbesserungen auf sich.

Die Mittelwerte bewegen sich zwischen 2,63 in der Metallindustrie und 3,09 im Dienstleistungssektor. Wiederum sind die Ergebnisse der Befragten, denen die Vorschläge des Gesundheitszirkels nicht bekannt sind, eindeutig negativer.

Auch dieses Teilergebnis weist damit einen sehr zufriedenstellenden Zielerreichungsgrad auf.

5.3.2.6. Umgebungsbedingungen

Ein weiteres Hauptziel des Verfahrens Gesundheitsbericht und Gesundheitszirkel ist die Reduzierung von Belastungen aus der Arbeitsumwelt, wie z. B. klimatische Umgebungsbelastungen und Lärmbelastungen. Sie stehen in der Rangfolge an 4. Stelle (Mittelwert 2,77, für „Vorschläge bekannt"). Die Veränderungen der Umgebungsbedingungen umfassen im einzelnen folgende Verbesserungen:

- Einrichtung des Arbeitsplatzes
- Bewegungsfreiheit
- Wärme / Hitze
- Kälte
- Zuglutt
- Arbeit im Freien
- Nässe, feuchte Luft
- Trockene Luft
- Lärm von Maschinen
- Lärm von fallenden Gegenständen
- Lärm von der Arbeit der Kollegen/Innen
- Die Beleuchtung

- Stark reflektierende Flächen
- Vibrationen in Händen/Armen
- Vibrationen im gesamten Körper
- Luftbelastung: Stäube/Gase/Dämpfe/Rauch.

Die stärksten Verbesserungen treten bei der Beleuchtung (Mittelwert: 2,63), den Vibrationen in Händen und Armen (Mittelwert: 2,64), der Einrichtung des Arbeitsplatzes (Mittelwert: 2,69) und den klassischen Belastungen Lärm (Mittelwert: 2,71), Feuchtigkeit (Mittelwert: 2,72) sowie Kälte/Hitze (Mittelwerte: 2,72 bzw. 2,73) auf.

Abb. 21: *Verbesserungen bei den Umgebungsbedingungen,* [1,2]

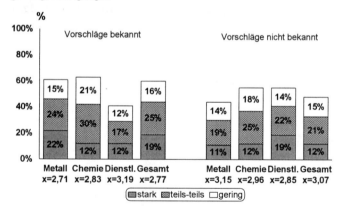

[1] Unterschiede zwischen Branchen signifikant (p< 0,01)
[2] Unterschiede zwischen Bekanntheitsgrad signifikant (p< 0,01)

Evaluation eines integrierten Konzepts betrieblicher Gesundheitsförderung

In der Metallindustrie spielen neben diesen Verbesserungen auch Reduzierungen bei den Belastungen durch Kälte, Zugluft und Stäube/Gase/Dämpfe eine gewichtige Rolle.

Die Beleuchtungsverhältnisse konnten am stärksten in der Chemieindustrie optimiert werden (Mittelwert: 2,48).

In den Dienstleistungsbetrieben konnten mit deutlichem Abstand die geringsten Verbesserungen auf diesem Sektor erzielt werden, am ehesten noch beim Lärm (Mittelwert: 3,00). Es fällt auf, daß hier die Erfolge eher von denjenigen Befragten gesehen werden, die die Vorschläge gar nicht so genau kennen. Hierbei sind Fehlschlüsse aufgrund anderer Verbesserungen, die nicht durch den Gesundheitszirkel erreicht wurden, nicht auszuschließen.

Neben der Arbeit im Freien, die kaum eine Rolle spielte, sind die geringsten Verbesserungen bei den Luftverhältnissen und beim Maschinenlärm zu verzeichnen. (Mittelwerte zwischen 2,74 in der Metallindustrie für Lärm und 3,29 in der Dienstleistungsbranche).

5.3.2.7. Arbeitstätigkeit

Neben Verbesserungen bei den Umgebungsbedingungen erzielten die Gesundheitszirkel auch Erfolge bei den Belastungen, die unmittelbar aus der Arbeitstätigkeit resultieren. Die Veränderungen umfassen hier sowohl Verbesserungen körperlich als auch geistig-nervlich beanspruchender Arbeitssituationen:

Verbesserungen körperlicher Art
- schwere körperliche Arbeit
- Überkopf-Arbeit
- häufiges Bücken
- immer die gleiche Tätigkeit
- immer Stehen/Sitzen
- immer die gleiche Bewegung

Verbesserungen geistig-nervlicher Art
- Streß/Termindruck
- Schnell Entscheidungen treffen
- Bildschirmarbeit
- Monotonie
- Kontroll- und Prüfaufgaben

Abb. 22: *Verbesserungen bei der Arbeitstätigkeit,* [1,2]

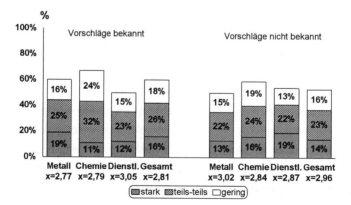

[1] Unterschiede zwischen Branchen signifikant (p< 0,01)
[2] Unterschiede zwischen Bekanntheitsgrad signifikant (p< 0,01)

Zwischen den Verbesserungen muskulär und psychisch bezogener Arbeitstätigkeiten werden aus Sicht der nicht am Zirkel beteiligten Mitarbeiter kaum Unterschiede gesehen.

Die wichtigsten Verbesserungen im Bereich der körperlichen Belastungen betreffen „die immer gleiche Tätigkeit" (Mittelwert für Vorschläge bekannt: 2,64), „die immer gleiche Bewegung" (Mittelwert: 2,70) sowie die Steh- bzw. Sitzbelastungen (Mittelwert: 2,82).

Die geringsten Veränderungen werden beim häufigen Bücken wahrgenommen.

Veränderungen in Situationen, die schnelle Entscheidungen erfordern (Mittelwert: 2,63), monoton sind (Mittelwert: 2,68) oder im Zusammenhang mit Kontroll- oder Prüfaufgaben stehen (Mittelwert: 2,76), werden von 60% bis 70% aller Befragten als positiv wahrgenommen.

Mit Ausnahme der Befragten des Dienstleistungsbereichs, die bei sämtlichen Arbeitstätigkeiten relativ gleichbleibend nur geringe Verbesserungen wahrnehmen, bestätigen die Einschätzungen der Beschäftigten aus der Metall- und Chemieindustrie die oben genannte Rangfolge auf etwa gleichem Intensitätsniveau.

5.3.2.8. Gesundheitliche Beschwerden

Ein weiteres Hauptziel des Konzepts ist die Verringerung arbeitsbedingter gesundheitlicher Beschwerden. Die Verbesserung der 25 Items umfassenden Beschwerden wurden in Anlehnung an das Freiburger Beschwerden-Inventar gemessen, das bereits im Forschungsvorhaben „Intervention bei arbeitsbedingten Krankheiten" eingesetzt wurde (vgl. Slesina, Benels, Sochert, 1986). Die nächste Grafik zeigt zunächst die prozentuale und durchschnittliche Verteilung der Mittelwerte für die Abnahme der Beschwerdehäufigkeit für alle Items differenziert nach Branchen und Projektkenntnis.

Die stärksten Symptomverbesserungen werden durch die Mitarbeiter der Metallindustrie wahrgenommen, gefolgt von denen der Chemischen Industrie und schließlich der Dienstleistungsbranche. Mit Ausnahme des Dienstleistungsbereichs beurteilen wieder die Probanden mit den besseren Projektkenntnissen die Ergebnisse positiver als die andere Gruppe.

Für die weitere Analyse wurden 4 Subindices gebildet, die die folgenden Beschwerdengruppen umfassen: Muskel/Skelettapparat, Herz/Kreislauf, Magen/Darm und psychosomatische Befindlichkeit. In der Chemieindustrie sehen die Mitarbeiter mit einen Mittelwert von 2,92 die stärksten Verbesserungen bei Magen/Darm-Beschwerden, in der Metallindustrie liegen die Verbesserungen von Herz/Kreislauf und Magen/Darm etwa gleich hoch vorne (Mittelwert: 2,70 bzw. 2,69) und im Dienstleistungsbereich werden die Verringerungen der Herz/Kreislauf-Beschwerden am positivsten beurteilt.

Abb.: 23 Verbesserungen bei den gesundheitlichen Beschwerden [1,2]

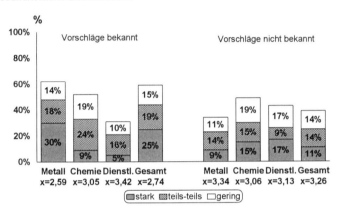

[1] Unterschiede zwischen Branchen signifikant (p< 0,01)
[2] Unterschiede zwischen Bekanntheitsgrad signifikant (p< 0,01)

Dem Wirkungsmodell unseres Evaluationsansatzes legten wir die Annahme zugrunde, daß die Verringerung der Arbeitsbelastungen einen Einfluß auf die Entwicklung bzw. Verringerung von körperlichen und psychischen Beschwerden nimmt bzw. damit korrespondiert. Mittels einer Korrelationsanalyse wurde daher der Frage nachgegangen, in welchem Ausmaß von einem Zusammenhang zwischen einerseits den körperlichen, umgebungsbedingten und psycho sozialen Belastungsverringerungen der befragten Mitarbeiter und andererseits der Häufigkeit der geäußerten Beschwerdeverbesserungen ausgegangen werden kann. Die berechnete Maßzahl (Korrelationskoeffizient Pearson´s R) kann Werte zwischen -1 und +1 annehmen, wobei „0" bedeutet, daß kein Zusammenhang besteht. Berücksichtigt werden dabei die in den vorangegangenen Abschnitten beschriebenen Indices der Belastungsdimensionen. Die Ergebnisse hierzu sind der Tabelle zu entnehmen.

Tab. 63: Ergebnisse der Korrelationsanalyse[1]: Verbesserungen der Arbeitsbelastungen gegen Verbesserungen der gesundheitlichen Beschwerden

	Muskel/Skelett	Herz/Kreislauf	Magen/Darm	Psycho somatisch
Arbeitstätigkeit	0,461	0,345	0,337	0,433
Umgebungsbedingungen	0,532	0,411	0,379	0,503
Arbeitsmittel	0,482	0,427	0,400	0,472
Beziehung zu Vorgesetzten	0,410	0,392	0,389	0,460
Beziehung zu Kollegen	0,414	0,380	0,378	0,460
soziale Unterstützung	0,425	0,374	0,371	0,454
Einflußnah./Handlungsspielraum	0,526	0,427	0,415	0,519

[1] Alle Korrelationen sind signifikant ($p<0,01$)

Hinsichtlich der Arbeitsbelastungen sind Zusammenhänge mit der Verringerung gesundheitlicher Beschwerden am deutlichsten erkennbar bei den Umgebungsbedingungen und der Einflußnahme/Handlungsspielraum am Arbeitsplatz. Insgesamt sind die Korrelationen hochsignifikant und als mittelstark zu bezeichnen. Am stärksten treten die Zusammenhänge mit Beschwerden des Muskel- und Skelettapparates und den psychosomatischen Beschwerden in Erscheinung. Es ist anzunehmen, daß sich die Merkmalsverbesserungen, die sich aus der unmittelbaren Arbeitsumgebung, insbesondere Lärm und Belastungen durch die Einrichtung des Arbeitsplatzes oder dem Gestaltungsspielraum (Arbeitszeit selbst einteilen und Arbeitsplatz selbst gestalten) ergeben, offensichtlich förderlich auf die psychosomatische Befindlichkeit auswirken. Zu berücksichtigen ist dabei, daß Beschwerden des Muskel- und Skelettsystems (Kreuz, Nacken, Schulter) multifaktoriell bedingt sind und ebenfalls durch psychosomatische Anteile beeinflußt werden.

Deutlich treten auch Korrelationen zwischen den sozialen Beziehungen einerseits und den Muskel- und Skelettbeschwerden und psychosomatischen Befindensstörungen andererseits zu Tage. Es ist einleuchtend, daß Verbesserungen in den Beziehungen zu Kollegen und Vorgesetzten sowie die Unterstützung und Anerkennung am Arbeitsplatz sich unmittelbar in einer Steigerung des psychischen Wohlbefindens hier umgekehrt ausgedrückt durch eine Verringerung der diesbezüglichen Beschwerden niederschlagen kann. Ein weiterer Zusammenhang liegt für die beiden im Vordergrund stehenden Beschwerdearten und der Arbeitstätigkeit vor. Auch dies kann erwartet werden, da sich die Merkmale aus der unmittelbaren Arbeitstätigkeit sowohl aus körperlichen als auch aus psychischen Belastungen zusammensetzen.

Arbeitsmittel - schwere Arbeitsgegenstände einerseits und fehlende Werkzeuge und Schutzausrüstung andererseits - korrelieren ebenfalls am stärksten mit den beiden beschriebenen Beschwerdearten.

Am wenigsten Einfluß auf gesundheitliche Beschwerden haben offenbar Verbesserungen der innerbetrieblichen Information.

Die Branchenergebnisse folgen im wesentlichen den dargestellten Zusammenhängen, die Chemiebranche allerdings auf deutlich geringerem Korrelationsniveau als der Dienstleistungsbereich und - am höchsten - die Metallbranche.

Für den Dienstleistungsbereich fällt auf, daß sämtliche Zusammenhänge der sozialen Beziehungen (Vorgesetzte und Kollegen) sowie der sozialen Unterstützung mit allen Beschwerdearten deutlich stärker ausgeprägt sind als bei den anderen beiden Branchen. In der chemischen Industrie ergeben sich dagegen die deutlichsten Zusammenhänge zwischen Arbeitsmitteln und gesundheitlichen Beschwerden.

Da gesundheitliche Beschwerden häufig im Vorfeld arbeitsbedingter Fehlzeiten auftreten und mit zur (motivationsbedingten) Entscheidung des Beschäftigten beitragen, den Arzt aufzusuchen oder zur Arbeit zu gehen, ist zu erwarten, daß diese Aspekte auch für daraus möglicherweise resultierende Erkrankungszeiten eine gewichtige Rolle spielen. Im Dienstleistungsbereich würde man nach dieser Analyse die größten Erfolge durch Verbesserungen im sozialen Beziehungs- und Strukturengeflecht (Vorgesetzte und Kollegen) erzielen, in der Chemieindustrie sind stärkere Einflüsse auf Gesundheit und Krankheit eher durch Verbesserungen der Umgebungsbedingungen und der Arbeitsmittel und in der Metallindustrie durch Umgebungseinflüsse und erweiterte Partizipationsmöglichkeiten am Arbeitsplatz zu erwarten.

5.3.2.9. Arbeitszufriedenheit

Der Arbeitszufriedenheit kommt im Rahmen arbeitsmedizinischer und soziologischer Studien eine große Bedeutung zu. Das wird u.a. daran deutlich, daß eine Vielzahl von Definitionen, Theorien und Meßmethoden zu diesem Konstrukt vorliegen (vgl. z.B. Neuberger, 1974). In empirischen Studien wird die Arbeitszufriedenheit häufig als Moderatorvariable untersucht, die im Zusammenhang mit anderen Faktoren das Belastungsempfinden und -verhalten erklären soll. In unserer Untersuchung betrachten wir

Arbeitszufriedenheit als „Ergebnis" konkreter (Verbesserungen von) Arbeitsbedingungen und als Indikator für mögliche Gesundheitsförderungspotentiale, die der psychischen Gesunderhaltung dient und damit arbeitsbedingten Fehlzeiten entgegenwirken soll.

Die Mitarbeiter der Interventionsbereiche werden nach dem Grad ihrer veränderten Gesamtzufriedenheit (gestiegen/teils-teils/nicht gestiegen) mit den in den vorangegangenen Kapiteln beschriebenen Belastungsindikatoren befragt.

Abb.24: Verbesserungen bei der Arbeitszufriedenheit (insgesamt)

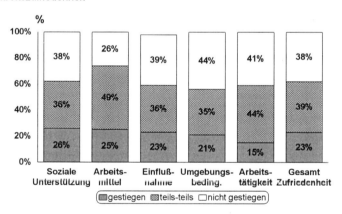

Die zusammenfassenden Fragen zur Arbeitszufriedenheit geben einen Überblick über die allgemeine „Stimmungslage" zu den arbeitsbedingten Verbesserungen, die der Gesundheitszirkel erreichen konnte. Es zeigt sich insgesamt recht deutlich, daß die Arbeitszufriedenheit durch die Projektaktivitäten gesteigert werden konnte. Mehr als 60% aller indirekt Beteiligten in den Bereichen mit Gesundheitszirkeln äußern eine zumindest teilweise gestiegene Arbeitszufriedenheit.

Wie unterschiedlich sich die Verbesserungen hinsichtlich der verschiedenen Arbeitsbedingungen sowie der gesundheitlichen Beschwerden zwischen den Branchen und den Gruppen mit guten und mit weniger guten Kenntnissen zu den Verbesserungsvorschlägen darstellen, ist in den vorangegangenen Abschnitten deutlich geworden. Auch beim Vergleich der Arbeitszufriedenheit bestätigen sich hochsignifikante Unterschiede zwischen diesen Befragungsgruppen (p < 0,01).

Abb. 25: Verbesserungen bei der Arbeitszufriedenheit (differenziert nach Branchen) [1,2]

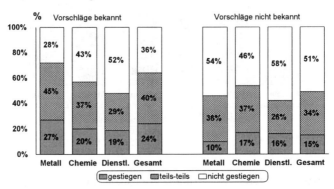

1) Unterschiede zwischen Branchen signifikant (p< 0,01)
2) Unterschiede zwischen Bekanntheitsgrad signifikant (p< 0,01)

Evaluation eines integrierten Konzepts betrieblicher Gesundheitsförderung

Am zufriedensten mit den Veränderungen zeigen sich die Metallbeschäftigten, gefolgt von den Chemie- und Dienstleistungsbetrieben. Mitarbeiter, denen die Vorschläge bekannt sind, sind wiederum zufriedener mit den Ergebnissen als diejenigen ohne Vorschlagskenntnisse.

Diese Rangfolge findet sich im wesentlichen auch in den gebildeten Dimensionen der Arbeitstätigkeit, Umgebungsbedingungen, Arbeitsmitteln Unterstützung und Beziehungen sowie der Einflußnahme am Arbeitsplatz wieder.

Hinsichtlich der am Arbeitsplatz erzielten Verbesserungen zeigt sich in der weiteren Analyse insbesondere wieder die soziale Unterstützung und Beziehungen (Vorgesetzte) und der Gestaltungsspielraum am Arbeitsplatz als wesentliche (und statistisch signifikante) Einflußgröße (vgl. Tab. 64).

Tab. 64: Ergebnisse der Korrelationsanalyse[1]: Verbesserungen der Arbeitsbelastungen gegen Verbesserungen der Arbeitszufriedenheit

	Metall	Chemie	Dienstleistung	Gesamt
Arbeitstätigkeit	0,383	0,282	0,510	0,374
Umgebungsbedingungen	0,458	0,274	0,391	0,400
Arbeitsmittel	0,463	0,298	0,464	0,444
Beziehung zu Vorgesetzten	0,500	0,107	0,760	0,528
Beziehung zu Kollegen	0,499	0,396	0,696	0,495
Soziale Unterstützung	0,559	0,595	0,757	0,566
Einflußnahme/ Handlungsspielraum	0,590	0,440	0,663	0,556

1) Alle Korrelationen sind signifikant (p<0,01)

Besonders deutlich wird der Einfluß der sozialen Bedingungen am Arbeitsplatz auf die Arbeitszufriedenheit. Dabei zeigen sich die stärksten Korrelationen im Dienstleistungsbereich. Sie erreichen mit Werten von rund 0,760 das stärkste Zusammenhangsniveau überhaupt.

Offensichtlich stehen für die Beschäftigten drei Aspekte im Zentrum, wenn es um die Frage geht, wie sich soziale Unterstützung und Vorgesetztenverhalten auf die Arbeitszufriedenheit der Mitarbeiter auswirken. Zunächst erwarten die Beschäftigten, daß auch während der Arbeitszeit auf bestimmte persönliche Dinge Rücksicht genommen wird, was aber in ihrer Wahrnehmung keine so starken Verbesserungen durch die Projekte mit sich brachte (vgl. Kapitel 5.3.2.3). Diese nur gering verbesserte Rücksichtnahme wirkt sich - wie die Korrelationsergebnisse zeigen - ungünstig auf die Arbeitszufriedenheit aus ($r = 0{,}545$ gesamt).

Sogar noch etwas stärker ist der Zusammenhang der Arbeitszufriedenheit mit Verhaltensweisen der Vorgesetzten. Werte von 0,567 für die „Art und Weise, wie Vorgesetzte mit mir reden" und 0,581 „Lob von Vorgesetzten" verdeutlichen, daß der Grad der verbesserten Arbeitszufriedenheit offensichtlich nachhaltig durch die Art der Kommunikation und das Ausmaß der Anerkennung für die geleistete Arbeit beeinflußt wird. Diese im Vergleich zu allen anderen Ergebnissen absoluten stärksten Einflußfaktoren, insbesondere im Dienstleistungsbereich, werden durch eine als negativ aufgefaßte Kontrollfunktion der Vorgesetzten und durch die Wahrnehmung oder Ängste der Mitarbeiter, nicht genügend offen ihre Meinung äußern zu können, sowie durch einen unzureichenden Informationsfluß ergänzt.

Ein starker Zusammenhang ist ferner zu beobachten zwischen der Arbeitszufriedenheit und den Partizipations- und Gestaltungsmöglichkeiten am Arbeitsplatz. Auch hier zeigen sich die deutlichsten Zusammenhänge im Dienstleistungsbereich. Seinen Arbeitsplatz selbst gestalten sowie sich die Arbeitszeit selbst einteilen können bilden wieder dominante Bestimmungsfaktoren.

Man kann also zusammenfassen, daß die insgesamt gestiegene Arbeitszufriedenheit ganz wesentlich von der Zufriedenheit mit der sozialen Unterstützung und der Beziehung mit den Vorgesetzten sowie mit den Gestaltungsspielräumen am Arbeitsplatz geprägt wird. Damit wird aber auch deutlich, daß Verbesserungen der materiellen Arbeitsbedingungen wahrscheinlich nur vordergründig zum Erfolg führen. Letztendlich werden die Mitarbeiter wieder auf die ihrer Meinung nach (un-)befriedigenden sozialen Verhältnisse und Partizipartionsmöglichkeiten am Arbeitsplatz verweisen. Motivations- und damit auch produktivitätssteigernde Effekte werden ohne Beachtung dieser Faktoren nur schwer zu erreichen sein.

5.3.2.10. Zusammenfassung und Erkenntnisgewinn

- Die Ergebnisse der Mitarbeiterbefragung im Interventionsbereich zeigen zunächst deutlich, daß auch die nicht direkt beteiligten Mitarbeiter die Effekte des Gesundheitszirkels für ihre Arbeitssituation als positiv beurteilen und wahrnehmen. Gesundheitszirkel, d. h. eine Gruppe von ca. 10 Personen, so läßt sich die Zielerreichung zusammenfassend beschreiben, bewirken bei 50% bis 75% aller Beschäftigten positive Veränderungen hinsichtlich ihrer Belastungen, gesundheitlichen Beschwerden und ihrer Arbeitszufriedenheit.

- Die stärksten Verbesserungen betreffen die gesundheitsförderlichen und entlastenden Aspekte, die über eine rein subjektive persönlichkeits- und verhaltensbezogene Wirkung hinausgehen und auch für eine optimale Organisationsgestaltung und -entwicklung von hoher Relevanz sind. Hierzu rechnen zuerst die zahlreichen Facetten der sozialen Unterstützung und Beziehungen, wie z. B. die Beziehung zu den Vorgesetzten, mehr Transparenz, Verbesserungen bei der Kommunikation, Kooperation und beim Informationsfluß, und in zweiter Hinsicht verbesserte Möglichkeiten der Einflußnahme und des Handlungsspielraums am Arbeitsplatz.

- Aber auch materielle Gesichtspunkte der Arbeitssituation, wie Arbeitsgegenstände, Arbeitsmittel (insbesondere Schutzausrüstung) und Umgebungseinflüsse spielen zum Teil eine große Rolle bei den Belastungen und gesundheitlichen Beschwerden. Auch diese durch den Zirkel angestoßenen Optimierungsprozesse gehen in ihrer Wirkungsweise über persönliche und individuell bezogene Veränderungen und Entlastungen hinaus und betreffen die Organisation im Betrieb insgesamt. Das betriebliche Arbeitsschutzsystem erhält hier eine Unterstützung und wird optimiert.

- Die erzielten Verbesserungen der Arbeits- und Organisationsgestaltung stehen in einem deutlichen Zusammenhang zu den gesundheitlichen Beschwerden und der Arbeitszufriedenheit der befragten Mitarbeiter. Hinsichtlich der gesundheitlichen Beschwerden sind Zusammenhänge am ausgeprägtesten erkennbar zwischen Muskel- und Skelettbeschwerden und psychosomatischen Befindensstörungen einerseits und umgebungsbedingten und sozialen Arbeitsbelastungen andererseits. Besonders deutlich wird der Einfluß sozialer Bedingungen und Beziehungen auf die Arbeitszufriedenheit. Die Verhaltensweisen der Vorgesetzten (Lob, Kommunikation, Kontrolle) spielen hierfür die zentrale Rolle. Verbesserungen bei den genannten Faktoren lassen also mit hoher Wahrscheinlichkeit auch eine Verbesserung im Gesundheitszustand und beim Wohlbefinden der Beschäftigten sowie eine daraus resultierende erhöhte Leistungsfähigkeit und -bereitschaft erwarten.

Bei der branchendifferenzierten Auswertung fällt auf, daß die gezeigten Ergebnisse der Befragungen im Interventionsbereich für den Dienstleistungsbereich tendentiell im Widerspruch stehen zu den Ergebnissen der Zirkelbefragungen. Während insgesamt betrachtet die Zirkelteilnehmer aus dem Dienstleistungsbereich sowohl die Art und Weise der Arbeit des Gesundheitszirkels (struktur- und prozeßbezogene Aspekte) als auch die damit verbundenen Aspekte auf die Arbeitsgestaltung und Organisationsentwicklung (Ergebnisaspekte) im Vergleich zu den anderen untersuchten Branchen als sehr positiv beurteilen, bewerten die nicht direkt beteiligten Mitarbeiter die Auswirkungen der Zirkelarbeit für ihre Arbeitssituation vergleichsweise negativ. Mit anderen Worten, die unmittelbar beteiligten Mitarbeiter sehen einen wesentlich größeren Nutzen und Erfolg der Zirkelarbeit für sich als ihre Arbeitskollegen im Interventionsbereich.

Dieser Sachverhalt bedarf der Interpretation. Zunächst ist daran zu erinnern, daß die Themenschwerpunkte und Lösungsansätze im Dienstleistungsbereich vermehrt psycho soziale Bezüge zur Arbeitssituation aufweisen. Die Bearbeitung und Lösung dieser Faktoren, die im Kern auf das soziale Strukturen- und Beziehungsgeflecht auf gleicher und hierarchisch unterschiedlicher Ebene hinauslaufen, so läßt sich schlußfolgern, bewirken offensichtlich einen größeren Nutzen und Erfolg für die unmittelbar Beteiligten als für Außenstehende bzw. nur mittelbar Betroffene. Das Wirkungsfeld läßt sich für dieses Themen- und Belastungsspektrum anscheinend durch die unmittelbare Beteiligung von Beschäftigten an der Diskussion und den Lösungsprozessen im Zirkel beträchtlich erhöhen. Den Beteiligungsgrad an der Zirkelrunde dort zu erhöhen, wo es schwerpunktmäßig um die sozialen, zwischenmenschlichen Bedingungen der Arbeitssituation geht, läßt demnach eine wesentlich höhere Wirkungsreichweite erwarten.

Diese Interpretation der Ergebnisse wird dadurch gestützt, daß die Zusammenhänge zwischen dem sozialen Unterstützungs- und Beziehungsgeflecht mit allen gesundheitlichen Beschwerden und der Arbeitszufriedenheit im Dienstleistungsbereich wesentlich stärker ausgeprägt sind als in den beiden anderen Branchen, Verbesserungen der sozialen Aspekte aber nicht in dem Maße wie in den beiden anderen Branchen erzielt werden konnten.

Für die Chemieunternehmen kann umgekehrt festgestellt werden, daß die durch die Zirkelarbeit induzierten Arbeits- und Organisationsverbesserungen von den nicht direkt beteiligten Mitarbeitern im Interventionsbereich in stärkerem Maße als eine Entlastung empfunden werden als von ihren Kollegen im Zirkel. Hier spielen möglicherweise unterschiedliche Erwartungshaltungen und Erfahrungen gegenüber bzw. mit Gruppenarbeitskonzepten eine Rolle.

5.3.3. Ergebnisindikatoren auf Basis betrieblicher Unterlagen

Im betrieblichen Kontext werden die Effekte des Konzepts, wie generell von Gesundheitsförderungsmaßnahmen, in erster Linie mit der Produktivität in Verbindung gebracht. Dabei wird ein direkter Einfluß auf den betrieblichen Krankenstand postuliert. Es wird unternehmensseitig von der betrieblichen Gesundheitsförderung erwartet, insbesondere motivationsbedingte Krankenstandsanteile zu beeinflussen. Insgesamt wurden Krankenstandsdaten von fünf in die Untersuchung einbezogenen Unternehmen ausgewertet. Gewünscht und angefordert von uns wurden monatliche Daten vor, während und nach Durchführung des Projekts, insgesamt für einen 3-Jahres-Zeitraum. Nur wenige Datenreihen waren brauchbar, da sich im Zeitverlauf entweder die Bewertungsgrundlagen änderten (Angestellte, Gewerbliche getrennt oder zusammengefaßt), Werte fehlten (für 1 Jahr), nur Durchschnittswerte vorlagen oder Organisationsstrukturen sich veränderten. Mit anderen Worten: Die Verfügbarkeit betrieblicher Unterlagen zum Krankenstand gestaltete sich schwierig.

Auf die Schwierigkeiten, ob Krankenstandsänderungen in einem signifikanten Zusammenhang mit den Maßnahmen der Projekte stehen, wurde bereits hingewiesen (vgl. Kapitel 4.2.3.3.). Hierzu ein - geradezu idealtypisches - Beispiel aus dem uns vorliegenden Material:

Abb. 26:   Fehlzeiten in der Abteilung X

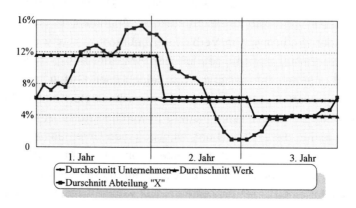

Beobachtet wurden die Fehlzeiten in einem Unternehmen in einem 3jährigen Zeitraum. Im 2. Jahr wurde ein Gesundheitszirkel in der Abteilung „X" durchgeführt. In diesem Zeitraum sank der Krankenstand der Abteilung „X" von einem vormals überdurchschnittlichen Wert - gemessen am Unternehmens- und Werksdurchschnitt - auf einen unterdurchschnittlichen Wert und stieg dann im Jahr nach dem Gesundheitszirkel wieder an. Die Frage, die hier zur Diskussion steht, lautet, ob die positive Veränderung des Krankenstands im Interventionsbereich eine gesicherte Zuschreibung zu den Maßnahmen des Gesundheitszirkels zuläßt. Zweifelsfrei interpretieren ließe sich dieser Wirkungsnachweis nur auf der Grundlage einer randomisierten Kontrollstudie (vgl. Kapitel 4.1.3.). Da deren Anforderungen jedoch in der betrieblichen Praxis kaum zu realisieren sind, müssen wir hier mit spekulativen Hypothesen vorliebnehmen, die wir allerdings dem Leser überlassen.

Evaluation eines integrierten Konzepts betrieblicher Gesundheitsförderung

Einen fundierteren Eindruck von der Wirkungsweise des Konzepts erhalten wir durch betriebliche Unterlagen eines beteiligten Unternehmens, in dem von 1992 bis 1996 insgesamt 6 Projekte mit Gesundheitszirkeln durchgeführt worden sind. Die betroffene Werks- und Betriebsleitung bewertete Daten zu folgenden Bereichen:

- Unfallgeschehen
- betriebliches Vorschlagswesen
- Fehlzeiten
- Vorschläge mit wirtschaftlicher Einzelbewertung.

Unfallzahlen

Eine konkrete Auswirkung der Gesundheitsförderungsmaßnahmen auf das Unfallgeschehen läßt sich nach Ansicht der Werksleitung nicht ermitteln. Die Unfallhäufigkeit konnte von 1992 bis 1997 auf niedrigem Niveau von $14,5 \pm 3$ Unfälle pro einer Million verfahrener Arbeitsstunden konstant gehalten werden.

Betriebliches Vorschlagswesen

Durch die Gesundheitszirkel konnte die Vorschlagshäufigkeit um ca. 10% gesteigert werden.

Tab. 65: Verbesserungsvorschläge von 1992 bis 1996

Jahr	Anzahl im Jahr	Anteil aus Gesundheitszirkel
1992	333	
1993	218	ca. 20
1994	474	ca. 50
1995	412	
1996	369	ca. 25
Gesamt	1.809	

Diese Tendenz konnte durch Betriebsunterlagen von 3 weiteren beteiligten Unternehmen bestätigt werden.

Fehlzeiten

Die Entwicklung der Fehlzeitenquote der Lohnempfänger ist im Werk seit Beginn der 90er Jahre deutlich rückläufig mit dem Ergebnis der Halbierung des Krankenstandes.

Abb. 27:   Entwicklung der Fehlzeitenquote Lohnempfänger

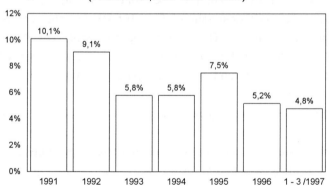

Kostenmäßig bedeutet die Senkung des Krankenstandes

- bei einem durchschnittlichen Jahresverdienst der gewerblichen Mitarbeiter pro Jahr von ca. 80.000 DM (inkl. 50% Lohnnebenkosten)
- bei einem Anteil von 75% mit Lohnfortzahlung innerhalb der gesamten Fehlzeitenquote

eine Reduzierung der Lohnfortzahlungskosten um ca. 3.000 DM pro Mitarbeiter und Jahr (ca. zwei Millionen gegenüber dem Jahr 1991).

Hierzu führt der Werksleiter aus: „Bezieht man neben dem direkten Nutzen den - unter anderem aus der Mitarbeiterbeteiligung und dem Umsetzen der Maßnahmen in andere Bereiche resultierenden - indirekten Nutzen mit ein, kann die vollzogene Senkung des Krankenstandes langfristig mit bis zu einem Drittel auf die Gesundheitszirkel zurückgeführt werden (......). Die betriebswirtschaftlichen Auswirkungen sind auch an den Ausschuß- und Zusatzfertigungskosten zu messen. Über die mitarbeiterorientierte Führung und die daraus resultierende erhöhte Motivation der Mitarbeiter sind die Einsparungen zu ca. 15% auf die Auswirkungen der Gesundheitszirkel zurückzuführen".

Vorschläge mit wirtschaftlicher Einzelbewertung

Die 156 Verbesserungsvorschläge aus den 6 Gesundheitszirkeln wurden in Analogie zu den Verfahrensregeln des betrieblichen Vorschlagswesens einer wirtschaftlichen Bewertung unterzogen. Es wurde aus Sicht der Werks- und Betriebsleitung abgeschätzt, welche Wirkungen die Verbesserungen entfalten:

- Unter dem Gesichtspunkt der Arbeitsbelastungen
- Unter Kosten/Nutzen Gesichtspunkten

Bewertet wurde, ob die Vorschläge die beiden Kriterien positiv, neutral oder negativ beeinflussen.

Abb. 28: *Bewertung von Verbesserungsvorschlägen nach Belastungsart*

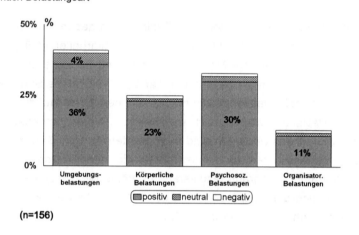

(n=156)

Die 156 Verbesserungsvorschläge wirken sich am stärksten auf die Verbesserung umgebungsbedingter (36%) und psycho sozialer Belastungen (30%) aus. Positive Wirkungspotentiale auf körperliche und organisatorische Belastungen werden den Vorschlägen dagegen in geringem Umfang beigemessen. Negative Auswirkungen werden nur 4 Vorschlägen zugeordnet. Dieses Ergebnis bestätigt bzw. sichert aus Sicht der Werks- und Betriebsleitung die Ergebnisse der Mitarbeiterbefragung. Gesundheitszirkel entwickeln Verbesserungsvorschläge, die sich bei Umsetzung in die Betriebspraxis positiv auf belastende Arbeitsaspekte und die Gesundheit der Betroffenen auswirken.

Die zweite Frage, die die Leitungsebene des in das Vorhaben einbezogenen Werkes in diesem Zusammenhang beantwortet, lautet, ob sich Verbesserungsvorschläge in betriebswirtschaftlicher Perspektive lohnen. Auskunft über die Bewertung der 156 Vorschläge nach diesem sogenannten „harten" Kriterium gibt die folgende Abbildung.

Abb. 29: Bewertung von Verbesserungsvorschlägen nach Kosten/Nutzen

Bewertung von Verbesserungsvorschlägen
nach Kosten/Nutzen

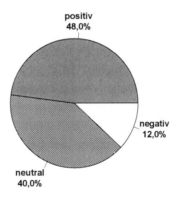

(n=156)

Unter Zugrundelegung der Kriterien des betrieblichen Vorschlagswesens besitzen knapp die Hälfte der 156 Vorschläge eine positive, 40% eine neutrale und nur 12% eine negative Kosten/Nutzen-Bilanz.

Auch wenn durch die Verschränkung einer Vielzahl von Maßnahmen im betrieblichen Alltag eine direkte Zuordnung der erzielten Verbesserungen im Einzelfall sehr schwierig ist, so zeigen die vorliegenden Zahlen und Einschätzungen der Werksleitung in der

Summe recht deutlich, daß Gesundheitszirkel unter ökonomischen Gesichtspunkten eine interessante Alternative, sowohl im Rahmen des betrieblichen Arbeits- und Gesundheitsschutzes als auch als Instrument der Personal- und Organisationsentwicklung darstellen.

6. Weiterentwicklungen

6.1. Weiterentwicklung der betrieblichen Gesundheitsberichterstattung

Durch die zeitgleiche Durchführung unseres Vorhabens und des Projekts „Neue Wege der Prävention arbeitsbedingter Erkrankungen" (vgl. Bellwinkel, Chruscz, Schumann, 1997) ergaben sich Synergieeffekte, die Neuerungen der betrieblichen Gesundheitsberichterstattung auf folgenden Gebieten ermöglichte:

- Die Auswertung mehrjähriger AU-Daten
- Eine differenzierte Diagnosenaggregation
- Die Darstellung zusätzlicher Kennziffern.

Die Betrachtung mehrjähriger AU-Daten erhöht die Validität der Analysen gerade kleinerer Einheiten, da einmalige und insofern eher untypische AU-Ereignisse ausgeglichen werden. Auffällige Ergebnisse, die aufgrund einer mehrjährigen Betrachtung ausgewiesen werden, sind sicherer zu interpretieren. Optional lassen sich darüber hinaus für einzelne größere Erkrankungsgruppen, z.B. für die Muskel- und Skeletterkrankungen, **AU-Verläufe** über den gesamten Untersuchungszeitraum in Form von personenbezogenen Chronifizierungen einzelner Krankheitsbilder verfolgen. Im Hinblick auf die Verhütung arbeitsbedingter Gesundheitsgefahren und Berufskrankheiten stellt dieses Vorgehen eine wichtige Weiterentwicklung der betrieblichen Gesundheitsberichterstattung dar. Dadurch wird es möglich, vorhandene Chronifizierungsprozesse in einzelnen Betriebseinheiten aufzudecken und der betrieblichen Prävention zugänglich zu machen.

Mit unserer üblicherweise verwandten Gliederung der Diagnosen nach den 17 Hauptgruppen der ICD/9 können die Zusammenhänge zwischen Krankheit und arbeitsbedingten Belastungen nicht ausreichend differenziert erfaßt werden. Ferner hat diese Unterteilung den Nachteil, daß einige Hauptgruppen beim AU-Geschehen kaum besetzt sind und daher keine Rolle spielen. Um sowohl dem AU-Geschehen in der betrieblichen Praxis Rechnung zu tragen, als auch den Bezug zur Arbeitswelt herzustellen, werden nur noch 8 Hauptgruppen getrennt ausgewiesen und die übrigen zusammengefaßt. Die 8 ausgewählten Hauptgruppen sind im einzelnen:

Muskel- und Skeletterkrankungen

- Gelenkerkrankungen (ICD/9 715 - 719)
- Rückenerkrankungen (ICD/9 722, 724)
- Erkrankungen des Nackens und der oberen Extremitäten (ICD/9 723,726 - 729)

Gelenkerkrankungen werden häufig durch repetitive körperliche Aktivitäten, Vibration und Verletzungen der Gelenke verursacht. Rückenerkrankungen beschreiben Krankheitsbilder, die sich vor allem auf den Lendenwirbelbereich beziehen und mit hebenden, tragenden Tätigkeiten und/oder Arbeiten mit Vibrationen im Zusammenhang stehen können. Erkrankungen des Nackens und der oberen Extremitäten können ihre Ursache in repetitiven Bewegungen, schwerem Heben und Tragen und lang anhaltenden Arbeitspositionen haben.

Atmungsorgane

- Erkältungskrankheiten (ICD/9 460 - 466, 472 - 474, 487)
- Chronische Atemwegserkrankungen (ICD/9 490 - 493)

Während Erkältungskrankheiten stark von klimatischen Einflüssen begünstigt werden, werden chronische Atemwegserkrankungen, wie z.B. Asthma und chronische Bronchitis, durch organische und anorganische Stäube, Chemikalien und Dämpfe beeinflußt.

Verdauungsorgane

- Geschwüre des Magens und des Zwölffingerdarms (ICD/9 532, 533, 535)
- Durchfallerkrankungen (ICD/9 009, 558)

Kreislauferkrankungen

- Ischämische Herzkrankheiten (ICD/9 410 - 414)
- Bluthochdruck (ICD/9 401)

Bluthochdruck wird in jüngerer Zeit als begünstigende Diagnose für Herzinfarkt und Schlaganfall, unter anderem in Folge hoher Lärmbelastungen diskutiert. Ferner ist bekannt, daß psychische Belastungen und Streß einen Einfluß auf das Erkrankungsgeschehen haben.

Psychiatrische Erkrankungen (ICD/9 290 - 319)

Psychiatrische Erkrankungen sind von der Fallzahl im AU-Geschehen als gering einzustufen. Sie spielen jedoch im Bereich der Langzeit-AU´en eine nicht geringe Rolle.

Nervensystem (ICD/9 320 - 389)

Krankheiten des Nervensystems und der Sinnesorgane umfassen Erkrankungen des zentralen Nervensystems ebenso wie Augenerkrankungen und Erkrankungen der Ohren.

Symptome und Affektionen (ICD79 780 - 799)

Unter Symptome und Affektionen sind Krankheitsbilder zu verstehen, die auf keinen klaren organischen Befund zurückgeführt werden können. Hier finden sich Kopfschmerzen, Schwindel und Bauchschmerzen sowie psychosomatische Befunde wieder.

Verletzungen (ICD/) 800 - 999)

Knochenbrüche, Quetschungen und Verrenkungen sowie Vergiftungen sind in dieser Gruppe zusammengefaßt. Ereignet sich die Verletzung während der Ausübung der beruflichen Tätigkeit, werden sie in der Untergruppe Arbeitsunfälle zusätzlich ausgewiesen.

Die in der bisherigen Form der betrieblichen Gesundheitsberichterstattung ermittelten Analyseergebnisse wurden um eine Reihe von wichtigen Kennziffern erweitert, die für die Interpretation des AU-Geschehens wichtige Hinweise liefern. Hierbei handelt es sich um folgende Angaben:

- Alters- und geschlechtsspezifische Standardisierung

Um den Einfluß der Altersstruktur und der Geschlechterproportion beim Vergleich des AU-Geschehens auszuschalten, wird eine indirekte Standardisierung vorgenommen. Auf Grundlage des AU-Geschehens auf Unternehmensebene werden Erwartungswerte für die Untereinheiten (Betrieb, Abteilung, Kostenstelle) kalkuliert. Die prozentuale Abweichung der beobachteten von den erwarteten Werten gibt Auskunft, ob und wieviel die beobachteten AU-Fälle bzw. AU-Tage der Untersuchungseinheit vom AU-Geschehen des Unternehmens abweichen, unter Berücksichtigung der jeweiligen Geschlechter- und Altersstruktur. Um die Sicherheit der Interpretation zu erhöhen, ist bei der Abweichung gleichzeitig angegeben, ob sie signifikant ist. Berechnet wird die Signifikanz mit dem Chi-Quadrat-Test.

- AU-Quote

Die AU-Quote oder X-Jahres-Prävalenz bezeichnet den Anteil der in einem untersuchten Zeitraum erkrankten Personen. Eine hohe AU-Quote gibt Auskunft über eine erhöhte Wahrscheinlichkeit, daß Arbeitsbedingungen eine Rolle spielen.

- Mehrfach-Arbeitsunfähigkeit

Erkrankt ein Mitarbeiter innerhalb eines Jahres mehr als einmal, wird er als Mehrfacherkrankter gezählt. Der Anteil der Mehrfacherkrankten an den Erkrankten ist ein Maß für den Gesundheitszustand im allgemeinen und dient gleichzeitig bezogen auf bestimmte Diagnosen als Chronifizierungsindex.

Evaluation eines integrierten Konzepts betrieblicher Gesundheitsförderung

- Kurzzeit-Arbeitsunfähigkeit

Der Anteil der Kurzzeit-AU`en bis einschließlich 5 Tagen bezeichnet den Anteil der Personen mit Kurzzeit-AU an allen erkrankten Personen. Darüber hinaus wird das Volumen der Kurzzeit-AU`en angegeben, das den Anteil der AU-Tage bis einschließlich 5 Tagen an den AU-Tagen insgesamt kennzeichnet.

- Langzeitarbeitsunfähigkeit

Unterschieden wird auch hier der Anteil der Langzeit-AU`en vom Volumen. Der Anteil der Langzeit-AU`en bezeichnet den Anteil der Personen mit einer Erkrankung von mehr als 42 Tagen an allen erkrankten Personen. Das Volumen gibt den Anteil der AU-Tage von mehr als 42 Tagen Dauer an den AU-Tagen insgesamt wieder.

- Krankenstand

Der Krankenstand gibt den durchschnittlichen Anteil erkrankter Mitarbeiter im Untersuchungszeitraum an. Er errechnet sich nach den absoluten AU-Tagen, dividiert durch 365 Tage multipliziert mit den Versichertenjahren.

Evaluation eines integrierten Konzepts betrieblicher Gesundheitsförderung

6.2. Weiterentwicklung der Gesundheitszirkel

Im vorliegenden Forschungsvorhaben wurde mit verschiedenen Varianten der Zirkelarbeit im Hinblick auf Anzahl, Takt, Dauer und Zusammensetzung der Sitzungen experimentiert. Im Vergleich zum „Standardzirkel" mit 6 - 8 ein bis eineinhalbstündigen Sitzungen im Abstand von 2 - 3 Wochen wurden folgende Veränderungen vorgenommen:

- Ein Gesundheitszirkel mit 5 Sitzungen à 1 ½ Stunden in wöchentlichen Intervallen.
- Ein Gesundheitszirkel mit 6 Abschnitten à 1½ Stunden an 2 Tagen (Kompaktzirkel).
- Ein Gesundheitszirkel mit 8 einstündigen Sitzungen, wobei nach der dritten Sitzung eine jeweils zweistündige getrennte Sitzung für Vorgesetzte und Mitarbeiter durchgeführt wurde.

Für die 3 Projekte läßt sich bilanzieren, daß die gesetzten Aufgaben von allen 3 Gesundheitszirkeln in **gleicher** Weise erfüllt wurden und mit den Ergebnissen des Standardzirkels vergleichbar sind:

- Jeder Gesundheitszirkel benannte eine große Zahl beanspruchender Arbeitssituationen, pro Zirkel waren es zwischen 30 - 50 Nennungen. Fast alle beanspruchenden Situationen lassen sich den jeweils vor Beginn der Zirkelarbeit durchgeführten Mitarbeiterbefragungen im Interventionsbereich bzw. deren Ergebnisse zuordnen. Dies belegt, daß auch bei diesen Projekten kollektive Belastungen thematisiert wurden, die auf übereinstimmenden Wahrnehmungen und Situationsdefinitionen der Beschäftigten beruhen.

- Die Gesundheitszirkel erarbeiteten für die konkretisierten Arbeitsbelastungen zahlreiche Änderungsvorschläge zur Verbesserung der Arbeitsbedingungen, in der Regel pro belastende Arbeitssituation **mindestens** ein Vorschlag. Die Zahl liegt hier insgesamt zwischen 40 - 50 Vorschlägen. Im Hinblick auf die Realisierbarkeit der Vorschläge lag der Schwerpunkt bei einer „kleinen" bis „mittleren" Reichweite, so daß ein halbes Jahr nach der Zirkelarbeit mindestens 50 % der Vorschläge entweder umgesetzt oder in Angriff genommen waren.

- Die Ergebnisse für die Prozeß- und Ergebnisevaluation weisen keine signifikanten Unterschiede zu denen der Standardgesundheitszirkel auf.

- Legt man diese Ergebnisse für eine Empfehlung zugrunde, so lassen sich keine Prioritäten für die eine oder andere Variante ableiten. Vielmehr kann der Schluß gezogen werden, daß Gesundheitszirkel je nach betrieblichen Gegebenheiten und Thematik im Hinblick auf Anzahl, Takt und Zusammensetzung der Sitzungen **flexibel** eingesetzt werden können.

Die Unterschiede der erprobten Varianten liegen im Detail bzw. besitzen eine qualitative Dimension, die sich durch die hier vorgenommenen quantitativen Auswertungen nur unzureichend erfassen läßt:

- Im Gegensatz zu Gesundheitszirkeln, deren Laufzeit über mehrere Wochen bzw. Monate geht, erfordert der „Kompaktzirkel" an zwei Tagen erhöhte Anforderungen an flankierenden Maßnahmen zur Vor- und Nachbereitung des Gesundheitszirkels. Dies betrifft vor allem die Arbeitsplatzbeobachtung, die Befragung, die Belegschaftsversammlung sowie zusätzlich anzuberaumende Gruppendiskussionen. Sie müssen besonders sorgfältig vorbereitet werden, da Fehler und/oder Wissenslücken im Zirkel nicht mehr auszubessern sind. Ferner ist davon auszugehen, daß an zwei aufeinanderfolgenden Tagen nicht in gleichem Maße eine Vertrauensbasis wie über eine Projektlaufzeit von mehreren Wochen und Monaten unter den Teilnehmern hergestellt werden kann. Diese Vertrauensbasis ist im Vorfeld des Gesundheitszirkels durch intensive Arbeitsplatzbeobachtungen und zusätzliche Gruppendiskussionen mit möglichst vielen Teilnehmern des Interventionsbereichs über den Zweck des Projekts- und Arbeitsbedingungen herzustellen.

- Während eine längere Projektlaufzeit förderlich für soziale Unterstützungs- und Kommunikationsprozesse außerhalb der Gesundheitszirkel ist und damit Organisations-Entwicklungseffekte erzielt werden können, ist dies bei einem „Kompaktzirkel" naturwüchsig nicht gegeben. Hier kann eine ähnliche Wirkung nur durch entsprechende Vor- und Nachbereitungsarbeiten, wie z.B. die angesprochenen Gruppendiskussionen oder mehrere Informationsveranstaltungen nach dem Gesundheitszirkel erreicht werden. Generell ist in diesem Punkt aber eher eine Schwäche des Kompaktzirkels zu sehen. Seine Stärke liegt wegen der in der Regel unterschiedlichen, betrieblichen Gegebenheiten in einer starken Erhöhung der Einsatzfähigkeit und in einer Optimierung von Aufwand und Ertrag.

- Bei einem „Kompaktzirkel" an zwei aufeinander folgenden Tagen ist eine Doppelmoderation unbedingt erforderlich. Die physische und psychische Belastung für den jeweils Moderierenden ist erheblich höher als beim „Normalen Zirkel". Der zweite Moderator kann sofort einspringen, wenn die Diskussion in eine

Evaluation eines integrierten Konzepts betrieblicher Gesundheitsförderung

unerwünschte Richtung geht. Auch hier ist zu beachten, daß Probleme in der Moderation aufgrund der zeitlichen Abfolge des Zirkels kaum mehr auszubügeln sind. Der zweite Moderator sollte deshalb sowohl Steuerungs- als auch Supervisions-Aufgaben übernehmen. Außerdem müssen teilweise zwischen laufenden Sitzungen nachfolgende Sitzungen vorbereitet werden (Erstellung von Arbeitsmaterialien etc.). Diese Sonderanforderungen gelten für die anderen im Forschungsvorhaben erprobten Varianten nicht. Hier kommt man in der Regel mit einer einfachen Moderation und einer Protokollführung aus.

- Ein Protokoll kann beim „Kompaktzirkel" nicht während der beiden Zirkeltage erstellt werden. Damit ist es auch nicht wie bei der intervallmäßigen Durchführung möglich - was in der Regel einen Vorteil für die Wirksamkeit des Gesundheitszirkels darstellt - das Thema Arbeitsbelastungen und Gesundheit über eine längere Zeit „am Kochen zu halten". Durch ihren Öffentlichkeitscharakter im Betrieb besitzen die Protokolle und die begleitende betriebsinterne Öffentlichkeitsarbeit eine unterstützende Funktion für den Gesundheitszirkel, die beim „Kompaktzirkel" wegfällt.

- Die Unterschiede zwischen Gesundheitszirkel mit wöchentlichen Intervallen sowie einer leicht verkürzten Sitzungsanzahl gegenüber Standardgesundheitszirkeln sind minimal. Der wöchentliche Rhythmus hat lediglich Auswirkungen auf das Protokoll. Aufgrund der verkürzten zeitlichen Ressourcen muß ein reines Ergebnisprotokoll ausreichen. So weit abzusehen ist, hatte die Verkürzung des Protokolls keine nachteiligen Auswirkungen. Auch die Unterschiede zum Standardzirkel durch die Verkürzung der Anzahl auf 5 Sitzungen sind nur geringfügig, unter der Voraussetzung daß für die Durchführung der ersten

Sitzung und der Abschlußsitzung genügend Zeit eingeräumt wird, weil hier der Gesprächsbedarf unter den Teilnehmern am höchsten ist.

- Ein wichtiger Unterschied ist demgegenüber bei einer veränderten Zusammensetzung des Gesundheitszirkels erkennbar. Eine derartige Vorgehenweise bietet sich unseres Erachtens immer dann an, wenn es vorrangig um psychosoziale Aspekte, Konfliktsituationen oder Verhaltensänderungen geht, z.B. um Probleme bei der Zusammenarbeit mit Vorgesetzten. Nach einer gemeinsamen Phase von ca. 2-3 Sitzungen, in der sich die Probleme herauskristallisieren, treffen sich Mitarbeiter und Vorgesetzte für 1-2 Sitzungen getrennt, um jeweils ihre Probleme mit der anderen Seite auszutauschen. Anschließend setzt man sich wieder gemeinsam zusammen, um die Sichtweisen bzw. Konfliktsituationen zu besprechen und Lösungsvorschläge zu erarbeiten.

7. Zusammenfassung und wichtigste Erkenntnisse

7.1. Zusammenfassung der Untersuchungsergebnisse

Aufgabe der vorliegenden Untersuchung war es, praxisorientierte Instrumente zur Evaluation des Konzepts Gesundheitsbericht und Gesundheitszirkel zu entwickeln, das Konzept zu evaluieren und weiterzuentwickeln.

Vor dem Hintergrund, daß der BKK BUNDESVERBAND als einer der größten Anbieter dieses Konzepts in Deutschland gilt und ca. 15-20 Projekte jährlich durchführt, wurde einer quantitativen, eher repräsentativen Ausrichtung der Analyse der Vorzug gegeben, zumal vorliegende Einzelfallstudien zu diesem Themenkomplex in qualitativer Perspektive bereits gute und gründliche Arbeit geleistet haben. Dieser Untersuchungsansatz erforderte schon aus forschungsökonomischen Gesichtspunkten die Entwicklung bzw. den Einsatz standardisierter Befragungsinstrumente, mit denen die interessierenden Informationen je Projekt im nachhinein, d. h. postfactum, erhoben wurden. Auf diese Weise gelang es, in dem relativ kurzen Untersuchungszeitraum von 3 Jahren, 41 Projekte aus 16 Unternehmen und 3 unterschiedlichen Branchen einzubeziehen. Damit entstand eine für den deutschsprachigen Raum einmalige Datengrundlage für die Evaluation betrieblicher Gesundheitsförderungsaktivitäten.

Für die Auswertung wurden zwei Befragungsgesamtheiten gebildet:

Evaluation eines integrierten Konzepts betrieblicher Gesundheitsförderung

- Die Gruppe der aktiven Projektteilnehmer (Zirkelteilnehmer) mit den Untergruppen Beschäftigte, Vorgesetzte und Arbeitsschutzexperten.
- Die Gruppe der nicht direkt beteiligten Mitarbeiter im Interventionsbereich.

Die Befragungsgesamtheit der Zirkelteilnehmer umfaßt 386 Befragte und die der Interventionsbereiche 2.244 Befragte. Den Auswertungen lagen die Annahmen zu Grunde, daß sich die Untergruppen des Gesundheitszirkels in ihren Beurteilungen zum Verfahren und zu den Ergebnissen unterscheiden, und daß es branchenspezifische Unterschiede gibt.

Die Ergebnisse wurden den Dimensionen der Struktur-, Prozeß- und Ergebnisevaluation zugeordnet. Ergebnisse zu den Struktur- und Prozeßaspekten wurden über die Befragungen der Zirkelteilnehmer gewonnen, ergänzt um qualitative Analysen aus fünf unter Repräsentativitätsgesichtspunkten ausgewählten Projekten. Demgegenüber dienen die Befragungsergebnisse der nicht direkt beteiligten Mitarbeiter in den Interventionsbereichen ausschließlich der Ergebnisevaluation.

Gesundheitsbericht und Gesundheitszirkel haben sich als einzielgerichtetes und ökonomisches Verfahren betrieblicher Gesundheitsförderung erwiesen. Der Gesundheitsbericht in Form der Arbeitsunfähigkeitsanalyse stellt ein zuverlässiges Instrument und eine wesentliche Erleichterung für die Initiierung von gesundheitsfördernden Maßnahmen im Betrieb dar. Die Zusammenhänge zwischen den Phasen des Konzepts, d.h. den Ergebnissen des Gesundheitsberichts, der Auswahl des Interventionsortes, der Mitarbeiterbefragung im Interventionsbereich, den Themenschwerpunkten und Lösungsansätzen im Zirkel bis hin zur Umsetzung der Verbesserungsvorschläge sind evident. Sie bauen aufeinander auf und führen methodisch kontrolliert zu einem positiven Ergebnis.

Mit Gesundheitszirkeln gelingt es, die aus Sicht der Mitarbeiter **prioritären Arbeitsbelastungen** zum Thema zu machen. In der Metall- und Chemieindustrie handelt es sich überwiegend um körperliche und um umgebungsbedingte Arbeitsbelastungen, im Dienstleistungsbereich dagegen mehrheitlich um psychosoziale und organisatorische Aspekte der Arbeitssituation. Entsprechend war die Verteilung der Verbesserungsvorschläge auf die gebildeten Belastungskategorien.

60% aller Verbesserungsvorschläge, im Schnitt 30 pro Projekt, sind ein halbes Jahr nach Beendigung der letzten Zirkelsitzung in die betriebliche Praxis umgesetzt worden. Im Dienstleistungsbereich besteht eine höhere Umsetzungsquote als in den beiden anderen Branchen, Verbesserungsvorschläge mit psychosozial und organisatorisch entlastendem Charakter werden eher umgesetzt als (aufwendigere) Vorschläge, die sich auf körperliche und umgebungsbedingte Arbeitsbelastungen beziehen.

Durch die Realisierung der Vorschläge ergeben sich positive Effekte sowohl für den Einzelnen als auch für die Organisation Betrieb insgesamt. Dies zeigen sowohl die Befragungsergebnisse der Zirkelteilnehmer als auch der nicht direkt beteiligten Mitarbeiter im Interventionsbereich. Bei 50% bis 75% aller Befragten im Interventionsbereich und bei der überwiegenden Mehrheit der Zirkelteilnehmer werden positive Veränderungen der Arbeitssituationen wahrgenommen. Bezogen auf sein Wirkungspotential erweist sich der Gesundheitszirkel als ein konkurrenzlos ökonomisches Instrument betrieblicher Gesundheitsförderung.

Die stärksten Verbesserungen werden bei den gesundheitsförderlichen und entlastenden Aspekten erzielt, die über eine rein subjektive persönlichkeits- und verhaltensbezogene Wirkungsweise hinausgehen und auch für eine optimale Organisationsgestaltung und -entwicklung von hoher Bedeutung sind. Hierzu rechnen insbesondere die Verbesserungen beim sozialen Beziehungs- und Strukturengeflecht, wie z.B. in der Kommunikationskultur zwischen verschiedenen Berufsgruppen und Hierarchien, sowie bei der Einflußnahme und dem Handlungsspielraum am Arbeitsplatz. Ebenso erhält das betriebliche Arbeitsschutzsystem durch Verbesserungen bei Arbeits- und Schutzmitteln und umgebungsbedingten Verhältnissen eine Unterstützung. Mit dem Konzept Gesundheitsbericht und Gesundheitszirkel werden ferner unmittelbar ökonomische Ziele der Betriebe erreicht bzw. unterstützt. Mehr Beschäftigte machen sich mehr Gedanken über Optimierungsmöglichkeiten für ihren Arbeitsplatz, sprechen mit ihren Kollegen und Vorgesetzten darüber und geben diese Gedanken zu einem großen Teil auch an das betriebliche Vorschlagswesen weiter.

Als ein weiterer Erfolg des Konzepts ist der positive Einfluß auf das Beschwerdeempfinden der Beschäftigten zu sehen. Die deutlichsten Verbesserungen werden hier bei den Herz-Kreislauf-Beschwerden, den Beschwerden des Muskel- und Skelettsystems und den psychosomatischen Befindensstörungen erreicht. Im Sinne des angenommenen Wirkungsmodells, d.h. dem um zusätzliche organisationsbezogene Dimensionen erweiterten Belastungs-Beanspruchungs-Konzepts, stehen die erreichten Verbesserungen bei den Arbeitsbelastungen in einem deutlichen Zusammenhang zu gesundheitlichen Beschwerden im Vorfeld von Krankheit. Auch die Arbeitszufriedenheit wird positiv beeinflußt. Auswirkungen auf die Leistungsfähigkeit der Mitarbeiter und die Produktivität der Organisation sind wahrscheinlich.

Bei einer Auswertung der Ergebnisse nach Branchen fällt auf, daß die Wirkungsreichweite von Gesundheitszirkeln mit überwiegend psycho sozialer und organisationsbezogener Thematik, wie in den Dienstleistungsbereichen (Krankenhäuser und Verwaltung) anders ausfällt als in der direkten Produktion der Metall- und Chemieindustrie. Während die Zirkelteilnehmer im Dienstleistungssektor die Projektergebnisse vergleichsweise sehr positiv beurteilen, sehen ihre Arbeitskollegen in den Interventionsbereichen umgekehrt eine vergleichsweise geringere Verbesserung ihrer Arbeitssituation als in den beiden anderen Branchen.

Insgesamt hat sich das Konzept Gesundheitsbericht und Gesundheitszirkel als von den Betroffenen akzeptiertes und geeignetes Verfahren erwiesen, persönlichkeits- und verhaltensbezogene ebenso wie organisationsbezogene gesundheitsförderliche Veränderungen in der Arbeitswelt zu entwickeln und umzusetzen. Das Konzept erweist sich als Gestaltungsalternative angewandter Organisationsentwicklung.

Weiterentwicklungen betrafen zusätzliche Auswertungsmöglichkeiten der Gesundheitsberichterstattung.

Durch die Auswertung mehrjähriger AU-Daten, einer differenzierteren, auf Arbeitsbedingungen bezogenen Diagnosenaggregation sowie durch Auswertung zusätzlicher Kennziffern wird die Validität der Analysen erhöht und die Hypothesenbildung über Zusammenhänge zwischen Arbeitsbedingungen und gesundheitlichen Faktoren geschärft.

7.2. Wichtigste Erkenntnisse

Es liegen bisher keine quantitativ ausgerichteten Wirkungsanalysen in dem vorgelegten Umfang aus gesundheitsförderlichen Projekten in der Bundesrepublik Deutschland vor. Deshalb sollen abschließend noch einmal einige Aspekte reflektiert und die wichtigsten Erkenntnisse aus dem empirischen Teil der Arbeit formuliert werden.

Verfahrensablauf

Die Arbeitsschritte **Analyse** (Gesundheitsbericht, Mitarbeiterbefragung), **Intervention** (Gesundheitszirkel) und **Auswertung** (Evaluation) erweisen sich als unverzichtbare Elemente für eine rationale und akzeptierte Gesundheitsförderung im Betrieb.

Die Berichterstattung über Erkankungshäufigkeiten und Arbeitsbedingungen, die daraus resultierenden Belastungen und gesundheitlichen Beschwerden stellen die inhaltliche und kommunikative Plattform für alle weiteren Aktivitäten der Gesundheitsförderung dar.

Die Gesundheitszirkel sammeln und diskutieren kaum Problemlagen oder entwickeln Verbesserungsvorschläge, die nicht auf die Analyseergebnisse rückführbar sind. Gesundheitsberichterstattung und Mitarbeiterbefragung zeigen sich insofern als zuverlässige Instrumente für die darauffolgende Intervention mit Gesundheitszirkeln.

Auch wenn in Betrieben bereits ein hohes Maß an „informellem" Wissen über Arbeit und Krankheit vorhanden ist, so leistet die Analyse in Form der Gesundheitsberichterstattung und Mitarbeiterbefragung doch einen wesentlichen Beitrag dazu, daß vermeintlich Bekanntes einen „offiziellen" Charakter bekommt und dadurch erst kommunikabel wird. Auf die Gesundheitsberichterstattung mit AU-Daten kann notfalls verzichtet werden, z. B. wenn die Interventionsbereiche bereits festgelegt oder keine AU-Daten verfügbar sind, keinesfalls aber auf die Mitarbeiterbefragung, auf die sich in solchen Fällen die gesamte Analyse konzentriert und besonders sorgfältiger Vorbereitungen bedarf.

Methoden und Instrumente

Für die Evaluation wurden zwei Expost-Befragungen, die der Zirkelteilnehmer (im Rahmen einer Gruppendiskussion) und die der nicht direkt beteiligten Mitarbeiter im Interventionsbereich als methodische Vorgehensweise gewählt. Zusätzlich sollten betriebliche Unterlagen zum Krankenstand und ökonomische Kennziffern - „harte Daten" - für die Evaluation herangezogen werden. Letzteres stieß auf Schwierigkeiten, und zwar in mehrfacher Hinsicht. Vielfach liegen die gewünschten Daten nicht oder nicht in einer für unsere Zwecke brauchbaren Form vor. Ein zweiter Gesichtspunkt ist, daß man sich nicht so gerne „in die Karten schauen läßt". Die Herausgabe interner Fakten und Zahlen stößt auf Unsicherheiten und Ängste. Mit Ausnahme eines Unternehmens wurden uns selbst im Rahmen des Forschungsvorhabens trotz Zusagen und Vereinbarungen seitens der Betriebe eher spärliche Informationen für die Auswertung zur Verfügung gestellt. Darüber hinaus - und diese Schwierigkeit ist noch gravierender - ergeben sich nicht unerhebliche methodische Probleme auf Grund der Zurechenbarkeit von Intervention und Wirkung bzw. der Isolierung von Interventionswirkungen. Der gleiche Grund spricht auch gegen einen „Vorher-Nachher-Vergleich", der ebenfalls im Rahmen der vorliegenden Untersuchung erprobt wurde. Dennoch zeigen die vorliegenden betrieblichen Unterlagen in der Summe, daß sich die Durchführung gesundheitsförderlicher Maßnahmen wie Gesundheitsbericht und Gesundheitszirkel nicht nur entlastend für die Mitarbeiter auswirken, sondern daß sie sich auch „rechnen". Aus Leitungssicht eines einbezogenen Unternehmens wird die Senkung des Krankenstandes über 5 Jahre mit bis zu einem Drittel auf die Gesundheitszirkel zurückgeführt. Auch lassen sich betriebswirtschaftliche Auswirkungen an den Ausschuß- und Zusatzfertigungskosten festmachen. Einsparungen zu ca. 15% werden auf die Auswirkungen der Gesundheitszirkel zurückgeführt. Insgesamt ist daher zu empfehlen, auf betriebliche Unterlagen, wenn sie leicht zugänglich sind, nicht zu verzichten. Den Wirkungsnachweis betrieblicher Gesundheitsförderungsprojekte aber ausschließlich auf betriebliche Dokumente und Analysen zu stützen, halten wir wegen der genannten Schwierigkeiten und Probleme für ungeeignet. Sie ergänzen die Befragungsergebnisse der Betroffenen, können sie aber keinesfalls ersetzen.

Die im Projekt entwickelten und angewandten Befragungsinstrumente zur Evaluation haben sich unserer Ansicht nach bewährt. Die Instrumente dienten in erster Linie der Erprobung der „praktischen" Einsatz- und Gebrauchsfähigkeit im Betrieb. Darüber hinaus sind sie auch für wissenschaftliche Fragestellungen nutzbar. Das Befragungsinstrument für die nicht direkt beteiligten Mitarbeiter im Interventionsbereich, das ausschließlich der Ergebnisevaluation dient, wurde seinerseits evaluiert. Es liefert zuverlässige, objektive und gültige Ergebnisse. Das Instrument zur Befragung der Zirkelteilnehmer wurde im Rahmen dieses Vorhabens - wenn auch in leicht veränderter Fassung - zum zweiten Mal nach dem Forschungsvorhaben „Intervention bei arbeitsbedingten Krankheiten" eingesetzt (vgl. Slesina, Beuels, Sochert, 1998). Auch hiermit konnten wichtige Erkenntnisse zur Qualitätssicherung und zur Optimierung des Konzepts gewonnen werden. Die Instrumente sind daher, und insbesondere auf Grund ihres problemlosen und unaufwendigen Einsatzes in mehr als 40 Projekten, uneingeschränkt für die betriebliche Routine geeignet.

Zusammensetzung des Gesundheitszirkels

Die Einrichtung von fachlich- und hierarchieübergreifend zusammengesetzten Gesundheitszirkeln hat sich als richtige und wichtige Vorgehensweise bewährt. Es zeigte sich, daß (nur) auf diesem Wege eine Verbesserung der sozialen Beziehungen, der Kommunikationskultur, der Kooperation und der Information in dem dargestellten Ausmaß zu erreichen ist.

Eine andere Frage ist, ob alle am Gesundheitszirkel Beteiligten in jeder Sitzung vertreten sein und mitarbeiten müssen. Bei dieser Frage ergeben sich durch die Befragungsergebnisse der Zirkelteilnehmer Hinweise, in bestimmten Fällen Ausnahmen von der Regel zu machen. Eine für Vorgesetzte und Beschäftigte getrennte Gestaltung der Zirkelarbeit für einen begrenzten Zeitraum (ca. 1-3 Sitzungen) hat folgende Argumente auf ihrer Seite: Eine meinungsoffene und konfliktfreie Gesprächsatmosphäre ist aus Sicht der Beschäftigten dann nicht immer vollständig gelungen, wenn konfliktbehaftete Themen aus dem psychosozialen Bereich, insbesondere der Umgang miteinander, auf der Tagesordnung stand. Hier kam es vereinzelt zu persönlichen Angriffen in und außerhalb der Zirkelsitzung. Offensichtlich scheint in diesen Fällen das gesonderte Lernen und Einüben im Umgang mit Konfliktsituationen erforderlich. Zunächst treffen sich Mitarbeiter und Vorgesetzte getrennt, um jeweils ihre Probleme mit der anderen Seite auszutauschen. Anschließend setzt man sich wieder gemeinsam zusammen, um die Sichtweisen und Konfliktsituationen zu besprechen und Lösungsvorschläge zu erarbeiten. Ein solches Vorgehen ist im Rahmen des Vorhabens erfolgreich erprobt worden.

Im Zusammenhang mit der Thematisierung und Aufarbeitung gesundheitlicher Beschwerden ist im Einzelfall ebenfalls in Erwägung zu ziehen, befristet Sitzungen ausschließlich mit Beschäftigten durchzuführen. Auch hier finden sich Hinweise in den Befragungsergebnissen der Zirkelteilnehmer, diese im ursprünglichen Düsseldorfer Modell erfolgreich praktizierte Vorgehensweise zu wählen.

Informationspolitik

Die Durchführung von Gesundheitsförderungsprojekten in Organisationen ist sowohl für die direkt Betroffenen als auch für die nur mittelbar beteiligten Mitarbeiter mit Unsicherheiten verbunden. Daher kommt einer rechtzeitigen und umfassenden Information aller Mitarbeiter eine besondere Bedeutung zu, um so die Akzeptanz der Maßnahme zu sichern.

Zu Beginn unserer Projekte wurden an geeigneten Stellen im Zirkelbereich Plakate und Informationsmaterialien ausgehängt, die auf das Projekt aufmerksam machen, und es wurde eine Informationsveranstaltung durchgeführt. Der Verlauf aller Sitzungen wurde in Form eines ausführlichen Protokolls festgehalten, dessen Kurzfassungen ebenfalls im Betrieb ausgehängt und ständig aktualisiert wurde. Die Mitarbeiter des Interventionsbereichs wurden aufgefordert, Anregungen für die Zirkelarbeit schriftlich auf dem

"Postweg" oder mündlich über ihre am Zirkel teilnehmenden Vertreter mitzuteilen.

Trotz dieser Bemühungen um einen durchlässigen, wechselseitigen Informations- und Kommunikationsprozeß zwischen Gesundheitszirkel und Arbeitsbereich ist in der vorliegenden Untersuchung bei 30% der nicht direkt beteiligten Mitarbeiter ein Informationsdefizit hinsichtlich der Themen und Vorschläge der Zirkelarbeit festgestellt worden. Gerade diese Mitarbeiter beurteilen die Auswirkungen des Projekts auf ihre Arbeitssituation, ihre gesundheitlichen Beschwerden und ihre Arbeitszufriedenheit signifikant negativer als ihre Kollegen mit guten Projektkenntnissen. Daraus folgt, daß eine qualitativ und quantitativ verbesserte Öffentlichkeitsarbeit mit sorgfältig vorbereiteten Inhalten und ansprechenden Medien die Akzeptanz und Wirkungsweise von Gesundheitsförderungsprojekten mit Gesundheitszirkeln bei den mittelbar Beteiligten erheblich zu steigern in der Lage ist.

Problembereich Dienstleistungen

Wesentliche Unterschiede zwischen den Branchen werden bei den Projekten des Dienstleistungsbereiches gegenüber den Projekten in den anderen Unternehmen deutlich. Während die Themenschwerpunkte in der Metall- und Chemieindustrie deutlich zugunsten körperlich und umgebungsbedingter Arbeitsaspekte ausfallen, ist im Dienstleistungssektor ein deutliches Übergewicht bei den psychosozialen Arbeitssituationen erkennbar. Die Schwierigkeiten bei der Bearbeitung von Problemen, die aus den sozialen Bedingungen der Arbeitswelt, besonders den Beziehungen zwischen Personen unterschiedlicher Hierarchiestufen, resultieren können, sind dargestellt worden. Natürlich spielten diese Schwierigkeiten im Dienstleistungsbereich ebenfalls eine Rolle. Nicht zuletzt konnten wir auch aus diesen Projekten Erkenntnisse für die beschriebenen Weiterentwicklungen gewinnen. Darüber hinaus fällt auf, daß die positiven Auswirkungen der umgesetzten Verbesserungsvorschläge im Dienstleistungsbereich deutlich hinter denen der anderen Branchen zurückbleiben. Verbesserungen zu den Arbeitsbelastungen, auch aus dem psycho sozialen Bereich, zu den gesundheitlichen Beschwerden und zur Arbeitszufriedenheit werden deutlich geringer von den mittelbar Betroffenen im Interventionsbereich wahrgenommen. Dies ist um so überraschender, bedenkt man, daß im Dienstleistungsbereich vergleichsweise mehr Vorschläge verwirklicht wurden als in den anderen Unternehmen, und daß die Zirkelteilnehmer die Arbeitsergebnisse des Gesundheitszirkels gegenüber den anderen Projekten vergleichsweise sehr positiv beurteilen. Mit anderen Worten, die Besprechung, Entwicklung und Umsetzung von Themen und Lösungsansätzen, die die Information, Kommunikationskultur, Kooperations- und Unterstützungsformen etc. betreffen, haben eine ausgesprochen **intensive** (positive) Wirkung auf die direkt mit den Problemen befaßten Teilnehmer. Demgegenüber ist die Wirkungs**reichweite**, meßbar durch die Beurteilung der mittelbar Beteiligten, weit weniger ausgeprägt und bleibt hinter den Projekten aus den anderen Branchen zurück.

Hieraus läßt sich die Empfehlung ableiten, in diesen Projekten künftig nicht nur die Informations- und Öffentlichkeitsarbeit zu intensivieren, sondern auch Zirkelformen (weiter) zu entwickeln, die eine höhere Beteiligungsrate im Interventionsbereich sicherstellen.

Moderation

Es ist deutlich geworden, daß den Moderatoren für den Erfolg der Projekte eine Schlüsselrolle zukommt. Hohe soziale und fachliche Kompetenz sowie eine absolute Neutralität sind für den Erfolg der Zirkelarbeit von großer Bedeutung. Vor diesem Hintergrund stellt sich die Frage, ob die Moderation von Gesundheitszirkeln durch Interne oder Externe erfolgen soll. Für einen internen Mitarbeiter spricht vor allem, daß dieser in der Regel die Organisation und die Abläufe im Unternehmen kennt. Er weiß, wer bei welchen Fragen anzusprechen ist, was im Unternehmen geht und was nicht.

Für die externe Moderation spricht, daß sich ein externer Mitarbeiter in der Regel unabhängiger bewegen kann, da er nicht in die Hierarchie des Unternehmens eingebunden ist. Grundsätzlich dürfte die Nutzung eines externen Moderators für das Unternehmen der flexiblere Weg sein, Gesundheitszirkel durchzuführen, da eigenes Personal nicht langfristig gebunden wird. Darüber hinaus wird dem externen Moderator in der Regel schneller die geforderte Neutralität zugeschrieben.

Wie man sich auch entscheidet, wichtig ist unseres Erachtens, daß auf Grund der Schlüsselstellung des Moderators für die betriebliche Gesundheitsförderung an diesem kostenintensiven Teilbereich des Konzepts nicht gespart wird. Es ist unbedingt anzuraten, daß der künftige Moderator sorgfältig ausgewählt wird und eine spezifische Ausbildung erhält. Im Rahmen dieses Vorhabens wurde hierzu ein Ausbildungskonzept entwickelt und beim BKK BUNDESVERBAND erprobt. Die Inhalte und Anforderungen für diese Ausbildung liegen bereits in veröffentlichter Form vor (vgl. Schröer, Sochert, Mitarbeit Krämer, 1997).

8. Literaturverzeichnis

Ackermann-Liebrich, U.; Gutzwiller, F.; Keil, U.; Kunze, M. (1986)
Epidemiologie. Lehrbuch für praktizierende Ärzte und Studenten, Wien.

Antoni, C.H. (1990)
Qualitätszirkel als Modell partizipativer Gruppenarbeit. Analyse der Möglichkeiten und Grenzen aus der Sicht der betroffenen Mitarbeiter, Bern.

Badura, B.; Müller, B.; Münch, E. (1994)
Gesundheitsförderung in der Arbeitswelt. In: Westermayer, G.; Bähr, B. (Hrsg.): Betriebliche Gesundheitszirkel, S. 3-9, Göttingen.

Bellwinkel, M. (1994)
Gesundheitsbericht und Gesundheitszirkel - Ein innovatives Instrumentarium zur gezielten betrieblichen Gesundheitsförderung. In: Arbeitsmedizin Sozialmedizin Umweltmedizin, 29. Jahrg., Heft 4, S. 182-186.

Bellwinkel, M.; Schröer, A.; Sochert, R.; Georg, A. (1993)
Modellvorhaben Krankenkassen und Betriebsmedizindaten - ihre Verwendung für die Gesundheitsvorsorge und den betrieblichen Gesundheitsschutz, Essen/Dortmund.

Bellwinkel, M.; Stein, M. (1996)
Qualitätssicherung in der Gesundheitsförderung - Anforderungsprofil für den Moderator im Gesundheitszirkel - In: Die Betriebskrankenkasse, Heft 7, S. 342-346.

Bellwinkel, M.; Chruscz, D.; Schumann, J. (1997)
Neue Wege der Prävention arbeitsbedingter Erkrankungen. Eine integrierte Analyse von Sozialversicherungs- und Betriebsdaten, Essen/Bremerhaven.

Bengel, J.; Koch, U. (1988)
Evaluationsforschung im Gesundheitswesen. In: Koch, U.; Lucius-Höhne, G.; Stegie, R. (Hrsg.): Handbuch der Rehabilitationspsychologie, S. 321-347, Berlin.

Bielig, H.; Klauk, J.B.; Pauwels, A.; Ridder, T.; Willsch, W. (1994)
Gesundheitszirkel als Teil einer ganzheitlichen Strategie zur Gesundheitsförderung im Betrieb. In: Westermayer, G.; Bähr, B. (Hrsg.): Betriebliche Gesundheitszirkel, S. 100-112, Göttingen.

Bortz, J. (1984)
Lehrbuch der empirischen Forschung für Sozialwissenschaftler, Berlin.

Bortz, J. (1989)
Statistik für Sozialwissenschaftler. Berlin, Heidelberg.

Bortz, J., Döring, N. (1995)
Forschungsmethoden und Evaluation für Sozialwissenschaftler. Berlin, Heidelberg.

Brandenburg, U. (1990)
Streßprävention durch betriebliche Gesundheitszirkel. In: Personalführung 7, S. 442-448.

Brandenburg, U. (1991)
Gesundheitszirkel im Betrieb. Konzept - Ziele - Erfahrungen. ErgoMed 15, S. 158-163.

Brandenburg, U. (1991a)
Gesundheitszirkel in der Volkswagen AG - Konzept und Erfahrungen. In: Schröer, A.; Sochert, R., Stuppardt, R. (Hrsg.): Gesundheitsberichterstattung und Gesundheitszirkel, Dokumentation eines Expertenworkshops, S. 73-86, Essen: Eigendruck.

Brandenburg, U. (1992)
Gesundheitsförderung im Betrieb durch Gesundheitszirkel - Konzept und Erfahrungen der Volkswagen AG. In: Bundeszentrale für gesundheitliche Aufklärung (Hrsg.): Gesundheitsförderung in der Arbeitswelt. Konferenzbericht, S. 66-68, Tauberbischofsheim.

Brandenburg, U. (1994)
Gesundheitsförderungskreise bei Volkswagen. In: Westermayer, G.; Bähr, B. (Hrsg.): Betriebliche Gesundheitszirkel, S. 80-86, Göttingen.

Brandenburg, U. (1994a)
Primärprävention mit arbeitsplatzbezogenen Gesundheitszirkeln. Erfahrungen im Rahmen einer Pilotstudie mit unteren Vorgesetzten. In: Westermayer, G.; Bähr, B. (Hrsg.): Betriebliche Gesundheitszirkel., S. 115-122, Göttingen.

Brosius, G.; Brosius F. (1995)
SPSS. Base System und Professional Statistics: Bonn, Albany u.a., International Thomson Publishing.

Bundesvereinigung für Gesundheitserziehung e. V. (Hrsg.) (1991)
Praxisnahe Evaluation gesundheitsfördernder Maßnahmen, Bonn.

Bungard, W. (1991)
Qualitätszirkel: Ein soziotechnisches Instrument auf dem Prüfstand, Ludwigshafen.

Bungard, W. (Hrsg.) (1992)
Qualitätszirkel in der Arbeitswelt. Ziele, Erfahrungen, Probleme, Göttingen.

BZgA & WHO (Hrsg.) (1989)
Gesundheitsförderung in der Arbeitswelt, Berlin/Heidelberg/New York.

Czock, H.; Göbel, E.; Guthke, B.; Lintow, W.; Panke, M.; Wolff, J. (Hrsg) (1994)
Gesundheitszirkel in der betrieblichen Gesundheitsförderung. Man lebt nur einmal! Berlin.

Daldrup-Gerschner, P. (1995)
Evaluation der Gesundheitszirkelaktivitäten der Adam Opel AG. Diplomarbeit an der UNI Gesamthochschule Duisburg.

Deppe, J. (1990)
Quality Circle und Lernstatt. Ein integrativer Ansatz, 2. Auflage, Wiesbaden.

Dreppenstedt, I. (1996)
Zur Problematik der Evaluation von Gesundheitszirkeln. Am Beispiel des konkreten Gesundheitszirkels einer BKK. Diplomarbeit an der UNI Bielefeld, Fakultät für Gesundheitswissenschaften.

Eissing, G. (1991)
Fehlzeiten im Betrieb. Betriebliche Ursachenanalyse und Maßnahmen, In: Angewandte Arbeitswissenschaft, Nr. 130, S. 44-104.

Ferber, v., Chr. (1994)
Gesundheitsförderung durch Krankenkassen, In: Die Betriebskrankenkasse, Heft 1, S. 22-27.

Ferber, v., Chr. (1994a)
Fehlzeiten und Krankenstand - Forschungsansätze und offene Probleme. In: Arbeit. Zeitschrift für Arbeitsforschung, Arbeitsgestaltung und Arbeitspolitik, Heft 1, S. 40-46.

Evaluation eines integrierten Konzepts betrieblicher Gesundheitsförderung

Ferber, v., Chr. (1994b)
Erkenntnisfortschritte in der Arbeits- und Streßforschung seit Beginn des HdA - Programms. In: Arbeit. Zeitschrift für Arbeitsforschung, Arbeitsgestaltung und Arbeitspolitik, Heft 2, S. 173-183.

Ferber, v., Chr.; Ferber, v., L. (1991)
Gesundheitszirkel - eine Strategie zur Gesundheitsförderung am Arbeitsplatz. In: Sozialer Fortschritt 12, S. 293-298.

Ferber, v., Chr.; Slesina, W.; Renner, A.; Schröer, A. (1987)
Arbeitsbedingte Erkrankungen in zwei Stahlwerken. In: v. Ferber, Chr. (Hrsg.): Gesundheitsselbsthilfe und Professionelle Dienstleistungen, S. 198-230, Berlin.

Ferber, v., L.; Slesina, W. (1981)
Integriertes Verfahren zur Analyse arbeitsbedingter Krankheiten. In: Zeitschrift für Arbeitsforschung, Arbeitsgestaltung und Arbeitspolitik, Heft 2, S. 112-123.

Ferber, v., L.; Slesina, W. (1983)
Betriebliche Mikroepidemiologie arbeitsbedingter Erkrankungen. In: Deppe, H.-U.; Gerhardt, U.; Nowak, P. (Hrsg): Medizinische Soziologie, Jahrgang 3, S. 105-131.

Fittkau-Garthe, H.; Fittkau, B.; (1971)
Fragebogen zur Vorgesetzten - Verhaltensbeschreibung, (FWB); Göttingen.

Flathmann, H.; Friczewski, F.; Limberg, J. (1994)
Gesundheitszirkel im Lüneburger Eisenwerk. In: Westermayer, G.; Bähr, B. (Hrsg.): Betriebliche Gesundheitszirkel, S. 150-156. Göttingen.

Friczewski, F. (1994)
Gesundheitszirkel als Organisations- und Personalentwicklung: „Der Berliner Ansatz". In: Westermayer, G.; Bähr, B. (Hrsg.), Betriebliche Gesundheitszirkel, S. 14-24, Göttingen.

Friczewski, F. (1994a)
Das Volkswagen-Gesundheitszirkelprojekt. In: Westermayer, G.; Bähr, B. (Hrsg.): Betriebliche Gesundheitszirkel, S. 123-127, Göttingen.

Friczewski, F.; Jenewein, R.; Lieneke, A.; Schiwon, L.; Westermayer, G.; Brandenburg, U. (1990)
Primärprävention mit arbeitsplatzbezogenen Gesundheitszirkeln. In: Brandenburg, U. et al. (Hrsg.): Prävention im Betrieb, S. 107-119, München.

Friczewski, F.; Jenewein, R.; Westermayer, G. (1990)
Betriebliche Gesundheitszirkel. Forschungsbericht an das BMFT, Berlin.

Friczewski, F.; Flathmann, H.;Görres, H.-J. (1994)
Arbeit mit Gesundheitszirkeln in den Projekten des AOK-Landesverbandes Niedersachsen. In: Westermayer, G.; Bähr, B. (Hrsg.): Betriebliche Gesundheitszirkel, S. 72-79, Göttingen.

Friczewski, F.; Görres, H.-J. (1994)
Gesundheitsförderung in der Arbeitswelt, bei ITT TEVES, Werk Gifhorn. Ein Modellprojekt des AOK-Landesverbandes Niedersachsen. In: Westermayer, G.; Bähr, B. (Hrsg.): Betriebliche Gesundheitszirkel, S. 157-166, Göttingen.

gegengift (1990)
Hamburger Heft für Arbeit & Gesundheit, Nr. 14, April 1990 (Schwerpunktheft zu betrieblichen Gesundheitszirkeln).

Hauß, F. (1991)
Vom Arbeitsschutz zur betrieblichen Gesundheitspolitik - Eine denkbare Entwicklung. In: Elkeles, T.; Niehoff, J.-U.; Rosenbrock, R.; Schneider, F. (Hrsg.): Prävention und Prophylaxe. Theorie und Praxis eines gesundheitspolitischen Grundmotivs in zwei deutschen Staaten 1949-1990. Berlin.

Industriegewerkschaft Metall (Hrsg.) (1995)
Gesundheit schützen und fördern. Eine Handlungshilfe für die betriebliche Gesundheitspolitik, Frankfurt/Main.

Johannes, D. (1993)
Qualitätszirkel, Gesundheitszirkel und andere Problemlösegruppen. Eine vergleichende Darstellung der verschiedenen Konzepte. Amtliche Mitteilungen der Bundesanstalt für Arbeitsschutz, Sonderdruck, Dortmund.

Johannes, D. (1994)
Gesundheitszirkel - ein Instrument der betrieblichen Gesundheitsförderung. Evaluation eines Gesundheitszirkels in einer heilpädagogischen Einrichtung. Diplomarbeit an der UNI Bremen, Studiengang Psychologie - Schwerpunkt Arbeits- und Organisationspsychologie.

Klauk, J.B.; Ridder, T. (1994)
Erfahrungen mit der Durchführung von Gesundheitszirkeln bei der Hoesch Rothe Erde AG. In: Westermayer, G.; Bähr, B. (Hrsg.): Betriebliche Gesundheitszirkel, S. 128-133, Göttingen.

Krämer, K. (1996)
Wirkungsanalyse von Gesundheitszirkeln - Ein Instrument des Arbeits- und Gesundheitsschutzes. Diplomarbeit an der Ruhr-UNI-Bochum, Fakultät für Sozialwissenschaften.

Kuhn, K.; (1990)
Betriebliche Gesundheitsförderung. Stand und Perspektiven. In: Brandenburg, U.; Kollmeier, H.; Kuhn, K.; Marschall, B.; Oehlke, P. (Hrsg.) Prävention und Gesundheitsförderung im Betrieb. Erfolge - Defizite - künftige Strategien, Tagungsbericht 51 der Bundesanstalt für Arbeitsschutz, S. 18-29, Dortmund.

Kunzmann, E. M. (1991)
Zirkelarbeit. Evaluation von Kleingruppen in der Praxis, München.

Landau, K. (Hrsg.) (1996)
Rechnergestützte Belastungsanalyse von Arbeitsplätzen. Bad Urach: Institut für Arbeitsorganisation e.V.

Lazarus, R. S.; Launier R. (1981)
Streßbezogene Transaktion zwischen Person und Umwelt. In: Nitsch J. R.: Streß, S. 213-259, Bern/Stuttgart/Wien.

Lienert, G. A. (1989)
Testaufbau und Testanalyse, 4. Auflage, München.

Looss, W. (1992)
Erkenntnisse der Organisationsentwicklung bei der Realisierung betrieblicher Gesundheitsförderung. In: Zeitschrift für Präventivmedizin und Gesundheitsförderung, Heft 4, S. 91-98.

Mohammadi, J. H.; Zieciak, D. (1996)
Evaluation des Gesundheitszirkels in der Stadtreinigung Hamburg. Projektarbeit an der Hochschule für Wirtschaft und Politik, Sozialökonomischer Studiengang „Strukturwandel des Arbeitsschutzes".

Müller, K.-W. (1994)
Gesundheitszirkel bei Opel Bochum. In: Westermayer, G.; Bähr, B. (Hrsg.): Betriebliche Gesundheitszirkel, S. 144-149, Göttingen.

Müller, R. (1985)
Arbeitsbedingte Erkrankungen. In: Bundesanstalt für Arbeitsschutz (Hrsg.): Handbuch zur Humanisierung der Arbeit, S. 53-74, Bremerhaven.

Müller, R. u. a. (1982)
Fehlzeiten und Diagnose der Arbeitsunfähigkeitsfälle von neuen Berufen. Auswertung von Arbeitsunfähigkeitsmeldungen einer Ortskrankenkasse. Vervielfältigtes Manuskript, UNI Bremen.

Müller, R.; Dehne, A. (1996)
Stand der betrieblichen Gesundheitsförderung in der Gesetzlichen Krankenversicherung Niedersachsen. Untersuchung an der UNI Bremen, Zentrum für Sozialpolitik, Bremen.

Müller, B.; Münch, E.; Badura, B. (1997)
Gesundheitsförderliche Organisationsgestaltung im Krankenhaus, Weinheim und München.

Neuberger, O.; Allerbeck, M. (1978)
Messung und Analyse von Arbeitszufriedenheit, Bern.

Nitsch, J. R. (Hrsg.) (1981)
Streß, Bern/Stuttgart/Wien.

Ochs, P.; Petrenz, J.; Reindl, J. (1996)
Handbuch zur arbeitsnahen Gesundheitsförderung im Betrieb, Saarbrücken.

Priester, K. (1996)
Betriebliche Gesundheitsförderung und Gesundheitszirkel. Erfahrungen - Probleme - Lösungen. In: Arbeitsrecht im Betrieb, Heft 6, S. 227-240.

Ritter, A. (1992)
Partizipative Sicherheitsarbeit - Moderierte Sicherheitsbesprechung und spezielle Sicherheitsgruppen, 3. Personalforum Dortmund.

Ritter, A.; Zink, K.J. (Hrsg.) (1992)
Gruppenorientierte Ansätze zur Förderung der Arbeitssicherheit - Konzepte und erste praktische Erfahrungen mit Sicherheitszirkeln und anderen Kleingruppenformen, Berlin.

Ritter, W. (1994)
Gesundheitszirkel und Mitarbeiterpartizipation im betrieblichen Arbeits- und Gesundheitsschutz. Ein Gesundheitszirkelprojekt des Bundesverbandes der Betriebskrankenkassen als Fallbeispiel. Diplomarbeit an der UNI Bielefeld, Fakultät für Soziologie.

Rohmert, W.; Landau, K. (1979)
Das Arbeitswissenschaftliche Erhebungsverfahren zur Tätigkeitsanalyse (AET), Bern.

Rohmert, W. (1984)
Das Belastungs-Beanspruchungs-Konzept. In: Zeitschrift für Arbeitswissenschaft, 38. Jg. (10 NF), S. 193-200.

Rossi, P. H.; Freeman, H. E.; Hofmann, G. (1988)
Programm-Evaluation: Einführung in die Methoden angewandter Sozialforschung, Stuttgart.

Satzer, R.; Sturmfels, A. (1994)
Gesundheitszirkel und betriebliche Gesundheitsgruppen. Betriebliche Erfahrungen - Praxisberichte - Konzepte - Widersprüche, Frankfurt/Main.

Schnell, R.; Hill P. B.; Esser E. (1993)
Methoden der empirischen Sozialforschung, München, Wien.

Schröer, A. (1990)
Soziologie des Arbeitsschutzes. In: Sozialer Fortschritt, Heft 10, S. 233-236.

Schröer, A. (1990a)
Soziologie und menschengerechte Arbeitsplatzgestaltung - eine wissenssoziologische Untersuchung des Arbeitsschutzes. Dissertation an der UNI Bochum, Fakultät für Sozialwissenschaften.

Schröer, A. (1992)
Gesundheitszirkel, BKK 7/92, S. 404-411.

Schröer, A.; Sochert, R. (1990)
Betrieblicher Gesundheitsbericht und Gesundheitszirkel - ein integriertes Verfahren der Gesundheitsförderung für die betriebliche Krankenversicherung. In: Die Betriebskrankenkasse 78, S. 236-244.

Schröer, A.; Sochert, R.; Stuppardt, R. (Hrsg.) (1991)
Gesundheitsberichterstattung und Gesundheitszirkel, Essen.

Schröer, A.; Zängl, P.; Sochert, R. (1993)
Forschungsvorhaben Evaluation von Gesundheitsberichten und Gesundheitszirkeln, Abschlußbericht Vorstudie, Essen.

Schröer, A.; Zängl, P.; Sochert, R. (1994)
Forschungsvorhaben Evaluation von Gesundheitsberichten und Gesundheitszirkeln. 1. Zwischenbericht, Essen.

Schröer, A.; Sochert, R. (1994)
Betriebliche Gesundheitsberichterstattung - Erfahrungen und Perspektiven aus Forschung und Praxis. In: Zeitschrift für Präventivmedizin und Gesundheitsförderung. Band 6, Heft 2, 39-47.

Schröer, A.; Sochert, R. (1994)
Gesundheitsförderung durch Gesundheitszirkel - Das Konzept des BKK BV. In: Westermayer, G.; Bähr, B.: (Hrsg.): Betriebliche Gesundheitszirkel, S. 62-71, Göttingen.

Schröer, A.; Sochert, R.; Rhode, M.; Berger, J. (1995)
Forschungsvorhaben Evaluation von Gesundheitsberichten und Gesundheitszirkeln. 2. Zwischenbericht, Essen.

Schröer, A.; Sochert, R. (1996)
Betriebliche Gesundheitsförderung durch Gesundheitszirkel. Ein geeignetes Instrument zur Senkung des Krankenstandes? In: Marr, R. (Hrsg): Absentismus. Der schleichende Verlust an Wettbewerbspotential, S. 133-148, Göttingen.

Schröer, A.; Sochert, R. Mitarbeit Krämer, K. (1997)
Der Moderator im Gesundheitszirkel. Aufgaben, Anforderungen und Qualifikationen. Sonderausgabe Amtliche Mitteilungen 1/97 der Bundesanstalt für Arbeitsschutz und Arbeitsmedizin, Dortmund.

Schröer, A.; Sochert, R. (1997)
Gesundheitszirkel im Betrieb. Modell und praktische Durchführung, Wiesbaden.

Schwartz, F. W. (1992)
Schwerpunkte einer Evaluation im Gesundheitswesen. In: Brennecke, R. (Hrsg): Sozialmedizinische Ansätze der Evaluation im Gesundheitswesen, Bd. I, S. 9-25, Berlin.

Slesina, W. (1987)
Arbeitsbedingte Erkrankungen und Arbeitsanalyse, Stuttgart.

Slesina, W. (1987a)
Gesundheitszirkel - eine präventive Strategie in Betrieben. In: Drogalkohol 11, S. 203-222.

Slesina, W. (1990)
Betriebliche Gesundheitszirkel - Beitrag zur Weiterentwicklung des betrieblichen Arbeitsschutzes. In: Bundesarbeitsgemeinschaft für Arbeitssicherheit (Hrsg.): Auf einen Blick - A+A 89, Düsseldorf, S. 275-286.

Slesina, W. (1990a)
Gesundheitszirkel - Ein neues Verfahren zur Verhütung arbeitsbedingter Erkrankungen. In: Brandenburg, U. et al. (Hrsg.): Prävention und Gesundheitsförderung im Betrieb, S. 315-328, Dortmund.

Slesina, W. (1991)
Zur Messung wahrgenommener Arbeitsbelastungen und gesundheitlicher Beschwerden. In: Wittenberg, R. (Hrsg.): Person-Situation-Institution-Kultur, S. 339-358, Berlin.

Slesina, W. (1992)
Gesundheitszirkel. In: forum arbeit 1, S. 26-27.

Slesina, W. (1992a)
Arbeit und Krankheit, In Schuller, A.; Hein, N.; Halusa, G. (Hrsg): Medizinsoziologie. Ein Studienbuch, S. 152-159, Köln.

Slesina, W. (1994)
Gesundheitszirkel - Der „Düsseldorfer Ansatz". In: Westermayer, G.; Bähr, B. (Hrsg): Betriebliche Gesundheitszirkel, S. 25-34, Göttingen.

Slesina, W. (1994a)
Evaluation von Gesundheitszirkeln. In: Sochert, R.; Schröer, A.: Betriebliche Gesundheitszirkel auf dem Weg zur Qualitätssicherung. Dokumentation eines Experten-Workshops am 26.06.1994 in Essen. Essen, S. 36-47.

Slesina, W.; Schröer, A.; Ferber, v., Chr. (1988)
Soziologie und menschengerechte Arbeitsgestaltung. In: Soziale Welt, Jahrgang 39, S. 205-223.

Slesina, W.; Ferber, v., Chr.(1989)
Das integrierte Belastungs- und Beanspruchungskonzept - eine Herausforderung an die Soziologie, zur gesundheitsgerechten Arbeitsgestaltung beizutragen. In: Zeitschrift für Arbeitswissenschaft, Heft 1, 16-22.

Slesina, W.; Lorenz, I.; Beuels, F.; Sochert, R. (1990)
Gesundheitszirkel im Dienste der gesundheitsgerechten Arbeitsgestaltung. In: Brandenburg, U. et al. (Hrsg.): Prävention im Betrieb, S. 120-133. München.

Slesina, W. ; Beuels, F. R.; Lorenz, I. (1992)
Zur Evaluation eines Modellvorhabens mit Gesundheitszirkeln zur gesundheitsgerechten Arbeitsgestaltung. In: Brennecke, R. (Hrsg.): Sozialmedizinische Ansätze der Evaluation im Gesundheitswesen. Band 1: Grundlagen und Versorgungsforschung, S. 349-356. Berlin, Heidelberg, New York, Tokyo.

Slesina, W.; Broeckmann, M. (1992)
Gesundheitszirkel zur Verstärkung des Gesundheitsschutzes im Betrieb. In: Zeitschrift für Arbeitsforschung, Arbeitsgestaltung und Arbeitspolitik, Heft 2, S. 166-186.

Slesina, W.; Beuels, F.-R.; Sochert, R. (1998)
Betriebliche Gesundheitsförderung. Entwicklung und Evaluation von Gesundheitszirkeln zur Prävention arbeitsbedingter Erkrankungen, Weinheim und München.

Sochert, R. (1993)
Gesundheitsberichterstattung und Gesundheitszirkel. Das Gesundheitsförderungskonzept des Bundesverbandes der Betriebskrankenkassen. In: Ergomed, S. 88-91.

Sochert, R.; Beuels, F.-R. (1988)
Arbeit mit Gesundheitszirkeln. Ergebnisse einer betrieblichen Intervention. In: Medizinsoziologie 1, S. 52-62.

Sochert, R.; Schröer, A. (1994)
Betriebliche Gesundheitszirkel. Dokumentation eines Experten-Workshops, Essen.

Söllner, Chr. (1993)
Gesundheitszirkel - ein partizipativer Weg betrieblicher Gesundheitsförderung. Diplomarbeit an der UNI Bielefeld, Fakultät für Gesundheitswissenschaften.

Stein, M. (1995)
Betriebliche Gesundheitsberichterstattung. In: Prävention 2, S. 38-41.

Weiss, C. H. (1974)
Evaluierungsforschung, Opladen.

Westermayer, G./ Liebing, U. (1992)
Evaluation betrieblicher Gesundheitszirkel. In: Brennecke, R. (Hrsg.): Sozialmedizinische Ansätze der Evaluation im Gesundheitswesen. Band 1: Grundlagen und Versorgungsforschung, S. 341-348. Berlin, Heidelberg, New York, Tokyo.

Westermayer, G.; Bähr, B. (1994)
Betriebliche Gesundheitszirkel, Göttingen.

WHO (1986)
Ottawa-Charta Ziele zur „Gesundheit für alle" - Die Gesundheitspolitik für Europa. Aktualisierte Zusammenfassung, Regionalbüro für Europa, Kopenhagen.

Wottawa, H.; Thierau, H. (1990)
Lehrbuch Evaluation, Bern, Stuttgart.

Zink, K. J.; Ritter, A. (1992)
Mit Qualitätszirkeln zu mehr Arbeitssicherheit. Praxisbeispiele für die erfolgreiche Verknüpfung von Humanisierung und Wirtschaftlichkeit, Wiesbaden.

Anhang 1

Fragebogen für Zirkelteilnehmer

Fragebogen zur Auswertung der Zirkelarbeit

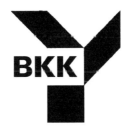

Zusammensetzung des Gesundheitszirkels

1) Wie beurteilen Sie die Anzahl der teilnehmenden Personen?

Meister	❏ zu viel	❏ gerade richtig	❏ zu wenig
Betriebsrat	❏ zu viel	❏ gerade richtig	❏ zu wenig
Sicherheitsfachkraft	❏ zu viel	❏ gerade richtig	❏ zu wenig
Betriebsarzt	❏ zu viel	❏ gerade richtig	❏ zu wenig
Betriebsleiter	❏ zu viel	❏ gerade richtig	❏ zu wenig
Beschäftigte	❏ zu viel	❏ gerade richtig	❏ zu wenig

2) Welche weiteren Personen bzw. Abteilungen hätten an der Zirkelarbeit mitwirken sollen?

Arbeitsbelastungen und Verbesserungsvorschläge

1) Wurden aus Ihrer Sicht die wichtigen Arbeitsbelastungen benannt?

❏ ja, alle   ❏ ja, viele   ❏ nein, nur wenige

2) Konnten Sie in der Diskussion Ihre eigenen Verbesserungsüberlegungen einbringen?

❏ ja   ❏ nein   ❏ teils/teils

3) War die Anwesenheit von Vorgesetzten und Experten bei der Diskussion von Arbeitsbelastungen und der Entwicklung von Verbesserungsvorschlägen nützlich?

❏ ja   ❏ nein

4) Hat man während der normalen Arbeitszeit genügend Gelegenheit, sich über Arbeitsprobleme zu unterhalten?

❏ ja   ❏ nein

5) Kam man gemeinsam in der Gruppe leichter auf Änderungsideen, als wenn man allein überlegt hätte?

❏ ja   ❏ nein

Ergebnisse der Zirkelarbeit

1) Wurde Ihres Erachtens eine hinreichende Anzahl an Änderungsvorschlägen erarbeitet?

❏ ja   ❏ nein

2) Wenn man einmal die verwirklichten Verbesserungsvorschläge betrachtet:

Haben sich dadurch einzelne Arbeitsbelastungen für Ihren Arbeitsplatz verbessert?

❏ ja ❏ nein

3) Wie beurteilen Sie die Umsetzungschancen für die noch nicht umgesetzten Änderungsvorschläge?

❏ sehr hoch ❏ hoch ❏ teils/teils
❏ weniger gut ❏ gering

4) Wurden aus Ihrer Sicht, speziell für Ihren Arbeitsbereich, wichtige Änderungsvorschläge genannt?

❏ ja ❏ nein

5) Wie beurteilen Ihre Kollegen das Ergebnis der Zirkelarbeit?

❏ sehr positiv ❏ positiv ❏ teils/teils
❏ negativ

Gesundheitliche Beschwerden

1) Wurde Ihrer Meinung nach im Zirkel genug über die gesundheitlichen Auswirkungen von Arbeitsbelastungen gesprochen?

❏ ja ❏ nein

2) War es in den Zirkelsitzungen möglich, offen über gesundheitliche Beschwerden zu sprechen?

❏ ja ❏ nein

3) Ist es für Sie schwierig, Zusammenhänge zwischen Arbeitsbedingungen und gesundheitlichen Beschwerden zu erkennen oder zum Thema zu machen?

❏ ja ❏ nein

Nur Vorgesetzte/Experten

4) Konnten aus Ihrer Sicht die Beschäftigten Zusammenhänge zwischen Arbeitsbelastungen und gesundheitlichen Beschwerden herstellen?

❏ ja ❏ nein

Regeln der Zusammenarbeit

1) Wurden die Regeln der Zusammenarbeit im Zirkel eingehalten bzw. welche Regeln wurden gut, welche weniger gut eingehalten?

❏ ja ❏ nein

2) Hatten Sie das Gefühl, im Gesundheitszirkel alles sagen und sich unbefangen äußern zu können?

❏ ja ❏ teils/teils ❏ nein

3) Fühlten Sie sich mitunter im Zirkel von anderen Teilnehmern angegriffen?

☐ nie ☐ manchmal ☐ öfter

Nur Beschäftigte
4) Die Regeln hatten den Zweck, Sie vor Nachteilen zu schützen. Glauben Sie, daß die Regeln ihren Zweck erfüllt haben?

☐ ja ☐ nein

Nur Beschäftigte
5) Ergaben sich durch die Zirkelarbeit für Sie persönliche bzw. berufliche Nachteile, d.h. wurden Sie z.B. an Ihrem Arbeitsplatz außerhalb der Zirkelsitzungen wegen Äußerungen im Zirkel angegriffen?

☐ ja ☐ nein

Moderation

1) Verfügte die Moderatorin über hinreichende Kompetenzen für die Moderation von Gesundheitszirkeln?

☐ ja ☐ nein

2) Ist die Moderatorin hinreichend auf Ihre Hinweise eingegangen?

☐ ja ☐ nein

3) War die Gesprächsleitung ausgewogen bzw. neutral?

☐ ja ☐ nein

Abschließende Beurteilung der Zirkelarbeit

1) Haben Sie auch außerhalb der Zirkelarbeit mit Kollegen, Vorgesetzten, Mitarbeitern, Betriebsrat oder Arbeitsschutzexperten über die Arbeit im Gesundheitszirkel gesprochen?

☐ ja ☐ nein

2) Nehmen Sie Probleme bei der Arbeit jetzt, nach der Zirkelarbeit, eher wahr und sprechen mit Kollegen, Vorgesetzten Mitarbeiter oder Experten eher darüber?

☐ ja ☐ nein

Nur Beschäftigte
3) Machen Sie jetzt häufiger Verbesserungsvorschläge?

☐ ja ☐ nein

Nur Vorgesetzte/Experten
3a) Bemerken Sie jetzt, nach der Zirkelarbeit, daß Mitarbeiter häufiger Verbesserungsvorschläge machen?

☐ ja ☐ nein

Nur Beschäftigte
4) Nehmen die Vorgesetzten Ihre Probleme bei der Arbeit jetzt, nach dem Gesundheitszirkel, eher wahr als vorher und sprechen mit Ihnen darüber?

☐ ja ☐ nein

Nur Vorgesetzte/Experten
4a) Kann die Zirkelarbeit die Tätigkeit der Vorgesetzten/Experten unterstützen?

☐ ja ☐ nein

Nur Beschäftigte
5) Wird Ihre Arbeit durch Vorgesetzte jetzt, nach der Zirkelarbeit, mehr anerkannt?

❏ ja ❏ nein

Nur Vorgesetzte/Experten
5a) Brachte die Zirkelarbeit für die Vorgesetzten/Experten zusätzliche Arbeit und Probleme mit sich?

❏ ja ❏ nein

Nur Beschäftigte
6) Hat sich das Verhältnis zu Ihrem Vorgesetzten verbessert?

❏ ja ❏ nein

Nur Vorgesetzte/Experten
6a) Hat sich das Verhältnis zu den Mitarbeitern verbessert?

❏ ja ❏ nein

Nur Beschäftigte
7) Hat sich das Verhältnis zu Ihren Kollegen verbessert?

❏ ja ❏ nein

8) Hat sich das Betriebsklima verbessert?

❏ ja ❏ nein

9) Sollte man eine solche Zirkelarbeit öfter oder regelmäßig im Werk durchführen?

❏ ja ❏ nein

In welchen Abständen: _____

_____

10) Wie beurteilen Sie die zeitliche Dauer von 1 Stunde pro Sitzung?

❏ zu kurz ❏ gerade richtig ❏ zu lang

11) Reichten die 8 Sitzungen zeitlich aus?

❏ ja ❏ nein

12) Sind Sie mit dem Gesamtergebnis der Zirkelarbeit zufrieden?

❏ ja ❏ nein ❏ teils/teils

13) Was hätte besser laufen können?

_____
_____
_____
_____
_____

Evaluation eines integrierten Konzepts betrieblicher Gesundheitsförderung

Anhang 2

Fragebogen für Mitarbeiter im Interventionsbereich

Fragebogen

zur Arbeit des Gesundheitszirkels

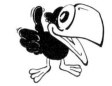

Sehr geehrte(r) MitarbeiterIn,

Vor einigen Monaten haben wir in Ihrem Arbeitsbereich einen Gesundheitszirkel durchgeführt. Wir möchten uns nochmals bei allen daran Beteiligten bedanken. In den Sitzungen haben die Teilnehmer eine Vielzahl von Vorschlägen erarbeitet, die zum Abschluß der Zirkel den „Entscheidungsträgern" vorgestellt wurden. Mit diesem Fragebogen möchten wir herausfinden, ob der Gesundheitszirkel für Sie Verbesserungen gebracht hat und ob Sie mit der Arbeit des Gesundheitszirkels zufrieden waren.

Zusammensetzung des Gesundheitszirkels

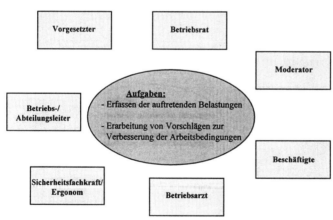

Wichtig: Die Befragung ist anonym. Geben Sie also keinen Namen an.

Vielen Dank für Ihre Mitarbeit

Angaben zu Ihrer Person und Ihrem Arbeitsbereich

Ihr Alter:
- ○ < 20
- ○ 20 - 29
- ○ 30 - 39
- ○ 40 - 49
- ○ 50 - 59
- ○ > 60

Ihr Geschlecht:
- ○ weiblich
- ○ männlich

Ihr Arbeitsbereich:
- ○ A
- ○ B
- ○ C
- ○ Sonstige

Haben Sie an den Sitzungen des Gesundheitszirkels teilgenommen?
- ○ ja
- ○ nein

Im Gesundheitszirkel wurden Verbesserungsvorschläge erarbeitet.

Kennen Sie diese Vorschläge?
- ○ ja
- ○ teils-teils
- ○ nein

Wie beurteilen Sie die Vorschläge?
- ○ Die Vorschläge sind gut und lassen sich auch umsetzen.
- ○ Die Vorschläge sind gut, vieles wird sich erst langfristig realisieren lassen.
- ○ Die Vorschläge sind gut, aufgrund der wirtschaftlichen Situation wird sich jedoch das Meiste zur Zeit nicht realisieren lassen.
- ○ Die Vorschläge sind unrealistisch und nicht zu verwirklichen.

Wie schätzen Sie die bisherige Umsetzung der Verbesserungsvorschläge ein?
- ○ Bisher wurde vieles verändert.
- ○ Die wichtigsten Vorschläge wurden realisiert.
- ○ Nur wenig Vorschläge wurden realisiert.
- ○ Es hat sich nichts verändert.

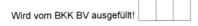

Bitte geben Sie an, ob sich folgende Belastungen an Ihrem Arbeitsplatz verbessert haben.

Arbeitstätigkeit

Besser wurde:	stark	teils-teils	gering	keine Verbesserung
schwere körperliche Arbeit	○	○	○	○
Über-Kopf-Arbeit	○	○	○	○
häufiges Bücken	○	○	○	○
die immer gleiche Tätigkeit	○	○	○	○
ständiges Stehen / Sitzen	○	○	○	○
die immer gleiche Bewegung	○	○	○	○
Streß/Termindruck	○	○	○	○
schnelle Entscheidungen treffen	○	○	○	○
Bildschirmarbeit	○	○	○	○
Monotonie	○	○	○	○
Kontroll-/Prüfaufgaben	○	○	○	○

Alles in allem: Meine Zufriedenheit mit der **Arbeitstätigkeit** insgesamt ist gestiegen:	trifft zu	teils-teils	trifft nicht zu
	○	○	○

Umgebungsbedingungen

Besser wurde:	stark	teils-teils	gering	keine Verbesserung
die Einrichtung des Arbeitsplatzes	○	○	○	○
die Bewegungsfreiheit	○	○	○	○
Wärme / Hitze	○	○	○	○
Kälte	○	○	○	○
Zugluft	○	○	○	○
Arbeit im Freien (bei schlechter Witterung)	○	○	○	○
feuchte Luft	○	○	○	○
trockene Luft	○	○	○	○
Lärm: von Maschinen	○	○	○	○
von fallenden Gegenständen	○	○	○	○
von der Arbeit der Kollegen	○	○	○	○

Draft

Wird vom BKK BV ausgefüllt!

Besser wurde: Beleuchtung:	stark	teils-teils	gering	keine Verbesserung
zu dunkel für die Arbeit	○	○	○	○
stark reflektierende Flächen	○	○	○	○
Vibrationen / Erschütterung:				
in den Händen / Armen	○	○	○	○
im Körper	○	○	○	○
Luftbelastung:				
Stäube / Gase / Dämpfe / Rauch	○	○	○	○

Alles in allem: Meine Zufriedenheit mit den **Umgebungsbedingungen** insgesamt ist gestiegen:	trifft zu	teils-teils	trifft nicht zu
	○	○	○

Arbeitsmittel

Besser wurde:	stark	teils-teils	gering	keine Verbesserung
Schwere der Arbeitsgegenstände	○	○	○	○
eingesetzte Werkstoffe	○	○	○	○
fehlendes oder schlechtes Werkzeug	○	○	○	○
fehlende oder schlechte Schutzausrüstung	○	○	○	○

Alles in allem: Meine Zufriedenheit mit den **Arbeitsmitteln** insgesamt ist gestiegen:	trifft zu	teils-teils	trifft nicht zu
	○	○	○

Probleme an Ihrem Arbeitsplatz

Besser wurde:	stark	teils-teils	gering	keine Verbesserung
die Möglichkeit, die Meinung zu sagen	○	○	○	○
die innerbetriebliche Information	○	○	○	○
bei Problemen mit Kolleginnen / Kollegen zu reden	○	○	○	○
bei Problemen meinen Vorgesetzten zu fragen	○	○	○	○
bei Problemen Experten zu fragen	○	○	○	○
Lob vom Vorgesetzten	○	○	○	○
Lob von Kolleginnen/Kollegen	○	○	○	○
Unterstützung vom Vorgesetzten	○	○	○	○
Unterstützung von Kolleginnen/Kollegen	○	○	○	○

Wird vom BKK BV ausgefüllt!

	trifft zu	teils-teils	trifft nicht zu
Alles in allem: Meine Zufriedenheit mit der **Unterstützung und Anerkennung** bei meiner Arbeit ist gestiegen:	O	O	O

Beziehung zum Vorgesetzten

Besser wurde:	stark	teils-teils	gering	keine Verbesserung
das Kontrolliert werden durch Vorgesetzte	O	O	O	O
wie Vorgesetzte mit mir reden	O	O	O	O
die Rücksicht auf persönliche Dinge	O	O	O	O
die Verständlichkeit der Arbeitsanweisungen	O	O	O	O

	trifft zu	teils-teils	trifft nicht zu
Alles in allem: Meine Zufriedenheit mit meinem **direkten Vorgesetzten** ist gestiegen:	O	O	O

Beziehung zu Kolleginnen und Kollegen

Besser wurde:	stark	teils-teils	gering	keine Verbesserung
die Unterstützung bei der Arbeit	O	O	O	O
die Arbeit im Team	O	O	O	O
die Isolation während der Arbeit	O	O	O	O

	trifft zu	teils-teils	trifft nicht zu
Alles in allem: Meine Zufriedenheit mit meinen **Arbeitskollegen** ist gestiegen:	O	O	O

Verantwortung / Einflußnahme

Besser wurde die Verantwortung für:	stark	teils-teils	gering	keine Verbesserung
die Sicherheit und Gesundheit anderer	O	O	O	O
die eigene Sicherheit und Gesundheit	O	O	O	O
die Maschinen und das Material	O	O	O	O
die Kunden (die Qualität der Arbeit)	O	O	O	O
Besser wurde die Möglichkeit,				
die Arbeitszeit selber einzuteilen	O	O	O	O
die Arbeitsschritte selbt zu planen	O	O	O	O
meine Arbeit selber zu prüfen	O	O	O	O
meinen Arbeitsplatz selbst zu gestalten	O	O	O	O
Ideen oder Vorschläge einzubringen	O	O	O	O

Draft Wird vom BKK BV ausgefüllt!

	stark	teils-teils	gering	keine Verbesserung
Besser wurde die Abhängigkeit:				
vom Arbeitstakt der Maschinen	○	○	○	○
vom Arbeitstakt der Kolleginnen/Kollegen	○	○	○	○

	trifft zu	teils-teils	trifft nicht zu
Alles in allem: Meine Zufriedenheit mit den Möglichkeiten zur **Einflußnahme** ist gestiegen:	○	○	○

Gesundheitliche Beschwerden

Folgende Beschwerden haben sich im Zusammenhang mit der Arbeit nach dem Gesundheitszirkel verbessert:	stark	teils-teils	gering	keine Verbesserung
Nackenschmerzen	○	○	○	○
Schulterschmerzen	○	○	○	○
Kreuzschmerzen	○	○	○	○
Schmerzen in den Armen oder Händen	○	○	○	○
Schmerzen in den Beinen oder Füßen	○	○	○	○
geschwollene, steife oder schmerzende Gelenke	○	○	○	○
Taubheitgefühl in den Händen oder Füßen (Kribbeln, Einschlafen)	○	○	○	○
Flimmern oder Schwarzwerden vor den Augen	○	○	○	○
Kurzatmigkeit	○	○	○	○
Herzklopfen, Herzjagen, Herzstolpern	○	○	○	○
Stiche, Schmerzen oder Ziehen in der Brust	○	○	○	○
Nieren oder Blasenbeschwerden	○	○	○	○
Magen- oder Bauchschmerzen	○	○	○	○
Kopfschmerzen	○	○	○	○
Plötzliche Schweißausbrüche	○	○	○	○
Müdigkeit oder Zerschlagenheit	○	○	○	○
Gereiztheit, Genervt-Sein	○	○	○	○
Schwindel, Gleichgewichtsstörungen	○	○	○	○
Appetitlosigkeit; Gewichtsschwankungen	○	○	○	○

Draft Wird vom BKK BV ausgefüllt!

Gesundheitliche Beschwerden

	stark	teils-teils	gering	keine Verbesserung
Innere Unruhe, Nervosität	○	○	○	○
Schlafstörungen	○	○	○	○
Atembeschwerden (Atemnot, Hustenreiz)	○	○	○	○
Erkältungskrankheiten	○	○	○	○
Nasenbluten	○	○	○	○
Augenbrennen	○	○	○	○
Hautreizungen/-veränderungen/-jucken	○	○	○	○

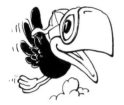

Nochmals vielen Dank für das Ausfüllen des Fragebogens!

Anhang 3

Ergebnisse der Befragung der Zirkelteilnehmer

Befragung der Zirkelteilnehmer

Items	Ausprägung	Beschäftigte BRANCHE Metall		Chemie		Dienstleist.		Gesamt		Arbeitsschutzexperten BRANCHE Metall		Chemie		Dienstleist.		Gesamt	
		n	%	n	%	n	%	n	%	n	%	n	%	n	%	n	%
Anz. Vorgesetzte	zu viel	10	7,5%	5	13,9%	1	3,6%	16	8,1%			1	6,7%			1	1,2%
	gerade richtig	108	81,2%	26	72,2%	26	92,9%	160	81,2%	54	91,5%	13	86,7%	4	57,1%	71	87,7%
	zu wenig	15	11,3%	5	13,9%	1	3,6%	21	10,7%	5	8,5%	1	6,7%	3	42,9%	9	11,1%
Anz. Betriebsrat	zu viel	2	1,5%					2	1,0%	1	1,6%					1	1,2%
	gerade richtig	114	85,1%	32	91,4%	24	85,7%	170	86,3%	58	95,1%	14	100,0%	6	75,0%	78	94,0%
	zu wenig	18	13,4%	3	8,6%	4	14,3%	25	12,7%	2	3,3%			2	25,0%	4	4,8%
Anz. Betriebsarzt	zu viel	2	1,5%			1	3,6%	3	1,5%	1	1,6%					1	1,2%
	gerade richtig	121	90,3%	34	94,4%	21	75,0%	176	88,9%	60	96,8%	14	100,0%	7	100,0%	81	97,6%
	zu wenig	11	8,2%	2	5,6%	6	21,4%	19	9,6%	1	1,6%					1	1,2%
Anz. Sicherheitsfachkraft	zu viel			1	2,8%			1	,5%	1	1,6%					1	1,2%
	gerade richtig	114	86,4%	33	91,7%	20	80,0%	167	86,5%	58	93,5%	14	100,0%	7	100,0%	79	95,2%
	zu wenig	18	13,6%	2	5,6%	5	20,0%	25	13,0%	3	4,8%					3	3,6%
Anz. Betriebsleiter	zu viel	8	6,1%	3	8,1%			11	5,6%								
	gerade richtig	111	84,1%	28	75,7%	27	96,4%	166	84,3%	51	82,3%	14	93,3%	5	71,4%	70	83,3%
	zu wenig	13	9,8%	6	16,2%	1	3,6%	20	10,2%	11	17,7%	1	6,7%	2	28,6%	14	16,7%
Anz. Beschäftigte	zu viel	2	1,5%					2	1,0%								
	gerade richtig	81	62,3%	16	47,1%	22	81,5%	119	62,3%	45	72,6%	7	53,8%	3	42,9%	55	67,1%
	zu wenig	47	36,2%	18	52,9%	5	18,5%	70	36,6%	17	27,4%	6	46,2%	4	57,1%	27	32,9%
	ja alle	41	30,6%	7	17,9%	12	42,9%	60	29,9%	14	23,0%	5	31,3%	1	12,5%	20	23,5%
	ja, viele	86	64,2%	30	76,9%	15	53,6%	131	65,2%	47	77,0%	10	62,5%	7	87,5%	64	75,3%
wichtige Belastungen genannt	nein, nur wenige	7	5,2%	2	5,1%	1	3,6%	10	5,0%			1	6,3%			1	1,2%
eigene Überlegungen einbringen	ja	93	68,9%	28	68,3%	21	80,8%	142	70,3%	44	77,2%	11	73,3%	8	100,0%	63	78,8%
	nein	2	1,5%	1	2,4%			3	1,5%	2	3,5%					2	2,5%
	teils/teils	40	29,6%	12	29,3%	5	19,2%	57	28,2%	11	19,3%	4	26,7%			15	18,8%
Anwes. v. Vorg. und Exp. nützlich	ja	115	90,6%	33	84,6%	25	96,2%	173	90,1%	49	98,0%	3	100,0%	7	87,5%	59	96,7%
	nein	12	9,4%	6	15,4%	1	3,8%	19	9,9%	1	2,0%			1	12,5%	2	3,3%
Arbeitsbelast. der Beschäft.zustimmen	ja									32	86,5%	6	46,2%	6	100,0%	44	78,6%
	nein									5	13,5%	7	53,8%			12	21,4%
Unterhaltung während Arbeitszeit	ja	71	56,3%	31	75,6%	15	62,5%	117	61,3%	29	60,4%	12	100,0%	3	37,5%	44	64,7%
	nein	55	43,7%	10	24,4%	9	37,5%	74	38,7%	19	39,6%			5	62,5%	24	35,3%
In Gruppe leichter Ideen	ja	116	94,3%	6	100,0%	17	89,5%	139	93,9%	49	98,0%	3	100,0%	7	87,5%	59	96,7%
	nein	7	5,7%			2	10,5%	9	6,1%	1	2,0%			1	12,5%	2	3,3%
hinreichende Anzahl Änd.vorschläge	ja	112	83,6%	34	82,9%	26	100,0%	172	85,6%	54	90,0%	14	93,3%	8	100,0%	76	91,6%
	nein	22	16,4%	7	17,1%			29	14,4%	6	10,0%	1	6,7%			7	8,4%

Befragung der Zirkelteilnehmer

Items	Ausprägung	Vorgesetzte BRANCHE Metall n	%	Chemie n	%	Dienstleist. n	%	Gesamt n	%	Gesamt BRANCHE Metall n	%	Chemie n	%	Dienstleist. n	%	Gesamt n	%
Anz. Vorgesetzte	zu viel	2	3,0%	2	15,4%			4	4,7%	12	4,6%	8	12,5%	1	2,4%	21	5,8%
	gerade richtig	60	89,6%	10	76,9%	5	83,3%	75	87,2%	222	85,7%	49	76,6%	35	85,4%	306	84,1%
	zu wenig	5	7,5%	1	7,7%	1	16,7%	7	8,1%	25	9,7%	7	10,9%	5	12,2%	37	10,2%
Anz. Betriebsrat	zu viel	5	7,4%	2	15,4%			7	8,1%	8	3,0%	2	3,2%			10	2,7%
	gerade richtig	53	77,9%	9	69,2%	5	100,0%	67	77,9%	225	85,6%	55	88,7%	35	85,4%	315	86,1%
	zu wenig	10	14,7%	2	15,4%			12	14,0%	30	11,4%	5	8,1%	6	14,6%	41	11,2%
Anz. Betriebsarzt	zu viel			1	7,7%			1	1,2%	3	1,2%	1	1,6%	1	2,4%	5	1,4%
	gerade richtig	56	88,9%	11	84,6%	6	100,0%	73	89,0%	237	91,5%	59	93,7%	34	82,9%	330	90,9%
	zu wenig	7	11,1%	1	7,7%			8	9,8%	19	7,3%	3	4,8%	6	14,6%	28	7,7%
Anz. Sicherheitsfachkraft	zu viel	1	1,5%	1	7,7%			2	2,3%	2	,8%	2	3,2%			4	1,1%
	gerade richtig	64	94,1%	11	84,6%	6	100,0%	81	93,1%	236	90,1%	58	92,1%	33	86,8%	327	90,1%
	zu wenig	3	4,4%	1	7,7%			4	4,6%	24	9,2%	3	4,8%	5	13,2%	32	8,8%
Anz. Betriebsleiter	zu viel			2	15,4%			2	2,4%	8	3,1%	5	7,7%			13	3,6%
	gerade richtig	56	82,4%	11	84,6%	4	100,0%	71	83,5%	218	83,2%	53	81,5%	36	92,3%	307	83,9%
	zu wenig	12	17,6%					12	14,1%	36	13,7%	7	10,8%	3	7,7%	46	12,6%
Anz. Beschäftigte	zu viel			1	9,1%			1	1,2%	2	,8%	1	1,7%			3	,8%
	gerade richtig	52	76,5%	7	63,6%	6	100,0%	65	76,5%	178	68,5%	30	51,7%	31	77,5%	239	66,8%
	zu wenig	16	23,5%	3	27,3%			19	22,4%	80	30,8%	27	46,6%	9	22,5%	116	32,4%
	ja alle	12	17,4%	2	14,3%	1	16,7%	15	16,9%	67	25,4%	14	20,3%	14	33,3%	95	25,3%
	ja, viele	54	78,3%	9	64,3%	5	83,3%	68	76,4%	187	70,8%	49	71,0%	27	64,3%	263	70,1%
wichtige Belastungen genannt	nein, nur wenige	3	4,3%	3	21,4%			6	6,7%	10	3,8%	6	8,7%	1	2,4%	17	4,5%
eigene Überlegungen einbringen	ja	52	81,3%	8	66,7%	5	100,0%	65	80,2%	189	73,8%	47	69,1%	34	87,2%	270	74,4%
	nein	3	4,7%					3	3,7%	7	2,7%	1	1,5%			8	2,2%
	teils/teils	9	14,1%	4	33,3%			13	16,0%	60	23,4%	20	29,4%	5	12,8%	85	23,4%
Anwes. v. Vorg. und Exp. nützlich	ja									143	89,9%	55	82,1%	27	93,1%	225	88,2%
	nein									16	10,1%	12	17,9%	2	6,9%	30	11,8%
Arbeitsbelast. der Beschäft. zustimmen	ja	44	89,8%	11	78,6%	4	100,0%	59	88,1%	83	88,3%	36	59,0%	14	73,7%	133	76,4%
	nein	5	10,2%	3	21,4%			8	11,9%	11	11,7%	25	41,0%	5	26,3%	41	23,6%
Unterhaltung während Arbeitszeit	ja	30	48,4%	12	85,7%	5	83,3%	47	57,3%	130	55,1%	55	82,1%	23	60,5%	208	61,0%
	nein	32	51,6%	2	14,3%	1	16,7%	35	42,7%	106	44,9%	12	17,9%	15	39,5%	133	39,0%
In Gruppe leichter Ideen	ja	62	95,4%	2	100,0%	5	100,0%	69	95,8%	227	95,4%	11	100,0%	29	90,6%	267	95,0%
	nein	3	4,6%					3	4,2%	11	4,6%			3	9,4%	14	5,0%
hinreichende Anzahl Änd.vorschläge	ja	63	98,4%	13	92,9%	6	100,0%	82	97,6%	229	88,8%	61	87,1%	40	100,0%	330	89,7%
	nein	1	1,6%	1	7,1%			2	2,4%	29	11,2%	9	12,9%			38	10,3%

Befragung der Zirkelteilnehmer

Items	Ausprägung	Beschäftigte BRANCHE Metall n	%	Chemie n	%	Dienstleist. n	%	Gesamt n	%	Arbeitsschutzexperten BRANCHE Metall n	%	Chemie n	%	Dienstleist. n	%	Gesamt n	%
haben sich Arbbel. verbessert	ja	90	69,8%	20	54,1%	19	79,2%	129	67,9%	31	86,1%	8	100,0%	5	71,4%	44	86,3%
	nein	39	30,2%	17	45,9%	5	20,8%	61	32,1%	5	13,9%			2	28,6%	7	13,7%
Beurteilung Umsetzungs-chancen	sehr hoch	2	1,5%	1	2,6%			3	1,5%			1	5,9%			1	1,2%
	hoch	20	15,0%	11	28,2%	7	26,9%	38	19,2%	5	8,6%	5	29,4%			10	12,0%
	teils/teils	65	48,9%	19	48,7%	14	53,8%	98	49,5%	36	62,1%	11	64,7%	5	62,5%	52	62,7%
	weniger gut	25	18,8%	1	2,6%	1	3,8%	27	13,6%	13	22,4%					13	15,7%
	gering	21	15,8%	7	17,9%	4	15,4%	32	16,2%	4	6,9%			3	37,5%	7	8,4%
wichtig. Vorschläge genannt	ja	114	85,7%	27	71,1%	23	92,0%	164	83,7%	27	84,4%	4	40,0%	3	60,0%	34	72,3%
	nein	19	14,3%	11	28,9%	2	8,0%	32	16,3%	5	15,6%	6	60,0%	2	40,0%	13	27,7%
Beurteilung des Ergebnisses von den Kollegen	sehr positiv	6	4,5%			3	12,0%	9	4,6%	4	10,5%					4	7,4%
	positiv	41	30,8%	9	25,0%	9	36,0%	59	30,4%	18	47,4%	2	25,0%	2	25,0%	22	40,7%
	teils/teils	74	55,6%	22	61,1%	13	52,0%	109	56,2%	15	39,5%	5	62,5%	6	75,0%	26	48,1%
	negativ	12	9,0%	5	13,9%			17	8,8%	1	2,6%	1	12,5%			2	3,7%
über gesundh. Auswirk. gesproch.	ja	103	77,4%	25	61,0%	24	92,3%	152	76,0%	44	77,2%	11	68,8%	7	87,5%	62	76,5%
	nein	30	22,6%	16	39,0%	2	7,7%	48	24,0%	13	22,8%	5	31,3%	1	12,5%	19	23,5%
offen über Beschw. geredet	ja	123	91,8%	37	92,5%	25	96,2%	185	92,5%	55	91,7%	12	75,0%	6	85,7%	73	88,0%
	nein	11	8,2%	3	7,5%	1	3,8%	15	7,5%	5	8,3%	4	25,0%	1	14,3%	10	12,0%
schwer Zusammenh. zu erkennen	ja	52	39,7%	7	17,1%	4	16,0%	63	32,0%	11	20,0%	7	43,8%			18	22,8%
	nein	79	60,3%	34	82,9%	21	84,0%	134	68,0%	44	80,0%	9	56,3%	8	100,0%	61	77,2%
Konnten Beschaft. Zusammenh.herstellen	ja	2	66,7%					2	66,7%	29	93,5%	3	100,0%	3	100,0%	35	94,6%
	nein	1	33,3%					1	33,3%	2	6,5%					2	5,4%
wurden Regeln eingehalten	ja	109	98,2%	29	93,5%	20	95,2%	158	96,9%	53	100,0%	13	86,7%	7	100,0%	73	97,3%
	nein	2	1,8%	2	6,5%	1	4,8%	5	3,1%			2	13,3%			2	2,7%
Gefühl, sich unbefangen äußern zu können	ja	95	72,5%	15	38,5%	17	60,7%	127	64,1%	50	86,2%	11	68,8%	7	87,5%	68	82,9%
	teils/teils	33	25,2%	20	51,3%	11	39,3%	64	32,3%	8	13,8%	5	31,3%			13	15,9%
	nein	3	2,3%	4	10,3%			7	3,5%					1	12,5%	1	1,2%
von anderen angegriffen	nie	112	84,2%	22	57,9%	17	58,6%	151	75,5%	49	84,5%	9	56,3%	8	100,0%	66	80,5%
	manchmal	21	15,8%	10	26,3%	11	37,9%	42	21,0%	9	15,5%	4	25,0%			13	15,9%
	öfter			6	15,8%	1	3,4%	7	3,5%			3	18,8%			3	3,7%
Regeln haben ihren Zweck erfüllt	ja	110	91,7%	21	100,0%	26	100,0%	157	94,0%								
	nein	10	8,3%					10	6,0%								
Angriffe außerhalb des Zirkels	ja	13	10,3%	5	20,0%	5	20,0%	23	13,1%								
	nein	113	89,7%	20	80,0%	20	80,0%	153	86,9%								
Moderator hinreich. Kompetenzen	ja	118	96,7%	36	94,7%	28	100,0%	182	96,8%	55	96,5%	16	100,0%	8	100,0%	79	97,5%
	nein	4	3,3%	2	5,3%			6	3,2%	2	3,5%					2	2,5%

Befragung der Zirkelteilnehmer

Items	Ausprägung	Vorgesetzte								Gesamt								
		BRANCHE						Gesamt		BRANCHE						Gesamt		
		Metall		Chemie		Dienstleist.				Metall		Chemie		Dienstleist.				
		n	%	n	%	n	%	n	%	n	%	n	%	n	%	n	%
haben sich Arbbel. verbessert	ja	58	87,9%	8	57,1%	4	100,0%	70	83,3%	179	77,5%	36	61,0%	28	80,0%	243	74,8%
	nein	8	12,1%	6	42,9%			14	16,7%	52	22,5%	23	39,0%	7	20,0%	82	25,2%
Beurteilung Umsetzungs-chancen	sehr hoch	7	10,3%	1	7,1%	1	16,7%	9	10,2%	9	3,5%	3	4,3%	1	2,5%	13	3,5%
	hoch	13	19,1%	4	28,6%			17	19,3%	38	14,7%	20	28,6%	7	17,5%	65	17,6%
	teils/teils	42	61,8%	9	64,3%	5	83,3%	56	63,6%	143	55,2%	39	55,7%	24	60,0%	206	55,8%
	weniger gut	4	5,9%					4	4,5%	42	16,2%	1	1,4%	1	2,5%	44	11,9%
	gering	2	2,9%					2	2,3%	27	10,4%	7	10,0%	7	17,5%	41	11,1%
wichtig. Vorschläge genannt	ja	52	82,5%	6	46,2%	4	100,0%	62	77,5%	193	84,6%	37	60,7%	30	88,2%	260	80,5%
	nein	11	17,5%	7	53,8%			18	22,5%	35	15,4%	24	39,3%	4	11,8%	63	19,5%
Beurteilung des Ergebnisses von den Kollegen	sehr positiv	7	11,1%			1	20,0%	8	10,1%	17	7,3%			4	10,5%	21	6,4%
	positiv	30	47,6%	5	45,5%	1	20,0%	36	45,6%	89	38,0%	16	29,1%	12	31,6%	117	35,8%
	teils/teils	21	33,3%	6	54,5%	3	60,0%	30	38,0%	110	47,0%	33	60,0%	22	57,9%	165	50,5%
	negativ	5	7,9%					5	6,3%	18	7,7%	6	10,9%			24	7,3%
über gesundh. Auswirk. gesproch.	ja	57	93,4%	13	92,9%	6	100,0%	76	93,8%	204	81,3%	49	69,0%	37	92,5%	290	80,1%
	nein	4	6,6%	1	7,1%			5	6,2%	47	18,7%	22	31,0%	3	7,5%	72	19,9%
offen über Beschw. geredet	ja	59	98,3%	14	100,0%	6	100,0%	79	98,8%	237	93,3%	63	90,0%	37	94,9%	337	92,8%
	nein	1	1,7%					1	1,3%	17	6,7%	7	10,0%	2	5,1%	26	7,2%
schwer Zusammenh. zu erkennen	ja	9	14,3%	5	38,5%	2	33,3%	16	19,5%	72	28,9%	19	27,1%	6	15,4%	97	27,1%
	nein	54	85,7%	8	61,5%	4	66,7%	66	80,5%	177	71,1%	51	72,9%	33	84,6%	261	72,9%
Konnten Beschäft. Zusammenh.herstellen	ja	50	100,0%	2	100,0%	6	100,0%	58	100,0%	81	96,4%	5	100,0%	9	100,0%	95	96,9%
	nein									3	3,6%					3	3,1%
wurden Regeln eingehalten	ja	51	98,1%	13	92,9%	6	100,0%	70	97,2%	213	98,6%	55	91,7%	33	97,1%	301	97,1%
	nein	1	1,9%	1	7,1%			2	2,8%	3	1,4%	5	8,3%	1	2,9%	9	2,9%
Gefühl, sich unbefangen äußern zu können	a	57	91,9%	12	85,7%	6	100,0%	75	91,5%	202	80,5%	38	55,1%	30	71,4%	270	74,6%
	teils/teils	5	8,1%	2	14,3%			7	8,5%	46	18,3%	27	39,1%	11	26,2%	84	23,2%
	nein									3	1,2%	4	5,8%	1	2,4%	8	2,2%
von anderen angegriffen	nie	38	63,3%	9	69,2%	5	83,3%	52	65,8%	199	79,3%	40	59,7%	30	69,8%	269	74,5%
	manchmal	21	35,0%	3	23,1%	1	16,7%	25	31,6%	51	20,3%	17	25,4%	12	27,9%	80	22,2%
	öfter	1	1,7%	1	7,7%			2	2,5%	1	,4%	10	14,9%	1	2,3%	12	3,3%
Regeln haben ihren Zweck erfüllt	ja									116	92,1%	21	100,0%	27	100,0%	164	94,3%
	nein									10	7,9%					10	5,7%
Angriffe außerhalb des Zirkels	ja									13	9,9%	5	20,0%	5	19,2%	23	12,6%
	nein									118	90,1%	20	80,0%	21	80,8%	159	87,4%
Moderator hinreich. Kompetenzen	ja	58	98,3%	12	92,3%	6	100,0%	76	97,4%	231	97,1%	64	95,5%	42	100,0%	337	97,1%
	nein	1	1,7%	1	7,7%			2	2,6%	7	2,9%	3	4,5%			10	2,9%

Befragung der Zirkelteilnehmer

Items	Ausprägung	Beschäftigte BRANCHE Metall		Chemie		Dienstleist.		Gesamt		Arbeitsschutzexperten BRANCHE Metall		Chemie		Dienstleist.		Gesamt	
		n	%	n	%	n	%	n	%	n	%	n	%	n	%	n	%
Moderator geht auf Hinweise ein	ja	125	96,2%	37	97,4%	27	100,0%	189	96,9%	56	94,9%	16	100,0%	8	100,0%	80	96,4%
	nein	5	3,8%	1	2,6%			6	3,1%	3	5,1%					3	3,6%
Gesprächsleitung neutral	ja	122	96,1%	36	94,7%	28	96,6%	186	95,9%	55	93,2%	17	100,0%	8	100,0%	80	95,2%
	nein	5	3,9%	2	5,3%	1	3,4%	8	4,1%	4	6,8%					4	4,8%
außerhalb des Zirkels gesprochen	ja	122	91,0%	34	85,0%	23	85,2%	179	89,1%	60	100,0%	16	100,0%	8	100,0%	84	100,0%
	nein	12	9,0%	6	15,0%	4	14,8%	22	10,9%								
Probl. eher wahrnehmen	ja	111	84,1%	30	78,9%	23	95,8%	164	84,5%	46	83,6%	8	72,7%	4	80,0%	58	81,7%
	nein	21	15,9%	8	21,1%	1	4,2%	30	15,5%	9	16,4%	3	27,3%	1	20,0%	13	18,3%
mehr Verbess.- vorschläge	ja	69	52,7%	17	45,9%	16	72,7%	102	53,7%	19	37,3%	6	66,7%	4	66,7%	29	43,9%
	nein	62	47,3%	20	54,1%	6	27,3%	88	46,3%	32	62,7%	3	33,3%	2	33,3%	37	56,1%
Vorg. nehmen Probl. eher wahr	ja	72	56,3%			14	66,7%	86	57,3%								
	nein	56	43,8%	1	100,0%	7	33,3%	64	42,7%								
Arbeit mehr anerkannt	ja	48	38,1%	3	50,0%	11	55,0%	62	40,8%								
	nein	78	61,9%	3	50,0%	9	45,0%	90	59,2%								
Zirkelarbeit unterstützt Tätigkeit	ja									58	96,7%	16	94,1%	7	100,0%	81	96,4%
	nein									2	3,3%	1	5,9%			3	3,6%
zusätzliche Arbeit durch Zirkel	ja									18	30,0%	10	83,3%			28	36,4%
	nein									42	70,0%	2	16,7%	5	100,0%	49	63,6%
Verhältnis zu Mitarb. verbessert	ja	45	40,9%	3	50,0%	9	56,3%	57	43,2%	29	65,9%	5	45,5%	3	75,0%	37	62,7%
	nein	65	59,1%	3	50,0%	7	43,8%	75	56,8%	15	34,1%	6	54,5%	1	25,0%	22	37,3%
Verhältnis zu Vorg. verbessert	ja	64	51,2%	9	30,0%	11	73,3%	84	49,4%								
	nein	61	48,8%	21	70,0%	4	26,7%	86	50,6%								
Verhältnis zu Koll. verbessert	ja	47	37,6%	8	24,2%	12	60,0%	67	37,6%	20	54,1%	2	33,3%	1	16,7%	23	46,9%
	nein	78	62,4%	25	75,8%	8	40,0%	111	62,4%	17	45,9%	4	66,7%	5	83,3%	26	53,1%
Zirkel öfter oder regelm. durchführen	ja	117	86,7%	35	89,7%	23	95,8%	175	88,4%	51	91,1%	11	78,6%	8	100,0%	70	89,7%
	nein	18	13,3%	4	10,3%	1	4,2%	23	11,6%	5	8,9%	3	21,4%			8	10,3%
Beurteilung Dauer der Sitzungen	zur kurz	37	30,8%	6	10,3%	5	18,5%	48	31,4%	8	13,6%	2	66,7%	4	50,0%	14	20,0%
	gerade richtig	83	69,2%			20	74,1%	103	67,3%	49	83,1%	1	33,3%	4	50,0%	54	77,1%
	zu lang					2	7,4%	2	1,3%	2	3,4%					2	2,9%
Reichte Anzahl Sitzungen aus?	ja	70	59,8%	2	33,3%	16	64,0%	88	59,5%	47	79,7%	1	33,3%	5	62,5%	53	75,8%
	nein	47	40,2%	4	66,7%	9	36,0%	60	40,5%	12	20,3%	2	66,7%	3	37,5%	17	24,3%
mit Ergebnis zufrieden	ja	61	45,2%	18	45,0%	14	50,0%	93	45,8%	19	35,2%	9	56,3%	4	50,0%	32	41,0%
	nein	11	8,1%	2	5,0%	1	3,6%	14	6,9%	6	11,1%					6	7,7%
	teils/teils	63	46,7%	20	50,0%	13	46,4%	96	47,3%	29	53,7%	7	43,8%	4	50,0%	40	51,3%

Befragung der Zirkelteilnehmer

Items	Ausprägung	Vorgesetzte BRANCHE Metall n	%	Chemie n	%	Dienstleist. n	%	Gesamt n	%	Gesamt BRANCHE Metall n	%	Chemie n	%	Dienstleist. n	%	Gesamt n	%
Moderator geht auf Hinweise ein	ja	57	93,4%	13	92,9%	6	100,0%	76	93,8%	238	95,2%	66	97,1%	41	100,0%	345	96,1%
	nein	4	6,6%	1	7,1%			5	6,2%	12	4,8%	2	2,9%			14	3,9%
Gesprächsleitung neutral	ja	58	93,5%	14	100,0%	6	100,0%	78	95,1%	235	94,8%	67	97,1%	42	97,7%	344	95,6%
	nein	4	6,5%					4	4,9%	13	5,2%	2	2,9%	1	2,3%	16	4,4%
außerhalb des Zirkels gesprochen	ja	64	97,0%	11	78,6%	6	100,0%	81	94,2%	246	94,6%	61	87,1%	37	90,2%	344	92,7%
	nein	2	3,0%	3	21,4%			5	5,8%	14	5,4%	9	12,9%	4	9,8%	27	7,3%
Probl. eher wahrnehmen	ja	48	73,8%	11	91,7%	5	83,3%	64	77,1%	205	81,3%	49	80,3%	32	91,4%	286	82,2%
	nein	17	26,2%	1	8,3%	1	16,7%	19	22,9%	47	18,7%	12	19,7%	3	8,6%	62	17,8%
mehr Verbess.- vorschläge	ja	29	43,3%	6	60,0%	1	16,7%	36	43,4%	117	47,0%	29	51,8%	21	61,8%	167	49,3%
	nein	38	56,7%	4	40,0%	5	83,3%	47	56,6%	132	53,0%	27	48,2%	13	38,2%	172	50,7%
Vorg. nehmen Probl. eher wahr	ja									76	56,7%			15	68,2%	91	58,0%
	nein									58	43,3%	1	100,0%	7	31,8%	66	42,0%
Arbeit mehr anerkannt	ja									50	38,5%	3	50,0%	12	57,1%	65	41,4%
	nein									80	61,5%	3	50,0%	9	42,9%	92	58,6%
Zirkelarbeit unterstützt Tätigkeit	ja	55	96,5%	13	92,9%	5	100,0%	73	96,1%	115	96,6%	51	82,3%	12	100,0%	178	92,2%
	nein	2	3,5%	1	7,1%			3	3,9%	4	3,4%	11	17,7%			15	7,8%
zusätzliche Arbeit durch Zirkel	ja	25	41,0%	7	53,8%			32	40,0%	43	35,2%	26	49,1%	1	8,3%	70	37,4%
	nein	36	59,0%	6	46,2%	6	100,0%	48	60,0%	79	64,8%	27	50,9%	11	91,7%	117	62,6%
Verhältnis zu Mitarb. verbessert	ja	27	69,2%	4	50,0%	4	80,0%	35	67,3%	59	62,8%	18	42,9%	7	77,8%	84	57,9%
	nein	12	30,8%	4	50,0%	1	20,0%	17	32,7%	35	37,2%	24	57,1%	2	22,2%	61	42,1%
Verhältnis zu Vorg. verbessert	ja									47	41,6%	4	57,1%	10	58,8%	61	44,5%
	nein									66	58,4%	3	42,9%	7	41,2%	76	55,5%
Verhältnis zu Koll. verbessert	ja									74	51,4%	14	31,1%	12	75,0%	100	48,8%
	nein									70	48,6%	31	68,9%	4	25,0%	105	51,2%
Betriebsklima verbessert	ja	28	56,0%	2	25,0%	4	100,0%	34	54,8%	95	44,8%	12	25,5%	17	56,7%	124	42,9%
	nein	22	44,0%	6	75,0%			28	45,2%	117	55,2%	35	74,5%	13	43,3%	165	57,1%
Zirkel öfter oder regelm. durchführen	ja	53	81,5%	9	69,2%	6	100,0%	68	81,0%	221	86,3%	55	83,3%	37	97,4%	313	86,9%
	nein	12	18,5%	4	30,8%			16	19,0%	35	13,7%	11	16,7%	1	2,6%	47	13,1%
Beurteilung Dauer der Sitzungen	zur kurz	14	21,9%	1	50,0%	3	50,0%	18	25,0%	59	24,3%	9	81,8%	12	29,3%	80	27,1%
	gerade richtig	45	70,3%	1	50,0%	2	33,3%	48	66,7%	177	72,8%	2	18,2%	26	63,4%	205	69,5%
	zu lang	5	7,8%			1	16,7%	6	8,3%	7	2,9%			3	7,3%	10	3,4%
Reichte Anzahl Sitzungen aus?	ja	43	72,9%	2	100,0%	5	83,3%	48	71,6%	160	68,1%	3	27,3%	26	66,7%	189	66,3%
	nein	16	27,1%			1	16,7%	19	28,4%	75	31,9%	8	72,7%	13	33,3%	96	33,7%
mit Ergebnis zufrieden	ja	25	36,8%	6	46,2%	3	50,0%	34	39,1%	105	40,9%	33	47,8%	21	50,0%	159	43,2%
	nein	10	14,7%					10	11,5%	27	10,5%	1	2,9%	1	2,4%	30	8,2%
	teils/teils	33	48,5%	7	53,8%	3	50,0%	43	49,4%	125	48,6%	34	49,3%	20	47,6%	179	48,6%

Evaluation eines integrierten Konzepts betrieblicher Gesundheitsförderung

Anhang 4

Ergebnisse der Mitarbeiter im Interventionsbereich

Mitarbeiterbefragung im Interventionsbereich

Arbeitsbelastung	Verbesserung	Vorschläge sind bekannt									Vorschläge sind nicht bekannt									Gesamt								
		BRANCHE						Gesamt		BRANCHE						Gesamt		BRANCHE						Gesamt	
		Metall		Chemie		Dienstleistung						Metall		Chemie		Dienstleistung						Metall		Chemie		Dienstleistung					
		n	%	n	%	n	%	n	%	n	%	n	%	n	%	n	%	n	%	n	%	n	%	n	%
Körperl. Arbeit	stark	64	9,2%	36	12,0%	16	11,0%	116	10,1%	35	11,8%	19	17,1%	6	13,3%	60	13,3%	99	9,9%	55	13,4%	22	11,3%	176	11,0%
	teils-teils	193	27,6%	93	31,1%	32	21,9%	318	27,8%	82	27,7%	34	30,6%	11	24,4%	127	28,1%	275	27,6%	127	31,0%	43	22,5%	445	27,9%
	gering	163	23,3%	76	25,4%	32	21,9%	271	23,7%	48	16,2%	20	18,0%	7	15,6%	75	16,6%	211	21,2%	96	23,4%	39	20,4%	346	21,7%
	keine	279	39,9%	94	31,4%	66	45,2%	439	38,4%	131	44,3%	38	34,2%	21	46,7%	190	42,0%	410	41,2%	132	32,2%	87	45,5%	629	39,4%
Überkopf-Arbeit	stark	152	22,8%	26	10,3%	8	8,3%	186	18,3%	27	11,7%	11	13,9%	3	8,8%	41	12,0%	179	20,0%	37	11,2%	11	8,5%	227	16,7%
	teils-teils	121	18,1%	78	31,0%	20	20,8%	219	21,6%	43	18,7%	17	21,5%	11	32,4%	71	20,7%	164	18,3%	95	28,7%	31	23,8%	290	21,4%
	gering	110	16,5%	70	27,8%	16	16,7%	196	19,3%	46	20,0%	24	30,4%	3	8,8%	73	21,3%	156	17,4%	94	28,4%	19	14,6%	269	19,8%
	keine	284	42,6%	70	31,0%	52	54,2%	414	40,8%	114	49,6%	27	34,2%	17	50,0%	158	46,1%	398	44,4%	105	31,7%	69	53,1%	572	42,1%
häufiges Bücken	stark	89	13,1%	35	12,0%	17	12,1%	141	12,7%	43	14,1%	26	26,0%	8	17,0%	77	17,0%	132	13,4%	61	15,6%	25	13,4%	218	14,0%
	teils-teils	142	20,9%	70	24,1%	30	21,4%	242	21,8%	59	19,3%	15	15,0%	8	17,0%	82	18,1%	201	20,4%	85	21,7%	38	20,3%	324	20,8%
	gering	117	17,3%	76	26,1%	25	17,9%	218	19,7%	40	13,1%	16	16,0%	8	17,0%	64	14,2%	157	15,9%	92	23,5%	33	17,6%	282	18,1%
	keine	330	48,7%	110	37,8%	68	48,6%	508	45,8%	163	53,4%	43	43,0%	23	48,8%	229	50,7%	493	50,2%	153	39,1%	91	48,7%	737	47,2%
immer gl. Tätigkeit	stark	191	22,6%	29	9,9%	11	10,2%	231	18,5%	33	11,8%	17	15,9%	8	20,0%	46	13,0%	224	19,0%	46	11,5%	19	12,8%	289	17,3%
	teils-teils	247	29,2%	120	41,1%	27	25,0%	394	31,6%	71	25,4%	41	38,8%	10	25,0%	122	28,6%	318	28,2%	161	40,4%	37	25,0%	516	30,8%
	gering	129	15,2%	64	21,9%	18	16,7%	211	16,9%	50	17,9%	12	11,2%	3	7,5%	65	15,2%	179	15,9%	76	19,0%	21	14,2%	276	16,5%
	keine	279	33,0%	79	27,1%	52	48,1%	410	32,9%	126	45,0%	37	34,6%	19	47,5%	182	42,6%	405	36,0%	116	29,1%	71	48,0%	592	35,4%
nur Stehen/Sitzen	stark	199	22,9%	35	11,8%	17	12,6%	251	18,9%	44	14,1%	19	19,2%	9	22,5%	72	15,9%	243	20,9%	54	13,7%	26	14,9%	323	18,3%
	teils-teils	206	23,9%	91	30,7%	30	22,2%	327	24,8%	57	18,2%	33	33,3%	9	22,5%	99	21,9%	263	22,0%	124	31,4%	39	22,3%	426	24,1%
	gering	135	15,3%	70	23,6%	22	16,3%	227	17,2%	32	10,2%	10	10,1%	6	15,0%	49	10,6%	167	14,3%	80	20,3%	28	16,0%	275	15,5%
	keine	345	39,0%	100	33,8%	66	48,9%	511	38,8%	180	57,5%	37	37,4%	16	40,0%	233	51,9%	525	43,8%	137	34,7%	82	46,9%	744	42,1%
immer gl. Bewegung	stark	177	20,9%	28	10,4%	16	12,2%	221	17,7%	31	10,9%	14	15,2%	11	25,0%	56	13,5%	208	18,4%	42	11,6%	27	15,4%	277	16,6%
	teils-teils	239	28,3%	98	36,4%	28	21,4%	365	29,3%	74	26,1%	29	31,9%	6	13,0%	109	26,0%	313	27,7%	127	35,3%	34	19,4%	474	28,5%
	gering	142	16,8%	71	26,4%	16	12,2%	229	18,4%	44	15,5%	15	16,3%	9	16,3%	68	16,2%	186	16,5%	86	23,8%	25	14,3%	297	17,8%
	keine	288	34,0%	72	26,8%	71	54,2%	431	34,4%	135	47,5%	34	37,0%	18	40,9%	187	44,9%	423	37,4%	106	29,4%	89	50,0%	618	37,1%
Streß/Termindruck	stark	211	25,8%	29	9,9%	15	9,6%	255	19,8%	51	18,8%	16	16,2%	10	21,7%	77	18,8%	262	23,7%	45	11,5%	25	13,9%	332	19,5%
	teils-teils	167	20,6%	69	23,8%	29	18,9%	265	20,6%	41	15,1%	25	25,3%	12	26,1%	78	18,7%	208	18,8%	94	23,9%	41	20,2%	343	20,1%
	gering	121	14,9%	67	22,8%	28	17,8%	216	16,8%	36	13,2%	14	14,1%	5	10,9%	55	13,2%	157	14,2%	81	20,6%	33	16,3%	271	15,9%
schnell Entsch. treffen	stark	336	40,2%	129	43,9%	85	54,1%	550	42,8%	144	52,9%	44	44,4%	19	41,3%	207	49,6%	480	43,8%	173	44,0%	104	51,2%	757	44,5%
	teils-teils	232	28,3%	31	11,0%	16	10,7%	223	19,0%	36	13,2%	25	25,3%	7	15,0%	78	18,8%	208	21,1%	41	11,8%	23	11,8%	269	17,6%
	gering	121	14,9%	67	22,8%	36	24,0%	216	16,8%	61	21,0%	21	21,0%	7	15,0%	89	24,0%	293	30,2%	81	20,0%	34	17,1%	457	29,0%
	keine	223	30,2%	85	30,1%	19	12,7%	193	16,5%	36	15,5%	24	29,6%	7	15,0%	67	18,7%	329	33,9%	115	31,7%	91	50,8%	543	35,5%
Bildschirmarbeit	stark	34	8,1%	21	8,0%	4	2,1%	59	8,6%	13	8,8%	8	12,1%	2	18,2%	23	10,2%	47	8,3%	29	9,0%	6	13,0%	82	9,0%
	teils-teils	66	15,8%	31	11,1%	17	13,3%	150	21,8%	36	24,3%	8	12,1%	1	9,1%	45	20,0%	102	18,0%	39	26,9%	12	27,3%	195	21,4%
	gering	53	12,6%	52	22,1%	3	9,1%	108	15,7%	22	14,9%	16	24,2%	—	—	38	16,9%	75	13,2%	68	22,6%	3	6,8%	146	16,2%
	keine	266	63,5%	89	37,0%	15	45,5%	370	53,5%	77	52,0%	34	51,5%	8	72,7%	119	52,9%	343	60,5%	123	40,9%	23	52,3%	489	53,0%
Monotonie	stark	183	23,1%	19	7,5%	16	14,9%	218	18,9%	38	15,1%	10	12,3%	6	18,6%	54	14,7%	221	21,2%	29	8,7%	22	15,2%	272	17,0%
	teils-teils	216	27,3%	99	39,1%	23	20,9%	338	29,3%	50	19,8%	20	24,7%	9	25,8%	79	21,5%	266	25,5%	119	35,6%	32	22,1%	417	27,6%
	gering	125	15,8%	58	22,9%	12	10,9%	195	16,9%	30	11,9%	17	21,0%	5	14,9%	52	14,1%	155	14,9%	75	22,3%	17	11,7%	247	16,2%
	keine	267	33,8%	77	30,4%	59	53,6%	403	34,9%	134	53,3%	34	42,0%	15	42,9%	183	49,7%	401	38,4%	111	33,2%	74	51,0%	586	38,3%
Überlegen/Kontrollieren	stark	114	19,0%	29	14,4%	17	13,9%	160	17,3%	33	13,6%	11	14,3%	4	14,9%	55	15,3%	147	17,5%	40	14,4%	28	16,9%	215	16,7%
	teils-teils	172	28,7%	64	31,8%	28	22,2%	264	28,5%	57	23,5%	11	14,5%	8	20,0%	76	21,2%	229	27,2%	75	27,1%	36	21,7%	340	26,5%
	gering	89	14,9%	41	20,4%	11	8,7%	141	15,2%	33	13,6%	17	22,4%	8	20,0%	58	16,2%	122	14,5%	58	20,9%	19	11,4%	199	15,5%
	keine	224	37,6%	67	33,3%	70	55,6%	361	39,0%	120	49,4%	37	48,7%	13	32,5%	170	47,4%	344	40,9%	104	37,9%	83	50,0%	531	41,3%
Zufriedenheit mit	gestiegen	32	18,1%	26	13,7%	16	11,1%	58	11,1%	—	—	7	11,1%	—	—	11	14,3%	36	18,8%	11	11,4%	—	—	69	11,0%
Arb.-taetigkeit insges.	teils-teils	99	55,9%	66	34,2%	28	44,2%	163	44,3%	10	50,0%	24	38,4%	—	—	34	41,8%	109	55,5%	91	33,1%	—	—	200	43,9%
	nicht gestiegen	46	26,0%	102	52,0%	29	39,0%	148	39,9%	6	30,0%	32	51,5%	13	—	38	48,1%	52	26,4%	134	52,2%	—	—	186	41,0%

Mitarbeiterbefragung im Interventionsbereich

Vorschläge sind bekannt

Arbeitsbelastung:	Verbesserung	Metall n	Metall %	BRANCHE Chemie n	BRANCHE Chemie %	Dienstleistung n	Dienstleistung %	Gesamt n	Gesamt %
Eine d. Arbeitsplatzes	stark	20?	20,9%	21	7,0%	17	10,6%	243	16,8%
	teils-teils	30?	31,1%	113	37,8%	32	19,9%	451	31,3%
	gering	17?	17,3%	65	21,7%	26	16,1%	261	18,1%
	keine	30?	30,7%	100	33,4%	86	53,4%	488	33,8%
geringe Bewegungsfreiheit	stark	19?	21,3%	23	8,4%	13	9,0%	228	17,2%
	teils-teils	25?	27,7%	91	33,1%	28	19,3%	369	27,9%
	gering	13?	15,0%	77	28,0%	16	11,0%	228	17,2%
	keine	32?	36,1%	84	30,5%	88	60,7%	498	37,6%
Wärme/Hitze	stark	25?	26,1%			11	8,5%	268	24,0%
	teils-teils	20?	21,2%			30	23,3%	239	21,4%
	gering	12?	12,9%			11	8,5%	138	12,4%
	keine	39?	39,9%			77	59,7%	470	42,2%
Kälte	stark	24?	25,2%	41	13,7%	18	12,6%	300	21,4%
	teils-teils	22?	23,6%	86	28,8%	26	18,2%	338	24,1%
	gering	13?	15,7%	50	16,7%	14	9,8%	214	15,3%
	keine	34?	35,6%	122	40,8%	85	59,4%	548	39,1%
Zugluft	stark	26?	27,0%	39	12,8%	22	14,8%	328	22,7%
	teils-teils	20?	20,4%	75	24,0%	20	13,4%	297	20,9%
	gering	14?	15,0%	48	15,7%	16	10,7%	212	14,7%
	keine	35?	37,0%	143	46,9%	91	61,1%	605	42,7%
Arbeiten im Freien	stark	6?	12,7%	31	12,8%	1	3,3%	81	12,0%
	teils-teils	12?	20,4%	75	31,0%	2	6,7%	159	23,6%
	gering	61	15,2%	47	19,4%	5	16,7%	113	16,8%
	keine	2,0	52,2%	89	36,8%	22	73,8%	321	47,6%
Nässe/feuchte Luft	stark	26?	28,1%	26	10,0%	16	12,7%	247	22,1%
	teils-teils	16?	23,2%	71	27,2%	19	15,1%	259	23,2%
	gering	18?	14,9%	73	22,9%	12	9,5%	176	15,8%
	keine	41?	34,8%	105	40,2%	79	62,7%	434	38,9%
trockene Luft	stark	2,0	10,9%	16	6,1%	19	13,6%	92	9,7%
	teils-teils	1,9	23,7%	70	26,7%	19	15,7%	221	23,4%
	gering	7?	14,2%	59	22,9%	17	12,1%	153	16,2%
	keine	24?	51,7%	117	44,7%	82	58,6%	480	50,7%
Lärm v. Maschinen	stark	24?	27,5%	26	8,0%	9	8,5%	283	21,8%
	teils-teils	18?	15,3%	73	24,0%	19	17,0%	230	17,7%
	gering	17?	12,8%	68	23,2%	10	9,4%	193	14,8%
	keine	43?	44,4%	126	43,0%	68	64,2%	594	45,7%
Lärm v. Gegenstände.	stark	22?	25,2%	31	12,8%	16	14,2%	250	21,8%
	teils-teils	15?	20,1%	67	27,0%	23	19,5%	251	21,6%
	gering	13?	15,8%	65	26,7%	17	12,4%	206	17,8%
	keine	44?	38,8%	80	32,0%	61	54,0%	453	39,1%
Lärm von Kollegen	stark	1,9	22,4%	33	12,0%	19	14,2%	241	21,1%
	teils-teils	22?	26,1%	87	34,1%	30	22,4%	337	27,3%
	gering	11?	13,0%	54	21,2%	12	12,7%	188	15,2%
	keine	50?	37,7%	81	31,8%	68	50,7%	467	37,1%
zu dunkel/zu hell	stark	15?	21,8%	64	23,6%	23	16,7%	242	16,7%
	teils-teils	20?	29,3%	93	33,0%	27	19,9%	328	19,9%
	gering	10?	14,9%	39	14,2%	12	8,7%	157	14,9%
	keine	24?	34,0%	78	28,5%	76	55,1%	396	35,3%

Vorschläge sind nicht bekannt

Metall n	Metall %	BRANCHE Chemie n	BRANCHE Chemie %	Dienstleistung n	Dienstleistung %	Gesamt n	Gesamt %
19	5,7%	11	10,5%	7	14,3%	37	7,6%
68	20,3%	36	34,3%	7	14,3%	111	22,7%
45	13,4%	12	11,4%	10	20,4%	67	13,7%
203	60,6%	46	43,8%	25	51,0%	274	56,0%
15	5,0%	9	9,9%	5	11,1%	29	6,6%
56	18,9%	30	33,0%	6	13,3%	92	21,0%
45	15,2%	27	29,7%	7	15,5%	79	18,0%
187	61,7%	25	27,5%	27	60,0%	239	54,4%
32	9,8%			2	6,3%	34	9,4%
56	17,1%			10	31,3%	66	18,3%
31	9,9%			4	12,5%	35	9,7%
209	63,7%			16	50,0%	225	62,0%
27	8,9%	10	10,2%	10	21,7%	47	10,5%
53	17,5%	33	33,7%	8	17,4%	94	21,0%
37	12,2%	12	12,2%	3	6,5%	52	11,6%
186	61,4%	43	43,9%	25	54,3%	254	56,8%
32	10,7%	16	16,2%	8	17,4%	56	12,6%
42	14,0%	27	27,3%	12	26,1%	86	19,4%
42	14,0%	12	12,1%	3	6,5%	57	12,8%
178	59,9%	44	44,4%	23	50,0%	245	55,2%
22	13,0%	15	19,0%	1	8,8%	38	15,3%
26	16,5%	18	22,8%	3	25,0%	43	17,3%
14	8,4%	14	17,7%	3	25,0%	43	17,3%
88	55,7%	32	40,5%	5	41,7%	125	50,2%
26	11,2%	21	21,2%	8	19,0%	46	13,0%
41	17,7%	23	28,8%	11	26,2%	75	21,2%
37	15,9%	11	13,8%	4	10,5%	53	15,0%
128	55,2%	34	42,5%	18	42,9%	180	50,8%
23	10,5%	9	11,1%	5	11,4%	37	10,8%
45	20,5%	19	23,8%	5	11,4%	69	18,6%
24	11,0%	11	13,6%	8	18,2%	43	12,5%
142	64,8%	38	46,9%	20	45,5%	200	58,1%
36	14,9%	21	21,2%	4	10,9%	55	12,7%
35	14,4%	18	18,2%	4	10,9%	57	13,1%
183	61,6%	45	45,5%	18	45,7%	583	48,7%
32	12,7%	7	8,8%	10	33,3%	49	13,0%
45	17,9%	19	23,8%	5	16,7%	69	19,1%
29	14,7%	24	30,0%	9	10,0%	64	17,7%
137	54,6%	30	37,5%	12	40,0%	179	49,0%
26	9,7%	8	9,5%	10	23,8%	44	11,2%
49	18,3%	27	32,1%	12	28,6%	88	22,3%
40	14,9%	19	22,6%	5	11,9%	64	16,2%
153	57,1%	30	35,7%	15	35,7%	198	50,3%
21	20,8%	19	19,4%	6	15,2%	86	19,9%
86	29,9%	25	25,5%	16	34,8%	127	29,3%
42	14,5%	20	20,4%	7	15,3%	69	15,0%
101	34,4%	34	34,7%	16	34,8%	151	34,9%

Gesamt

Metall n	Metall %	BRANCHE Chemie n	BRANCHE Chemie %	Dienstleistung n	Dienstleistung %	Gesamt n	Gesamt %
224	17,0%	32	7,9%	24	11,4%	280	14,5%
374	28,4%	149	36,9%	39	18,6%	562	29,1%
215	16,3%	77	19,1%	36	17,1%	328	17,0%
505	38,3%	146	36,1%	111	52,9%	762	39,4%
207	17,2%	32	8,7%	18	9,5%	257	14,0%
306	25,4%	121	33,1%	34	17,9%	461	26,2%
180	14,9%	104	28,4%	23	12,1%	307	17,4%
513	42,5%	109	29,8%	115	60,5%	737	41,8%
289	22,0%			13	8,1%	302	20,5%
265	20,2%			40	24,8%	305	20,7%
158	12,0%			15	9,3%	173	11,7%
602	45,8%	1	100,0%	93	57,8%	696	47,2%
268	21,8%	51	12,8%	28	14,8%	347	18,8%
279	22,1%	119	30,0%	34	18,0%	432	23,4%
187	14,8%	62	15,6%	17	9,0%	266	14,4%
527	41,8%	165	41,6%	110	58,2%	802	43,6%
299	19,8%	55	13,6%	30	15,4%	384	20,4%
249	19,1%	102	25,2%	32	16,4%	383	20,3%
190	14,8%	60	14,9%	19	9,7%	269	14,3%
549	42,7%	187	46,3%	114	58,5%	850	45,1%
71	12,7%	46	14,3%	2	4,8%	119	12,0%
104	18,6%	93	29,0%	5	11,9%	202	21,9%
87	15,5%	61	19,0%	8	19,0%	156	16,9%
298	53,2%	121	37,7%	27	64,3%	446	48,3%
231	24,0%	38	11,1%	24	14,3%	293	19,9%
210	21,9%	94	27,6%	30	17,9%	334	22,7%
142	14,8%	70	20,5%	17	10,1%	229	15,6%
378	39,3%	139	40,8%	97	57,7%	614	41,8%
80	10,9%	25	7,3%	24	13,0%	129	10,0%
159	20,8%	93	27,1%	33	17,9%	285	22,1%
101	13,2%	70	20,4%	25	13,6%	196	15,2%
423	55,4%	155	45,2%	102	55,4%	680	52,7%
291	24,8%	47	12,0%	21	14,6%	359	20,7%
174	14,5%	88	22,4%	23	16,0%	285	16,4%
150	12,5%	86	21,6%	14	9,7%	250	14,4%
583	48,4%	164	43,6%	83	59,7%	840	48,4%
235	22,3%	38	11,8%	26	18,2%	299	19,7%
207	19,6%	86	26,6%	27	18,6%	320	21,0%
164	15,5%	89	27,6%	17	11,4%	270	17,8%
449	42,6%	110	34,1%	73	51,0%	632	41,6%
215	19,3%	41	12,1%	29	16,5%	285	17,8%
269	24,2%	114	33,6%	42	23,6%	425	26,1%
157	14,1%	73	21,5%	22	12,5%	252	15,2%
471	42,4%	109	32,1%	83	47,2%	663	40,9%
215	21,5%	83	22,3%	30	16,5%	328	21,1%
294	29,4%	118	31,7%	43	23,4%	455	29,2%
127	14,8%	59	15,9%	19	10,3%	226	14,3%
343	34,3%	112	30,1%	92	50,0%	547	35,2%

Mitarbeiterbefragung im Interventionsbereich

		Vorschläge sind bekannt									Vorschläge sind nicht bekannt									
		BRANCHE						Gesamt		BRANCHE						Gesamt		BRANCHE						Gesamt	
		Metall		Chemie		Dienstleistung				Metall		Chemie		Dienstleistung				Metall		Chemie		Dienstleistung			
Arbeitsbelastung:	Verbesserung	n	%	n	%	n	%	n	%	n	%	n	%	n	%	n	%	n	%	n	%	n	%	n	%
stark refl. Flächen	stark	50	9,9%	36	14,1%	12	11,1%	98	11,3%	14	7,6%	7	8,9%	9	27,3%	30	10,0%	64	9,3%	43	12,8%	21	14,9%	128	11,0%
	teils-teils	151	30,0%	92	36,1%	26	24,1%	269	31,1%	60	32,4%	21	25,0%	8	24,2%	89	29,7%	211	30,7%	113	33,9%	34	24,1%	358	30,7%
	gering	89	17,7%	48	18,8%	12	11,1%	149	17,2%	35	18,0%	24	29,3%	6	18,2%	65	21,7%	124	18,0%	72	21,4%	18	12,8%	214	18,4%
	keine	213	42,3%	79	31,0%	58	53,7%	350	40,4%	76	41,1%	30	36,6%	10	30,3%	116	38,7%	289	42,0%	109	32,3%	68	48,2%	466	40,0%
Vibrationen Hände/Arme	stark	187	24,1%	32	13,7%	5	14,3%	224	21,5%	28	11,8%	4	5,1%	3	18,8%	35	10,5%	215	21,2%	36	11,5%	8	15,7%	259	18,8%
	teils-teils	195	25,2%	76	32,5%	4	11,4%	275	26,3%	60	25,3%	22	27,8%	5	31,3%	87	26,2%	255	25,2%	98	31,3%	9	17,6%	362	26,3%
	gering	145	18,7%	52	22,2%	4	11,4%	201	19,3%	39	16,5%	14	17,7%	1	6,3%	54	16,3%	184	18,2%	66	21,1%	5	9,8%	255	18,3%
	keine	248	32,0%	74	31,6%	22	62,9%	344	33,0%	110	46,4%	39	49,4%	7	43,8%	156	47,0%	358	35,4%	113	36,1%	29	56,9%	500	36,3%
Vibrationen Körper	stark	185	24,1%	25	10,0%	4	11,8%	214	20,4%	26	11,3%	5	6,3%	4	23,5%	35	10,8%	211	21,2%	30	9,1%	8	15,7%	249	18,1%
	teils-teils	182	23,7%	71	28,5%	3	8,8%	256	24,4%	48	21,1%	23	28,8%	2	11,8%	73	22,5%	230	23,1%	94	28,6%	5	9,8%	329	23,9%
	gering	135	17,6%	52	20,9%	5	14,7%	192	18,3%	35	15,4%	16	20,0%	2	11,8%	53	16,4%	170	17,1%	68	20,7%	7	13,7%	245	17,8%
	keine	266	34,6%	101	40,6%	22	64,7%	389	37,0%	118	52,0%	36	45,0%	9	52,9%	163	50,3%	384	38,0%	137	41,6%	31	60,8%	552	40,1%
Stäube/Gase/Rauch	stark	250	26,2%	31	12,4%	19	14,0%	300	22,4%	42	13,5%	20	20,4%	7	16,7%	69	15,8%	292	23,1%	51	14,7%	26	14,6%	369	20,6%
	teils-teils	183	19,2%	62	24,9%	24	17,6%	269	20,1%	33	10,6%	15	15,2%	8	19,0%	57	12,4%	216	17,1%	77	22,1%	32	18,0%	325	18,2%
	gering	145	15,2%	60	24,1%	13	9,6%	218	16,3%	37	11,9%	18	18,2%	11	26,2%	66	14,6%	182	14,4%	78	22,4%	24	13,5%	284	15,9%
	keine	375	39,3%	96	38,6%	80	58,8%	551	41,2%	198	63,0%	46	46,5%	16	38,1%	260	57,0%	573	45,4%	142	40,8%	96	53,9%	811	45,3%
Zufriedenheit mit Umgebungsbed. insgesamt	gestiegen	209	28,0%	26	12,4%	16	13,0%	251	26,0%	15	8,3%	7	10,3%	3	10,3%	25	9,3%	224	24,9%	33	11,5%	19	12,5%	276	20,9%
	teils-teils	285	39,0%	67	32,3%	36	29,3%	388	37,0%	41	24,3%	26	41,4%	10	34,5%	77	31,4%	326	36,3%	93	34,6%	46	30,3%	465	35,2%
	nicht gestiegen	236	32,3%	115	55,3%	71	57,7%	422	42,9%	113	66,9%	30	48,1%	16	55,2%	159	62,1%	349	38,8%	145	53,9%	87	57,2%	581	43,9%
schwere Arbeitsgegenstände	stark	237	26,4%	50	17,7%	19	15,4%	306	23,9%	30	10,9%	18	17,0%	9	26,9%	57	13,9%	267	22,9%	68	17,7%	24	15,3%	363	21,0%
	teils-teils	234	26,0%	93	33,0%	16	13,0%	343	26,3%	55	19,2%	27	26,9%	8	23,9%	90	21,3%	289	24,4%	120	31,3%	24	15,3%	433	25,1%
	gering	126	14,0%	61	21,6%	21	17,1%	208	16,0%	54	18,8%	22	21,6%	5	14,7%	81	19,1%	180	15,2%	83	21,6%	26	16,6%	289	16,7%
	keine	302	33,6%	78	27,7%	67	54,5%	447	34,3%	148	51,6%	35	34,8%	12	35,3%	195	46,1%	450	37,9%	113	29,4%	79	50,3%	642	37,2%
eingesetzte Arbeitsstoffe	stark	170	20,8%	74	36,5%	20	16,9%	264	23,7%	15	5,0%	16	21,1%	7	22,6%	38	10,2%	185	17,1%	90	32,1%	27	18,1%	302	19,9%
	teils-teils	217	26,9%	57	27,9%	19	16,1%	293	25,7%	60	22,9%	25	32,0%	7	22,6%	92	24,6%	277	25,4%	82	29,3%	26	17,4%	385	25,4%
	gering	137	16,7%	30	14,7%	17	14,4%	184	16,1%	45	16,9%	13	17,1%	7	22,6%	65	17,4%	182	16,8%	43	15,4%	24	16,1%	249	16,4%
	keine	294	35,5%	43	21,1%	62	52,5%	399	35,0%	147	55,1%	22	28,9%	10	32,3%	179	47,9%	441	40,6%	65	23,2%	72	48,3%	578	38,2%
fehl./schl. Werkzeug	stark	228	26,3%	106	38,1%	13	9,2%	347	27,0%	29	10,3%	25	26,3%	9	20,9%	63	15,0%	257	22,4%	131	35,1%	22	11,9%	410	24,0%
	teils-teils	274	31,6%	93	34,2%	27	19,0%	394	30,6%	81	28,8%	29	30,5%	12	27,9%	122	29,1%	355	31,0%	124	33,2%	39	21,1%	518	30,4%
	gering	139	16,1%	34	12,2%	27	19,0%	200	15,8%	41	14,0%	18	18,8%	8	18,8%	67	16,0%	180	15,7%	52	13,9%	35	18,8%	267	15,7%
	keine	225	26,0%	43	15,5%	75	52,8%	343	26,7%	130	46,3%	23	24,2%	14	32,6%	167	39,9%	355	31,0%	66	17,7%	89	48,1%	510	29,9%
fehl./schl. Schutzzeug	stark	270	32,2%	63	25,0%	18	14,2%	353	28,6%	43	16,1%	14	30,4%	7	22,6%	64	18,6%	313	28,8%	79	44,9%	25	15,8%	417	29,0%
	teils-teils	306	36,5%	31	23,8%	26	20,5%	363	33,2%	93	34,8%	18	39,1%	7	22,6%	118	34,3%	399	36,1%	49	27,8%	33	20,9%	481	33,4%
	gering	109	13,0%	17	13,1%	24	18,9%	150	13,7%	41	15,4%	6	13,0%	5	16,1%	52	15,1%	150	13,6%	23	13,1%	29	18,4%	202	14,0%
	keine	153	18,3%	17	13,1%	59	46,5%	229	20,9%	90	33,7%	8	17,4%	12	38,7%	110	32,0%	243	22,0%	25	14,2%	71	44,9%	339	23,6%
Zufriedenheit mit Arb.-mittel insges.	gestiegen	32	17,8%	66	33,1%	0	25,8%	98	25,8%	2	9,9%	20	29,2%	0	0	22	24,4%	34	16,9%	86	32,0%	0	0	121	25,9%
	teils-teils	120	66,7%	67	33,4%	14	49,2%	187	49,2%	44	66,7%	30	43,5%	0	0	44	48,9%	134	66,3%	86	36,1%	0	0	231	49,1%
	nicht gestiegen	28	15,6%	67	33,9%	0	25,0%	95	25,0%	5	23,8%	19	27,4%	0	0	24	26,7%	33	16,4%	86	32,0%	0	0	73	25,3%

Mitarbeiterbefragung im Interventionsbereich

Vorschläge sind bekannt

Arbeitsbelastung	Verbesserung	BRANCHE Metall n	%	BRANCHE Chemie n	%	Dienstleistung n	%	Gesamt n	%
Information	stark	258	28,7%	84	26,3%	53	34,2%	395	28,8%
	teils-teils	314	34,9%	107	33,5%	38	24,5%	459	33,3%
	gering	169	18,8%	63	19,7%	21	13,5%	253	18,4%
	keine	158	17,6%	65	20,4%	43	27,7%	266	19,4%
Möglichk. Meinung zu sagen	stark	196	21,9%	69	22,4%	55	36,4%	320	23,6%
	teils-teils	327	36,5%	105	34,1%	36	23,8%	468	34,5%
	gering	184	20,5%	58	18,8%	23	15,2%	265	19,6%
	keine	189	21,1%	76	24,7%	37	24,5%	302	22,3%
bei Probl. mit Kollegen sprechen	stark	238	23,5%	82	26,1%	59	38,6%	379	25,6%
	teils-teils	426	42,1%	136	43,3%	39	25,5%	601	40,7%
	gering	160	15,8%	47	15,0%	15	9,8%	222	15,0%
	keine	187	18,5%	49	15,6%	40	26,1%	276	18,7%
bei Probl. Vorg. fragen	stark	268	26,6%	92	29,8%	66	42,0%	426	28,8%
	teils-teils	376	37,3%	112	36,2%	30	19,1%	518	35,2%
	gering	175	17,4%	55	17,8%	16	10,2%	246	16,7%
	keine	188	18,7%	50	16,2%	45	28,7%	283	19,2%
bei Probl. Exp fragen	stark	224	23,5%	49	17,2%	46	31,3%	319	23,0%
	teils-teils	174	28,7%	92	32,3%	32	21,8%	398	28,7%
	gering	174	18,2%	53	18,6%	15	10,2%	242	17,4%
	keine	283	29,6%	91	31,9%	54	36,7%	428	30,9%
Lob von Vorg.	stark	221	22,2%	35	11,6%	43	27,6%	299	20,6%
	teils-teils	223	22,4%	86	28,3%	26	16,7%	335	23,1%
	gering	155	15,6%	68	22,5%	20	12,8%	243	16,7%
	keine	395	39,7%	113	37,4%	67	42,9%	575	39,6%
Lob von Koll.	stark	232	23,5%	38	12,4%	42	26,9%	312	21,5%
	teils-teils	316	32,0%	111	36,3%	51	32,7%	478	33,0%
	gering	161	16,3%	72	23,5%	17	10,9%	250	17,1%
	keine	277	28,1%	85	27,8%	46	29,5%	408	28,2%
Unterstützung von Vorg.	stark	255	25,4%	55	17,3%	56	35,2%	366	24,7%
	teils-teils	342	34,1%	111	34,9%	30	18,9%	483	32,6%
	gering	171	17,0%	72	22,6%	18	11,3%	261	17,6%
	keine	236	23,5%	80	25,2%	55	34,6%	371	25,1%
Unterstützung von Koll.	stark	265	26,2%	73	24,3%	66	41,3%	404	27,7%
	teils-teils	456	45,1%	120	39,9%	43	26,9%	619	42,0%
	gering	129	12,7%	50	16,6%	15	9,4%	194	13,2%
	keine	162	16,0%	58	19,3%	36	22,5%	256	17,4%
Zufriedenheit mit Unterstützung insgesamt	gestiegen	233	31,6%	18	22,5%	30	28,8%	281	30,2%
	teils-teils	284	38,5%	33	41,0%	33	26,2%	350	37,6%
	nicht gestiegen	220	29,9%	29	36,5%	63	50,0%	312	34,5%
Kontrolliert werden	stark	246	25,1%	123	40,5%	25	15,8%	323	23,7%
	teils-teils	330	33,6%	123	40,5%	12	15,8%	465	34,2%
	gering	155	15,8%	51	16,8%	11	14,5%	217	15,9%
	keine	250	25,5%	78	25,7%	28	36,8%	356	26,2%

Vorschläge sind nicht bekannt

Arbeitsbelastung	Verbesserung	BRANCHE Metall n	%	BRANCHE Chemie n	%	Dienstleistung n	%	Gesamt n	%
Information	stark	29	9,4%	16	15,4%	14	27,5%	59	12,8%
	teils-teils	107	34,9%	28	26,9%	12	23,5%	147	31,8%
	gering	64	20,8%	13	12,5%	13	25,5%	90	19,5%
	keine	107	34,9%	47	45,2%	12	23,5%	166	35,9%
Möglichk. Meinung zu sagen	stark	33	10,7%	14	13,0%	13	25,5%	60	13,0%
	teils-teils	106	34,5%	30	27,8%	16	31,4%	152	32,6%
	gering	54	17,6%	9	17,6%	9	17,6%	82	17,6%
	keine	114	37,1%	45	41,7%	13	25,5%	172	36,9%
bei Probl. mit Kollegen sprechen	stark	38	11,5%	17	16,5%	24	48,0%	79	16,3%
	teils-teils	123	37,2%	39	37,9%	10	20,0%	172	35,5%
	gering	68	20,5%	21	20,4%	7	14,0%	96	19,8%
	keine	102	30,8%	26	25,2%	9	18,0%	137	28,3%
bei Probl. Vorg. fragen	stark	56	16,9%	27	25,7%	22	42,3%	105	21,5%
	teils-teils	114	34,3%	38	36,2%	10	19,2%	162	33,1%
	gering	62	18,7%	13	12,4%	5	9,6%	80	16,4%
	keine	100	30,1%	27	25,7%	15	28,8%	142	29,0%
bei Probl. Exp fragen	stark	25	8,1%	13	13,1%	11	22,4%	49	10,7%
	teils-teils	71	23,0%	23	23,2%	13	26,5%	107	23,4%
	gering	56	18,1%	26	26,3%	6	6,1%	85	18,6%
	keine	157	50,8%	37	37,4%	22	44,9%	216	47,3%
Lob von Vorg.	stark	21	6,3%	12	12,0%	15	29,4%	49	10,0%
	teils-teils	55	16,5%	23	21,8%	8	15,7%	83	16,9%
	gering	55	16,8%	18	16,7%	6	13,7%	81	16,7%
	keine	201	60,4%	57	52,8%	21	41,2%	279	56,7%
Lob von Koll.	stark	25	7,9%	12	11,5%	16	33,3%	53	11,3%
	teils-teils	99	31,1%	36	34,6%	14	29,2%	149	31,7%
	gering	50	15,7%	15	14,4%	3	6,3%	68	14,4%
	keine	144	45,3%	41	39,4%	15	31,3%	200	42,6%
Unterstützung von Vorg.	stark	36	10,9%	18	17,8%	19	38,0%	73	15,1%
	teils-teils	105	31,7%	22	21,8%	9	18,0%	136	28,2%
	gering	54	15,1%	19	18,8%	6	12,0%	75	15,6%
	keine	140	42,3%	42	41,6%	16	32,0%	198	41,1%
Unterstützung von Koll.	stark	63	19,6%	29	29,6%	16	16,3%	108	22,6%
	teils-teils	136	41,6%	35	35,7%	7	14,3%	178	37,2%
	gering	57	33,3%	12	18,1%	8	12,2%	77	16,1%
	keine	98	57,3%	29	45,5%	18	58,1%	145	55,0%
Zufriedenheit mit Unterstützung insgesamt	gestiegen	37	11,6%	8	21,0%	7	18,2%	36	15,9%
	teils-teils	96	30,0%	31	31,0%	5	16,1%	85	33,2%
	nicht gestiegen	49	15,3%	16	16,0%	18	58,1%	141	31,1%
Kontrolliert werden	stark	49	15,3%	16	16,0%	3	9,1%	68	15,0%
	teils-teils	138	43,1%	32	32,0%	10	30,3%	180	39,7%

Gesamt

Arbeitsbelastung	Verbesserung	BRANCHE Metall n	%	BRANCHE Chemie n	%	Dienstleistung n	%	Gesamt n	%
Information	stark	287	23,8%	100	23,6%	67	32,5%	454	24,7%
	teils-teils	421	34,9%	135	31,9%	50	24,3%	606	33,0%
	gering	233	19,3%	76	18,0%	34	16,5%	343	18,7%
	keine	265	22,0%	112	26,5%	55	26,7%	432	23,5%
Möglichk. Meinung zu sagen	stark	229	19,0%	83	20,0%	68	33,7%	380	20,6%
	teils-teils	433	36,0%	135	32,5%	52	25,7%	620	34,0%
	gering	238	19,8%	77	18,5%	32	15,8%	347	19,1%
	keine	303	25,2%	121	29,1%	50	24,8%	474	26,0%
bei Probl. mit Kollegen sprechen	stark	276	20,6%	99	23,7%	83	40,9%	458	23,3%
	teils-teils	549	40,0%	175	42,0%	49	24,1%	773	39,4%
	gering	228	17,0%	68	16,3%	22	10,8%	318	16,2%
	keine	289	21,5%	75	18,0%	49	24,1%	413	21,0%
bei Probl. Vorg. fragen	stark	324	26,6%	119	28,7%	88	42,1%	531	27,1%
	teils-teils	490	36,6%	150	36,2%	40	19,1%	680	34,7%
	gering	237	17,7%	68	16,4%	21	10,0%	326	16,6%
	keine	288	21,5%	77	18,6%	60	28,7%	425	21,7%
bei Probl. Exp fragen	stark	249	19,7%	62	16,1%	57	29,1%	368	20,0%
	teils-teils	345	27,3%	115	29,9%	45	23,0%	505	27,4%
	gering	230	18,2%	79	20,6%	18	9,2%	327	17,7%
	keine	440	34,8%	128	33,3%	76	38,8%	644	34,9%
Lob von Vorg.	stark	242	18,2%	48	11,7%	58	28,0%	348	17,9%
	teils-teils	278	20,9%	106	25,9%	34	16,4%	418	21,5%
	gering	211	15,9%	86	21,0%	27	13,0%	324	16,7%
	keine	596	44,9%	170	41,5%	88	42,5%	854	43,9%
Lob von Koll.	stark	257	19,7%	50	12,2%	58	28,4%	365	19,0%
	teils-teils	415	31,8%	147	35,9%	65	31,9%	627	32,7%
	gering	211	16,2%	87	21,2%	20	9,8%	318	16,6%
	keine	421	32,3%	126	30,7%	61	29,9%	608	31,7%
Unterstützung von Vorg.	stark	291	21,8%	73	17,4%	75	35,9%	439	22,4%
	teils-teils	447	33,5%	133	31,7%	39	18,7%	619	31,5%
	gering	221	16,6%	91	21,7%	24	11,5%	336	17,1%
	keine	376	28,2%	122	29,1%	71	34,0%	569	29,0%
Unterstützung von Koll.	stark	330	24,6%	88	22,0%	94	45,0%	512	26,2%
	teils-teils	592	44,1%	155	38,8%	50	23,9%	797	40,9%
	gering	181	13,5%	69	17,3%	21	10,0%	271	13,9%
	keine	240	17,9%	87	21,8%	44	21,1%	371	19,0%
Zufriedenheit mit Unterstützung insgesamt	gestiegen	249	27,4%	30	20,5%	38	24,2%	317	26,2%
	teils-teils	426	32,7%	56	39,0%	38	24,2%	435	36,0%
	nicht gestiegen	318	35,0%	58	40,5%	81	51,6%	457	37,8%
Kontrolliert werden	stark	283	21,8%	30	18,1%	31	28,4%	317	21,3%
	teils-teils	341	37,6%	154	38,1%	26	23,9%	606	33,4%
	gering	204	15,7%	67	16,6%	14	12,8%	285	15,7%
	keine	388	29,8%	110	27,2%	38	34,9%	536	29,5%

Mitarbeiterbefragung im Interventionsbereich

		Vorschläge sind bekannt									Vorschläge sind nicht bekannt							
		BRANCHE						Gesamt		BRANCHE						Gesamt	
		Metall		Chemie		Dienstleistung				Metall		Chemie		Dienstleistung			
	Verbesserung	n	%	n	%	n	%	n	%	n	%	n	%	n	%	n	%
Arbeitsbelastung	stark	112	14,8%	82	27,7%	53	34,9%	247	20,5%	37	11,2%	25	23,6%	15	31,3%	77	15,0%
wie Vorg. mit mir reden	teils-teils	266	35,1%	102	34,5%	17	11,2%	385	32,0%	75	22,7%	34	32,1%	6	12,5%	115	23,7%
	gering	122	16,1%	45	15,2%	18	11,8%	185	15,4%	62	18,7%	14	13,2%	5	10,4%	81	16,7%
	keine	257	33,0%	67	22,6%	64	42,1%	388	32,2%	157	47,4%	33	31,1%	22	45,8%	212	43,7%
persönliche Rücksichtnahme	stark	253	25,7%	76	24,9%	46	30,3%	375	26,0%	34	10,7%	24	23,3%	12	25,5%	70	15,0%
	teils-teils	315	32,0%	99	32,5%	35	23,0%	449	31,2%	94	29,6%	30	29,1%	11	23,4%	135	28,8%
	gering	173	17,6%	52	17,0%	17	11,2%	242	16,8%	62	19,5%	19	18,4%	6	12,8%	87	18,6%
	keine	243	24,7%	78	25,6%	54	35,5%	375	26,0%	128	40,3%	30	29,1%	18	38,3%	176	37,6%
Verständl. Anweisungen	stark	236	24,7%			35	26,3%	271	24,9%	36	11,5%			10	23,8%	46	12,9%
	teils-teils	387	40,4%			28	21,1%	415	38,1%	99	31,5%			13	31,0%	112	31,5%
	gering	161	16,8%			16	12,0%	177	16,2%	59	18,8%			6	14,3%	65	18,3%
	keine	173	18,1%			54	40,6%	227	20,8%	120	38,2%			13	31,0%	133	37,4%
Zufriedenheit mit Beziehung zu Vorg. insgesamt	gestiegen	176	32,3%	40	19,3%	27	22,5%	243	29,0%	15	9,0%	15	19,3%	6	21,4%	34	15,7%
	teils-teils	196	35,9%	80	38,1%	29	24,2%	305	35,4%	29	20,1%	27	34,6%	6	21,4%	62	26,5%
	nicht gestiegen	174	31,9%	89	42,6%	64	53,3%	327	39,0%	102	70,8%	35	46,1%	16	57,1%	153	63,7%
Unterstützung bei der Arbeit	stark	263	26,9%			46	30,1%		29,1%	48	15,9%			6	18,0%		18,3%
	teils-teils	395	40,5%	110	35,1%	43	28,1%	548	38,0%	111	35,2%	45	40,5%	10	21,3%	166	35,1%
	gering	144	14,8%	38	12,1%	20	13,1%	202	14,2%	40	12,7%	20	18,0%	9	19,1%	69	14,6%
	keine	174	17,8%	54	17,3%	44	28,8%	272	18,9%	116	36,8%	26	23,4%	15	31,9%	157	33,2%
Arbeit im Team	stark	263	27,0%	108	34,6%	52	35,1%	423	29,0%	50	16,6%	24	21,8%	16	34,0%	90	19,6%
	teils-teils	351	36,8%	103	33,0%	37	25,0%	491	34,7%	45	33,4%	45	40,9%	10	21,3%	156	34,0%
	gering	160	16,8%	44	14,1%	21	14,2%	225	15,9%	39	12,9%	17	15,5%	8	17,0%	64	13,9%
	keine	179	18,8%	57	18,3%	38	25,7%	274	19,4%	112	37,1%	24	21,8%	13	27,7%	149	32,5%
Isolation durch die Arbeit	stark	200	21,6%	41	14,4%	27	20,3%	268	20,6%	20	6,9%	10	10,1%	10	21,3%	40	9,2%
	teils-teils	338	36,6%	124	43,7%	36	27,1%	498	37,1%	86	29,9%	34	34,3%	12	25,5%	132	30,4%
	gering	161	17,4%	42	14,8%	17	12,8%	220	16,4%	49	17,0%	24	24,2%	8	17,0%	81	18,7%
	keine	225	24,4%	77	27,1%	53	39,8%	355	26,3%	133	46,2%	31	31,3%	17	36,2%	181	41,7%
Zufriedenheit mit Beziehung zu Koll. insgesamt	gestiegen	210	29,0%	43	20,5%	24	20,3%	277	27,0%	13	8,0%	16	21,3%	4	14,3%	33	15,2%
	teils-teils	296	40,9%	84	39,9%	40	33,9%	420	40,1%	49	30,1%	21	27,8%	7	25,0%	77	29,0%
	nicht gestiegen	217	30,0%	83	30,6%	54	45,8%	336	32,7%	101	62,0%	38	50,9%	17	60,7%	156	59,1%
Sich./Ges anderer	stark	282	28,7%			23	15,8%		27,5%	39	12,3%			6	13,3%		14,8%
	teils-teils	373	37,9%	128	43,4%	42	28,8%	543	38,1%	110	34,8%	34	32,4%	13	28,9%	157	33,7%
	gering	136	13,8%	40	13,6%	18	12,3%	194	13,6%	51	16,1%	22	21,0%	9	20,0%	82	17,6%
	keine	193	19,6%	40	13,6%	63	43,2%	296	20,8%	116	36,7%	25	23,8%	17	37,8%	158	33,9%
eigene Sich./Ges.	stark	154	21,8%	123	41,7%	26	18,3%	303	26,5%	53	17,0%	33	32,0%	4	8,5%	90	19,0%
	teils-teils	266	37,7%	94	31,9%	39	27,5%	399	34,9%	101	32,4%	26	25,2%	14	29,8%	141	30,5%
	gering	110	15,6%	44	14,9%	11	7,7%	165	14,4%	51	16,3%	22	21,4%	12	25,5%	85	18,4%
	keine	175	24,8%	34	11,5%	66	46,5%	275	24,1%	107	34,3%	22	21,4%	17	36,2%	146	31,6%
Verantw. für Masch./Mat.	stark	223	24,8%	73	24,1%	21	15,2%	317	23,6%	29	10,0%	16	16,0%	9	20,0%	54	12,4%
	teils-teils	332	36,9%	118	38,9%	35	25,4%	485	36,2%	115	39,7%	45	45,0%	12	26,7%	149	34,3%
	gering	136	15,1%	53	17,5%	19	13,8%	208	15,5%	54	18,6%	21	21,0%	9	20,0%	84	19,3%
	keine	209	23,2%	59	19,5%	63	45,7%	331	24,7%	115	39,7%	18	18,0%	15	33,3%	148	34,0%

	Gesamt							
	BRANCHE						Gesamt	
	Metall		Chemie		Dienstleistung			
	n	%	n	%	n	%	n	%
	149	13,7%	107	26,6%	68	34,0%	324	19,2%
	341	31,3%	136	33,8%	23	11,5%	500	29,0%
	184	16,9%	59	14,7%	23	11,5%	266	15,7%
	414	38,1%	100	24,9%	86	43,0%	600	35,5%
	287	22,0%	100	24,5%	58	29,1%	445	23,3%
	409	31,4%	129	31,6%	46	23,1%	584	30,6%
	235	18,0%	71	17,4%	23	11,6%	329	17,2%
	371	28,5%	108	26,5%	72	36,2%	551	28,9%
	272	21,4%			45	25,7%	317	21,9%
	486	38,2%			41	23,4%	527	36,4%
	220	17,3%			22	12,6%	242	16,7%
	293	23,1%			67	38,3%	360	24,9%
	189	27,4%	55	19,3%	33	22,3%	277	24,7%
	225	32,6%	106	37,2%	35	23,6%	366	32,6%
	276	40,0%	125	43,5%	80	54,1%	481	42,8%
	311	24,1%			54	29,5%		26,2%
	506	39,2%	155	36,6%	53	26,5%	714	37,3%
	184	14,3%	58	13,7%	29	14,5%	271	14,2%
	290	22,5%	80	18,9%	59	29,5%	429	22,4%
	313	24,9%	132	31,3%	68	34,9%	513	27,4%
	452	36,0%	148	35,1%	47	24,1%	647	34,4%
	199	15,9%	61	14,5%	29	14,9%	289	15,4%
	291	23,2%	81	19,2%	51	26,2%	423	22,6%
	220	18,2%	51	13,3%	37	20,6%	308	17,1%
	424	35,0%	158	41,3%	48	26,7%	630	35,5%
	210	17,3%	66	17,2%	25	13,9%	301	17,0%
	358	29,5%	108	28,2%	70	38,9%	536	30,2%
	223	25,2%	59	22,2%	28	19,2%	310	23,9%
	345	38,9%	105	39,4%	47	32,2%	497	38,3%
	318	35,9%	102	38,4%	71	48,6%	491	37,8%
	321	24,7%			29	15,2%		24,4%
	483	37,2%	162	40,5%	55	28,8%	700	37,0%
	187	14,4%	62	15,5%	27	14,1%	276	14,6%
	309	23,8%	65	16,3%	80	41,9%	454	24,0%
	207	20,4%	156	39,2%	30	15,9%	393	24,3%
	367	36,1%	120	30,2%	53	28,0%	540	33,7%
	161	15,8%	66	16,6%	23	12,2%	250	15,6%
	282	27,7%	56	14,1%	83	43,9%	421	26,3%
	252	21,2%	89	22,1%	30	16,4%	371	20,0%
	447	35,6%	163	40,4%	47	25,7%	634	35,7%
	190	16,0%	74	18,4%	28	15,3%	292	16,4%
	324	27,2%	77	19,1%	78	42,6%	479	27,0%

Mitarbeiterbefragung im Interventionsbereich

		Vorschläge sind bekannt								Vorschläge sind nicht bekannt								
		BRANCHE						Gesamt		BRANCHE						Gesamt		
		Metall		Chemie		Dienstleistung				Metall		Chemie		Dienstleistung				
Arbeitsbelastung	Verbesserung	n	%	n	%	n	%	n	%	n	%	n	%	n	%	n	%
Verantw. für Qualität	stark	299	21,4%	98	33,6%	29	20,9%	426	30,8%	57	19,9%	28	28,9%	14	31,1%	99	23,1%
	teils-teils	326	24,2%	115	39,4%	35	25,2%	476	34,4%	88	30,8%	40	41,2%	7	15,6%	135	31,5%
	gering	132	23,9%	28	9,6%	14	10,1%	174	12,6%	37	12,9%	8	8,2%	7	15,6%	52	12,1%
	keine	196	20,6%	51	17,5%	61	43,9%	308	22,3%	104	36,4%	21	21,6%	17	37,8%	142	33,2%
Arbeitszeit selbst einteilen	stark	261	26,6%	50	16,6%	32	20,8%	343	23,9%	15	14,3%	7	15,2%	19	8,8%	41	8,8%
	teils-teils	207	21,1%	99	32,8%	32	20,8%	338	23,5%	66	21,0%	19	18,1%	6	13,0%	91	19,5%
	gering	136	3,9%	29	16,2%	17	11,0%	202	14,1%	34	10,8%	23	21,9%	5	10,9%	62	13,3%
	keine	376	8,4%	104	34,4%	73	47,4%	553	38,5%	196	62,2%	48	45,7%	28	60,9%	272	58,4%
Arbeitsschritte selbst planen	stark	238	24,3%	62	20,5%	38	24,8%	338	23,6%	31	10,0%	28	26,9%	10	21,7%	69	15,0%
	teils-teils	278	28,4%	87	28,8%	41	26,8%	406	28,3%	80	25,8%	21	20,2%	10	21,7%	111	24,1%
	gering	152	5,5%	71	23,5%	19	12,4%	242	16,9%	36	11,6%	21	20,2%	6	13,0%	63	13,7%
	keine	311	1,8%	82	27,2%	55	35,9%	448	31,2%	163	52,6%	34	32,7%	20	43,5%	217	47,2%
Arbeit selbst prüfen	stark	268	27,4%	87	28,8%	42	27,6%	397	27,7%	48	15,5%	29	27,9%	15	32,6%	92	20,0%
	teils-teils	341	34,9%	108	35,8%	40	26,3%	489	34,1%	97	31,3%	29	27,0%	11	15,2%	137	29,8%
	gering	142	4,5%	44	14,6%	19	12,5%	205	14,3%	54	17,4%	19	18,3%	7	15,2%	80	17,4%
	keine	227	3,2%	63	20,9%	51	33,6%	341	23,8%	111	35,8%	27	26,0%	13	28,3%	151	32,8%
Arbeitsplatz selbst gestalten	stark	262	26,9%	39	13,0%	30	20,0%	331	23,1%	22	7,1%	22	22,2%	5	10,9%	49	10,8%
	teils-teils	249	25,3%	92	30,8%	40	26,7%	381	26,6%	72	23,2%	21	21,2%	10	21,7%	103	22,6%
	gering	151	5,3%	53	21,1%	21	14,0%	235	16,4%	44	14,2%	23	23,2%	5	10,9%	72	15,8%
	keine	323	2,8%	135	35,1%	59	39,3%	487	34,0%	172	55,5%	33	33,3%	26	56,5%	231	50,8%
eigene Ideen/Vorschläge einbringen	stark	256	26,0%	84	18,3%	50	32,9%	360	25,1%	38	12,2%	23	22,8%	11	23,0%	72	15,7%
	teils-teils	374	8,0%	115	39,0%	34	22,4%	523	36,5%	106	34,0%	30	29,7%	12	26,1%	148	32,2%
	gering	163	6,5%	63	21,4%	20	13,2%	246	17,2%	61	19,6%	27	26,7%	6	13,0%	94	20,5%
	keine	192	9,5%	63	21,4%	48	31,6%	303	21,2%	107	34,3%	21	20,8%	17	37,0%	145	31,6%
Abh. vom Tempo Maschinen	stark	197	24,6%			11	11,3%	208	23,3%	52	9,0%			7	23,3%	222	10,4%
	teils-teils	201	25,1%			23	23,7%	224	25,0%	52	18,6%			5	16,7%	57	18,4%
	gering	101	2,6%			9	9,3%	110	12,3%	29	10,4%			5	16,7%	34	11,0%
	keine	301	7,6%			54	55,7%	355	39,6%	173	62,0%			13	43,3%	186	60,2%
Abh. vom Tempo Kollegen	stark	227	6,9%			24	18,3%	251	25,8%	17	6,3%	8	24,2%			25	8,2%
	teils-teils	233	7,6%			39	29,8%	272	27,9%	77	28,4%	9	27,3%			86	28,3%
	gering	122	4,5%			16	12,2%	138	14,2%	30	11,1%	5	15,2%			35	11,5%
	keine	261	31,0%			52	39,7%	313	32,1%	147	54,2%	11	33,3%			158	52,0%
Zufriedenheit mit Einflußnahme	gestiegen	218	30,3%	38	18,6%	19	15,7%	275	27,7%	25	8,0%	3	13,2%	5	16,7%	25	10,2%
	teils-teils	281	39,1%	92	39,8%	36	29,8%	399	38,4%	77	24,7%	26	38,7%	9	32,1%	75	30,4%
insgesamt	nicht gestiegen	220	30,6%	85	41,6%	66	54,5%	371	37,4%	109	67,3%	32	48,1%	16	57,1%	157	62,4%

		Gesamt							
		Metall		Chemie		Dienstleistung		Gesamt	
Arbeitsbelastung	Verbesserung	n	%	n	%	n	%	n	%
Verantw. für Qualität	stark	356	28,7%	126	32,4%	43	23,4%	525	29,0%
	teils-teils	414	33,4%	155	39,8%	42	22,8%	611	33,7%
	gering	169	13,6%	36	9,3%	21	11,4%	226	12,5%
	keine	300	24,2%	72	18,5%	78	42,4%	450	24,8%
Arbeitszeit selbst einteilen	stark	280	21,6%	65	16,0%	39	19,5%	384	20,2%
	teils-teils	273	21,1%	118	29,0%	38	19,0%	429	22,6%
	gering	170	13,1%	72	17,7%	22	11,0%	264	13,9%
	keine	572	44,2%	152	37,3%	101	50,5%	825	43,4%
Arbeitsschritte selbst planen	stark	269	20,9%	90	22,2%	48	24,1%	407	21,5%
	teils-teils	358	27,8%	108	26,6%	51	25,6%	517	27,3%
	gering	188	14,6%	92	22,7%	25	12,6%	305	16,1%
	keine	474	36,8%	116	28,6%	75	37,7%	665	35,1%
Arbeit selbst prüfen	stark	316	24,5%	116	28,8%	57	25,8%	489	25,8%
	teils-teils	438	34,0%	137	33,7%	51	25,8%	626	33,1%
	gering	196	15,2%	63	15,5%	26	13,1%	285	15,1%
	keine	338	26,2%	90	22,2%	64	32,3%	492	26,0%
Arbeitsplatz selbst gestalten	stark	284	21,9%	61	15,1%	35	17,0%	380	20,1%
	teils-teils	321	24,8%	113	28,4%	50	25,5%	484	25,6%
	gering	195	15,1%	86	21,6%	26	13,3%	307	16,3%
	keine	495	38,2%	138	34,7%	85	43,4%	718	38,0%
eigene Ideen/Vorschläge einbringen	stark	294	22,7%	77	19,4%	61	30,8%	432	22,8%
	teils-teils	480	37,0%	145	36,6%	46	23,2%	671	35,5%
	gering	224	17,3%	90	22,7%	26	13,1%	340	18,0%
	keine	299	23,1%	84	21,2%	65	32,8%	448	23,7%
Abh. vom Tempo Maschinen	stark	222	20,6%			18	14,2%	240	19,9%
	teils-teils	253	23,4%			28	22,0%	281	23,3%
	gering	130	12,0%			14	11,0%	144	11,9%
	keine	474	43,9%			67	52,8%	541	44,9%
Abh. vom Tempo Kollegen	stark	244	21,9%			32	19,5%	276	21,6%
	teils-teils	310	27,8%			48	29,3%	358	28,0%
	gering	152	13,6%			21	12,8%	173	13,5%
	keine	408	36,9%			63	38,4%	471	36,9%
Zufriedenheit mit Einflußnahme	gestiegen	231	26,2%	47	17,3%	22	14,8%	300	23,0%
	teils-teils	321	36,4%	107	39,5%	45	30,2%	473	36,4%
insgesamt	nicht gestiegen	329	37,3%	117	43,2%	82	55,0%	528	40,6%

Mitarbeiterbefragung im Interventionsbereich

		Vorschläge sind bekannt									Vorschläge sind nicht bekannt									Gesamt									
		BRANCHE								Gesamt		BRANCHE								Gesamt		BRANCHE								Gesamt	
		Metall		Chemie		Dienstleistung		Gesamt				Metall		Chemie		Dienstleistung						Metall		Chemie		Dienstleistung					
Gesundheitliche Beschwerden	Verbesserung	n	%	n	%	n	%	n	%	n	%	n	%	n	%	n	%	n	%	n	%	n	%	n	%	n	%
Nacken	stark	232	31,7%	24	13,3%	4	3,7%	260	25,5%	18	10,8%	11	18,0%	1	3,7%	30	11,8%	250	27,8%	35	14,5%	5	3,7%	290	22,7%
	teils-teils	131	17,9%	37	20,4%	16	14,8%	184	18,0%	19	11,4%	9	14,8%	3	11,1%	31	12,2%	150	16,7%	46	19,0%	19	14,1%	215	16,8%
	gering	93	12,7%	24	13,3%	20	18,5%	137	13,4%	25	15,0%	8	13,1%	5	18,5%	38	14,9%	118	13,1%	32	13,2%	25	18,5%	175	13,7%
	keine	276	37,7%	96	53,0%	68	63,0%	440	43,1%	105	62,9%	33	54,1%	18	66,7%	156	61,2%	381	42,4%	129	53,3%	86	63,7%	596	46,7%
Schulter	stark	231	31,7%	24	13,3%	4	3,8%	259	25,6%	17	10,5%	13	21,0%	3	11,1%	33	13,1%	248	27,0%	37	15,3%	7	5,3%	292	23,1%
	teils-teils	133	18,3%	36	20,0%	13	12,4%	182	18,0%	19	11,7%	10	16,1%	3	11,1%	32	12,7%	152	17,1%	46	19,0%	16	12,1%	214	16,9%
	gering	89	12,2%	27	15,0%	17	16,2%	133	13,1%	17	10,5%	7	11,3%	4	14,8%	28	11,2%	106	11,9%	34	14,0%	21	15,9%	161	12,7%
	keine	275	37,8%	93	51,7%	71	67,6%	439	43,3%	109	67,3%	32	51,6%	17	63,0%	158	62,9%	384	43,1%	125	51,7%	88	66,7%	597	47,2%
Kreuz	stark	243	31,8%	28	15,1%	3	2,7%	274	25,8%	19	10,8%	17	25,8%	4	14,8%	40	14,8%	262	27,9%	45	17,9%	7	5,0%	314	23,6%
	teils-teils	109	14,3%	35	18,8%	11	9,8%	155	14,6%	19	10,8%	9	13,6%	—	—	28	10,4%	128	13,6%	44	17,5%	11	7,9%	183	13,8%
	gering	105	13,8%	21	11,3%	18	16,1%	144	13,6%	17	9,7%	7	4,5%	3	25,9%	27	10,0%	122	13,0%	24	9,5%	25	18,0%	171	12,9%
	keine	306	40,1%	102	54,8%	80	71,4%	488	46,0%	121	68,8%	37	56,1%	16	59,3%	174	64,7%	427	45,5%	139	55,2%	96	69,1%	662	49,8%
Arme/Hände	stark	224	31,2%	15	9,6%	3	3,7%	242	25,3%	16	9,8%	13	22,8%	3	13,0%	32	13,1%	240	27,2%	28	13,1%	6	5,8%	274	22,8%
	teils-teils	121	16,8%	41	26,1%	14	17,3%	176	18,4%	21	12,8%	10	17,5%	4	17,4%	35	14,3%	142	16,1%	51	23,8%	18	17,3%	211	17,6%
	gering	115	16,0%	24	15,3%	13	16,0%	152	15,9%	21	12,8%	7	12,3%	5	21,7%	33	13,5%	136	15,4%	31	14,5%	18	17,3%	185	15,4%
	keine	259	36,0%	77	49,0%	51	63,0%	387	40,4%	106	64,6%	27	47,4%	11	47,8%	144	59,0%	365	41,3%	104	48,6%	62	59,6%	531	44,2%
Beine/Füße	stark	219	29,9%	17	10,5%	3	3,6%	239	24,5%	15	8,9%	12	21,8%	3	14,3%	30	12,3%	234	26,0%	29	13,4%	6	5,8%	269	22,0%
	teils-teils	122	16,7%	46	28,4%	14	13,3%	179	18,3%	15	8,9%	8	14,5%	3	14,3%	26	10,7%	137	15,3%	54	24,9%	14	13,5%	205	16,8%
	gering	98	13,4%	25	15,4%	12	14,5%	135	13,8%	24	14,3%	7	12,7%	5	23,8%	36	14,8%	122	13,6%	32	14,7%	17	16,3%	171	14,0%
	keine	293	40,0%	74	45,7%	57	68,7%	424	43,4%	114	67,9%	28	50,9%	10	47,6%	152	62,3%	407	45,2%	102	47,0%	67	64,4%	576	47,2%
Gelenke	stark	198	28,5%	10	6,9%	5	6,3%	213	23,3%	21	13,7%	10	19,6%	2	8,7%	33	14,4%	219	25,8%	17	8,7%	10	9,8%	246	21,4%
	teils-teils	148	21,3%	38	26,4%	13	16,5%	199	21,7%	20	12,9%	10	19,6%	2	8,7%	32	14,0%	168	19,8%	48	24,6%	15	14,7%	231	20,1%
	gering	91	13,1%	24	16,9%	6	12,7%	122	13,3%	18	11,6%	8	15,7%	—	21,7%	31	13,5%	109	12,8%	29	14,9%	15	14,7%	153	13,3%
	keine	258	37,1%	75	52,1%	51	64,6%	384	41,8%	96	61,9%	26	51,0%	11	47,8%	133	58,1%	354	41,6%	101	51,8%	62	60,8%	517	45,1%
Taubheitsgefühl in Händen/Füßen	stark	201	29,5%	16	11,4%	7	8,8%	224	24,9%	17	11,0%	8	15,4%	3	14,3%	28	12,3%	218	26,1%	24	12,5%	10	9,9%	252	22,3%
	teils-teils	144	21,1%	12	22,1%	12	15,0%	187	20,8%	25	16,3%	8	15,4%	4	19,0%	37	16,3%	169	20,2%	39	20,3%	16	15,8%	224	19,9%
	gering	95	14,0%	29	20,7%	12	12,5%	134	14,9%	14	13,6%	8	15,4%	4	19,0%	33	14,5%	116	14,5%	37	19,3%	14	13,9%	167	14,5%
	keine	241	35,4%	64	45,7%	51	63,8%	356	39,5%	91	59,1%	28	53,8%	10	47,6%	129	56,8%	332	39,8%	92	47,9%	61	60,4%	485	43,0%
Flimmern vor den Augen	stark	187	29,5%	13	8,1%	6	8,2%	204	24,2%	13	9,3%	6	16,7%	5	23,8%	26	12,4%	200	25,9%	19	10,3%	11	11,7%	230	21,9%
	teils-teils	131	20,7%	33	24,3%	13	17,8%	177	21,0%	26	18,6%	6	12,5%	3	14,3%	35	16,7%	157	20,3%	39	17,0%	16	17,0%	212	20,2%
	gering	93	14,7%	26	19,1%	8	11,0%	127	15,1%	18	12,9%	11	22,9%	4	19,0%	33	15,8%	111	14,4%	37	20,1%	12	12,8%	160	15,2%
	keine	222	35,1%	66	48,5%	46	63,0%	334	39,7%	83	59,3%	23	47,9%	9	42,9%	115	55,0%	305	39,5%	89	48,4%	55	58,5%	449	42,7%
Kurzatmigkeit	stark	185	30,2%	8	6,7%	5	7,4%	198	24,8%	13	9,2%	4	8,9%	2	8,7%	22	10,5%	198	26,3%	12	7,3%	7	7,3%	220	21,8%
	teils-teils	130	21,2%	24	20,0%	15	22,1%	169	21,1%	26	18,3%	11	24,4%	2	8,7%	39	18,6%	156	20,7%	35	21,2%	17	18,7%	208	20,6%
	gering	80	13,1%	33	27,5%	5	7,4%	118	14,8%	18	12,7%	11	17,8%	2	21,7%	31	14,8%	98	13,0%	44	24,8%	7	11,0%	149	14,8%
	keine	217	35,5%	55	45,8%	43	63,2%	315	39,4%	85	59,9%	22	48,9%	11	47,8%	118	56,2%	302	40,1%	77	46,7%	54	59,3%	433	42,9%
Herzklopfen / Herzstolpern	stark	193	30,8%	11	8,9%	8	9,9%	212	25,3%	18	12,8%	3	6,7%	4	18,3%	25	12,0%	211	27,5%	14	8,3%	12	11,7%	237	22,8%
	teils-teils	120	19,1%	26	21,1%	17	21,0%	163	19,6%	28	19,9%	—	11,1%	2	9,1%	35	16,8%	148	19,3%	28	18,5%	19	18,4%	198	19,1%
	gering	92	14,7%	28	22,8%	6	7,4%	126	15,2%	15	10,6%	13	28,9%	3	13,6%	31	14,9%	107	13,9%	41	24,4%	9	8,7%	157	15,1%
	keine	222	35,4%	58	47,2%	50	61,7%	330	39,7%	80	56,7%	24	53,3%	13	59,1%	117	56,3%	302	39,3%	82	48,8%	63	61,2%	447	43,0%

Mitarbeiterbefragung im Interventionsbereich

Vorschläge sind bekannt

Gesundheitliche Beschwerden	Verbesserung	BRANCHE Metall n	%	BRANCHE Chemie n	%	BRANCHE Dienstleistung n	%	Gesamt n	%
Stiche/Ziehen in der Brust	stark	204	32,1%	9	6,9%	2	2,6%	215	25,5%
	teils-teils	109	17,2%	30	22,9%	17	22,1%	156	18,5%
	gering	91	14,3%	30	22,9%	8	10,4%	129	15,3%
	keine	231	36,4%	62	47,3%	50	64,9%	343	40,7%
Nieren/Blasen	stark	196	32,7%	2	10,5%	4	5,3%	202	29,1%
	teils-teils	102	17,0%	6	31,6%	11	14,7%	119	17,1%
	gering	82	13,7%	4	21,1%	10	13,3%	96	13,8%
	keine	220	36,7%	7	36,8%	50	66,7%	277	39,9%
Magen/Bauch	stark	192	29,6%	13	10,6%	4	4,8%	209	24,4%
	teils-teils	127	19,6%	26	21,1%	12	14,5%	165	19,3%
	gering	92	14,2%	32	26,0%	7	8,4%	131	15,3%
	keine	238	36,7%	52	42,3%	60	72,3%	350	40,9%
Kopfschmerzen	stark	209	30,6%	14	10,3%	3	3,3%	226	24,9%
	teils-teils	124	18,2%	35	25,7%	12	13,2%	171	18,8%
	gering	96	14,1%	28	20,6%	10	11,0%	134	14,7%
	keine	253	37,1%	59	43,4%	66	72,5%	378	41,6%
Schweißausbrüche	stark	205	32,4%	14	8,9%	5	6,8%	224	25,5%
	teils-teils	118	18,6%	46	29,1%	14	18,9%	178	20,6%
	gering	77	12,2%	23	14,6%	4	5,4%	104	12,0%
	keine	233	36,8%	75	47,5%	51	68,9%	359	41,5%
Müdigkeit	stark	213	30,6%	15	11,6%	3	3,1%	231	25,1%
	teils-teils	118	17,0%	29	22,5%	13	13,5%	160	17,4%
	gering	98	14,1%	22	17,1%	7	7,3%	127	13,8%
	keine	266	38,3%	63	48,8%	73	76,0%	402	43,7%
Gereiztheit	stark	213	31,4%	16	10,1%	3	3,2%	232	24,9%
	teils-teils	120	17,7%	39	24,5%	13	13,8%	172	18,5%
	gering	93	13,7%	19	11,9%	9	9,6%	121	13,0%
	keine	252	37,2%	85	53,5%	69	73,4%	406	43,6%
Schwindel	stark	188	30,2%	13	8,8%	3	4,2%	204	24,2%
	teils-teils	124	19,9%	38	25,7%	14	19,4%	176	20,9%
	gering	88	14,1%	21	14,2%	9	12,5%	118	14,0%
	keine	223	35,8%	76	51,4%	46	63,9%	345	40,9%
Appetitlosigkeit	stark	186	29,7%	13	9,7%	2	2,9%	201	24,2%
	teils-teils	119	19,0%	34	25,4%	13	19,1%	166	20,0%
	gering	91	14,5%	24	17,9%	6	8,8%	121	14,6%
	keine	231	36,8%	63	47,0%	47	69,1%	341	41,1%
Nervosität	stark	213	31,0%	10	7,9%	4	4,2%	227	25,3%
	teils-teils	128	19,0%	31	24,6%	18	18,9%	177	19,7%
	gering	88	13,0%	32	25,4%	9	9,4%	129	14,4%
	keine	246	36,4%	53	42,1%	65	67,7%	364	40,6%

Vorschläge sind nicht bekannt

Gesundheitliche Beschwerden	Verbesserung	BRANCHE Metall n	%	BRANCHE Chemie n	%	BRANCHE Dienstleistung n	%	Gesamt n	%	BRANCHE Metall n	%	BRANCHE Chemie n	%	BRANCHE Dienstleistung n	%	Gesamt n	%
Stiche/Ziehen in der Brust	stark	13	8,7%	6	12,0%	3	13,6%	22	10,0%	217	27,7%	15	8,3%	5	5,1%	237	22,3%
	teils-teils	24	16,1%	8	16,0%	1	4,5%	33	14,9%	133	17,0%	38	21,0%	18	18,2%	189	17,8%
	gering	16	10,7%	10	20,0%	4	18,2%	30	13,6%	107	13,6%	40	22,1%	12	12,1%	159	14,9%
	keine	96	64,4%	26	52,0%	14	63,6%	136	61,5%	327	41,7%	88	48,6%	64	64,6%	479	45,0%
Nieren/Blasen	stark	14	9,9%	1	14,3%	4	21,1%	19	11,3%	210	28,3%	3	11,5%	8	8,5%	221	25,6%
	teils-teils	18	12,7%	1	14,3%	1	5,3%	20	11,9%	120	16,2%	7	26,9%	12	12,8%	139	16,1%
	gering	10	7,0%	1	14,3%	3	15,8%	14	8,3%	92	12,4%	5	19,2%	13	13,8%	110	12,8%
	keine	100	70,4%	4	57,1%	11	57,9%	115	68,5%	320	43,1%	11	42,3%	61	64,9%	392	45,5%
Magen/Bauch	stark	11	7,2%	3	7,5%	4	19,0%	18	8,5%	203	25,3%	16	9,8%	8	7,7%	227	21,3%
	teils-teils	20	13,2%	6	15,0%	1	4,8%	27	12,7%	147	18,4%	32	19,6%	13	12,5%	192	18,0%
	gering	17	11,2%	11	27,5%	3	14,3%	31	14,6%	109	13,6%	43	26,4%	10	9,6%	162	15,2%
	keine	104	68,4%	20	50,0%	13	61,9%	137	64,3%	342	42,7%	72	44,2%	73	70,2%	487	45,6%
Kopfschmerzen	stark	8	5,0%	5	10,6%	5	22,7%	18	7,9%	217	25,8%	19	10,4%	8	7,1%	244	21,5%
	teils-teils	20	12,6%	4	8,5%	0		24	10,5%	144	17,1%	39	21,3%	12	10,6%	195	17,2%
	gering	16	14,5%	16	34,0%	10	13,6%	42	18,4%	119	14,1%	44	24,0%	13	11,5%	176	15,5%
	keine	108	67,9%	22	46,8%	14	63,6%	144	63,2%	361	42,9%	81	44,3%	80	70,8%	522	45,9%
Schweißausbrüche	stark	13	8,6%	6	11,3%	3	14,3%	22	9,8%	218	27,8%	20	9,5%	8	8,4%	246	22,6%
	teils-teils	20	13,2%	10	19,2%	1	4,8%	21	9,3%	128	16,3%	56	26,7%	15	15,8%	199	18,3%
	gering	20	13,2%	11	21,2%	3	14,3%	34	15,1%	97	12,4%	34	16,2%	7	7,4%	138	12,7%
	keine	109	71,7%	25	48,1%	14	66,7%	148	65,8%	342	43,6%	100	47,6%	65	68,4%	507	46,5%
Müdigkeit	stark	16	9,9%	4	8,7%	0		19	8,3%	222	25,9%	22	12,6%	6	5,1%	250	21,7%
	teils-teils	15	9,3%	9	19,6%	3	13,6%	22	9,6%	134	15,6%	33	18,9%	15	12,7%	182	15,8%
	gering	15	9,3%	9	19,6%	3	13,6%	27	11,7%	113	13,2%	31	17,7%	10	8,5%	154	13,4%
	keine	122	75,3%	26	56,5%	14	63,6%	162	70,4%	388	45,3%	89	50,9%	87	73,7%	564	49,0%
Gereiztheit	stark	10	4,3%	5	11,3%	1	12,5%	16	6,7%	220	26,2%	22	10,4%	6	5,1%	248	21,2%
	teils-teils	21	13,0%	11	20,8%	3	12,5%	35	14,7%	141	16,8%	50	23,6%	16	13,6%	207	17,7%
	gering	15	9,3%	6	11,3%	3	12,5%	24	10,1%	108	12,9%	25	11,8%	12	10,2%	145	12,4%
	keine	118	73,3%	30	56,6%	15	62,5%	163	68,5%	370	44,1%	115	54,2%	84	71,2%	569	48,7%
Schwindel	stark	10	6,9%	9	17,6%	4	20,0%	23	10,7%	198	25,0%	22	11,1%	7	7,6%	227	21,5%
	teils-teils	21	14,6%	5	9,8%	1	5,0%	27	12,6%	145	18,9%	43	21,6%	15	16,3%	203	19,2%
	gering	9	9,0%	13	25,5%	9	15,0%	29	13,5%	101	13,2%	34	17,1%	7	13,0%	147	13,9%
	keine	100	69,4%	24	47,1%	12	60,0%	136	63,3%	323	42,1%	100	50,3%	58	63,0%	481	45,5%
Appetitlosigkeit	stark	12	8,2%	5	10,2%	3	16,7%	20	9,4%	198	25,6%	18	9,8%	5	5,8%	221	21,2%
	teils-teils	21	14,4%	6	12,2%	0		27	12,7%	140	18,1%	40	21,3%	13	15,1%	193	18,5%
	gering	13	8,9%	6	12,2%	5	27,8%	27	12,7%	104	13,5%	39	21,3%	13	14,0%	155	14,9%
	keine	100	68,5%	23	46,9%	9	50,0%	132	62,0%	331	42,8%	86	47,0%	56	65,1%	473	45,4%
Nervosität	stark	11	6,6%	3	12,2%	2	9,1%	19	8,0%	224	26,9%	16	9,1%	7	7,6%	246	21,7%
	teils-teils	25	15,1%	8	16,3%	3	13,6%	36	15,2%	153	18,2%	39	22,3%	21	17,8%	213	18,8%
	gering	20	12,0%	12	24,5%	4	18,2%	36	15,2%	108	12,8%	44	25,1%	13	11,0%	165	14,6%
	keine	110	66,3%	23	46,9%	13	59,1%	146	61,6%	356	42,3%	76	43,4%	78	66,1%	510	45,0%

Mitarbeiterbefragung im Interventionsbereich

Gesundheitliche Beschwerden	Verbesserung	Vorschläge sind bekannt									Vorschläge sind nicht bekannt								
		BRANCHE						Gesamt		BRANCHE						Gesamt	
		Metall		Chemie		Dienstleistung				Metall		Chemie		Dienstleistung			
		n	%	n	%	n	%	n	%	n	%	n	%	n	%	n	%
Schlafstörungen	stark	216	32,2%	12	7,9%	3	3,7%	231	25,6%	10	6,3%	8	16,3%	4	19,0%	22	9,6%
	teils-teils	108	16,1%	39	25,7%	15	18,5%	162	17,9%	29	18,4%	8	16,3%	2	9,5%	39	17,1%
	gering	85	12,7%	30	19,7%	7	8,6%	122	13,5%	13	8,2%	8	16,3%	3	14,3%	24	10,5%
	keine	262	39,0%	71	46,7%	56	69,1%	389	43,0%	106	67,1%	25	51,0%	12	57,1%	143	62,7%
Atembeschwerden	stark	193	34,8%	16	11,0%	2	2,8%	211	27,4%	10	8,3%	11	22,0%	4	19,0%	25	13,0%
	teils-teils	111	20,0%	37	25,5%	11	15,5%	159	20,6%	16	13,2%	8	16,0%	2	9,5%	26	13,5%
	gering	64	11,6%	30	20,7%	6	8,5%	100	13,0%	14	11,6%	3	6,0%	3	14,3%	20	10,4%
	keine	186	33,6%	62	42,8%	52	73,2%	300	39,0%	81	66,9%	28	56,0%	12	57,1%	121	63,0%
Erkältungskrankh.	stark	191	34,5%	9	7,0%	3	3,4%	203	26,4%	9	7,6%	6	13,0%	3	13,6%	18	9,6%
	teils-teils	105	19,0%	32	25,0%	11	12,6%	148	19,3%	14	11,8%	7	15,2%	3	13,6%	24	12,8%
	gering	74	13,4%	32	25,0%	7	8,0%	113	14,7%	15	12,6%	9	19,6%	3	13,6%	27	14,4%
	keine	183	33,1%	55	43,0%	66	75,9%	304	39,6%	81	68,1%	24	52,2%	13	59,1%	118	63,1%
Nasenbluten	stark	189	33,9%	10	7,4%	7	10,4%	206	25,9%	24	18,2%	9	16,1%	5	26,3%	38	18,4%
	teils-teils	100	16,9%	37	27,4%	13	19,4%	150	18,9%	12	9,1%	12	21,4%	2	10,5%	26	12,6%
	gering	73	12,3%	24	17,8%	1	1,5%	98	12,3%	8	6,1%	10	17,9%	2	10,5%	20	9,7%
	keine	231	39,0%	64	47,4%	46	68,7%	341	42,9%	88	66,7%	25	44,6%	10	52,6%	123	59,4%
Augenbrennen	stark	200	31,4%	10	8,6%	5	7,4%	215	26,2%	12	8,3%	8	20,5%	4	21,1%	24	11,9%
	teils-teils	106	16,6%	20	17,2%	11	16,2%	137	16,7%	26	18,1%	3	15,8%	29	14,9%		
	gering	96	15,1%	28	24,1%	4	5,9%	128	15,6%	11	7,6%	11	28,2%	3	15,8%	25	12,4%
	keine	235	36,9%	58	50,0%	48	70,6%	341	41,5%	95	66,0%	20	51,3%	9	47,4%	124	61,4%
Haut	stark	195	30,6%	6	4,7%	2	2,6%	203	24,1%	14	9,6%	6	12,5%	3	15,0%	23	10,7%
	teils-teils	101	15,9%	34	26,4%	11	14,3%	146	17,3%	24	16,4%	9	18,8%	4	20,0%	37	17,3%
	gering	80	12,6%	30	23,3%	6	7,8%	116	13,8%	13	8,9%	8	16,7%	2	10,0%	23	10,7%
	keine	261	41,0%	59	45,7%	58	75,3%	378	44,8%	95	65,1%	25	52,1%	11	55,0%	131	61,2%

Gesundheitliche Beschwerden	Verbesserung	Gesamt							
		BRANCHE						Gesamt	
		Metall		Chemie		Dienstleistung			
		n	%	n	%	n	%	n	%
Schlafstörungen	stark	226	27,3%	20	10,0%	7	6,9%	253	22,3%
	teils-teils	137	16,5%	47	23,4%	17	16,7%	201	17,8%
	gering	98	11,8%	38	18,9%	10	9,8%	146	12,9%
	keine	368	44,4%	96	47,8%	68	66,7%	532	47,0%
Atembeschwerden	stark	203	30,1%	27	13,8%	6	6,5%	236	24,5%
	teils-teils	127	18,8%	45	23,1%	13	14,1%	185	19,2%
	gering	78	11,6%	33	16,9%	9	9,8%	120	12,5%
	keine	267	39,6%	90	46,2%	64	69,6%	421	43,8%
Erkältungskrankh.	stark	200	29,8%	15	8,6%	6	5,5%	221	23,1%
	teils-teils	119	17,7%	39	22,4%	14	12,8%	172	18,0%
	gering	89	13,2%	41	23,6%	10	9,2%	140	14,7%
	keine	264	39,3%	79	45,4%	79	72,5%	422	44,2%
Nasenbluten	stark	213	29,4%	19	9,9%	12	14,0%	244	24,4%
	teils-teils	112	15,4%	49	25,7%	15	17,4%	176	17,6%
	gering	81	11,2%	34	17,8%	3	3,5%	118	11,8%
	keine	319	44,0%	89	46,6%	56	65,1%	464	46,3%
Augenbrennen	stark	212	27,1%	18	11,6%	9	10,3%	239	23,4%
	teils-teils	132	16,9%	20	12,9%	14	16,1%	166	16,2%
	gering	107	13,7%	39	25,2%	7	8,0%	153	15,0%
	keine	330	42,3%	78	50,3%	57	65,5%	465	45,5%
Haut	stark	209	26,7%	12	6,8%	5	5,2%	226	21,4%
	teils-teils	125	11,9%	43	24,3%	15	15,5%	183	17,3%
	gering	93	11,9%	38	21,5%	8	8,2%	139	13,2%
	keine	356	45,5%	84	47,5%	69	71,1%	509	48,2%